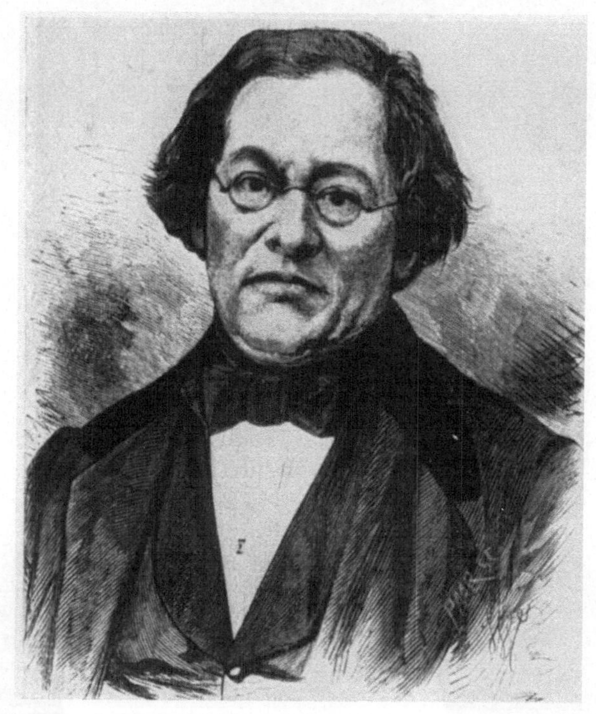

Joseph Skoda

Zehnte Österreichische Ärztetagung Wien

28. bis 30. September 1956

Tagungsbericht

Herausgegeben für die
Van Swieten-Gesellschaft
von
Prof. Dr. E. Domanig

Mit 11 Textabbildungen

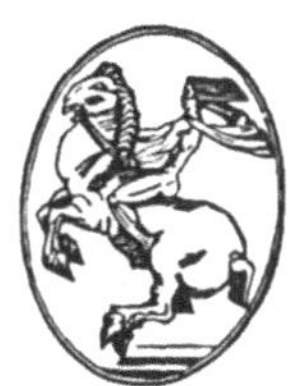

Wien
Springer-Verlag
1957

ISBN-13: 978-3-211-80447-6   e-ISBN-13: 978-3-7091-5079-5
DOI: 10.1007/978-3-7091-5079-5

Vorwort

Die Erhöhung der Druckkosten zwingt uns, in diesem Jahr den Tagungsbericht einzig auf das Wesentliche: die wissenschaftlichen Vorträge, zu beschränken. So mußten bedauerlicherweise nicht nur die Fortbildungsvorträge, sondern auch die Eröffnungsansprachen und die Diskussionsbeiträge entfallen. Sie wieder in den Tagungsbericht aufzunehmen wird nur dann möglich werden, wenn der Kongreßbeitrag entsprechend erhöht wird. Wir waren auch gezwungen, eine Reihe wertvoller Beiträge, so besonders die Vorträge der Herren Asperger, Huber, Pohl, Uebelhör und Weithaler nicht mehr aufzunehmen, um den Umfang der Publikationen nicht allzusehr zu überschreiten. Die Vorträge, die bei den Sitzungen der verschiedenen Fachgesellschaften gehalten wurden, werden von diesen selbständig publiziert.

Der Tagungsbericht gibt einen zusammenfassenden Bericht über die Fortschritte in Forschung und Behandlung der malignen Tumoren sowie über die Entwicklungsstörungen des Kindes und ist damit, so hoffen wir, ein bedeutender und wertvoller Beitrag, der das Interesse weiter ärztlicher Kreise verdient.

Durch zahlreiche Schwierigkeiten begründet, kommt der Tagungsbericht mit Verspätung heraus.

Dem Verlag Springer, Wien, gebührt unser Dank für seine Bemühungen und sein verständnisvolles Entgegenkommen.

E. Domanig, Salzburg

Inhaltsverzeichnis

Tagungsbericht

28. September 1956

I. Hauptthema

**Fortschritte in Forschung und Behandlung
maligner Tumoren**

29. September 1956

II. Hauptthema

Seite

Aktuelle diagnostische und therapeutische Probleme

30. September 1956

III. Hauptthema

Das entwicklungsgestörte Kind

Tagungsbericht

10. Oesterreichischer Aerztekongreß 1956
Wien, Universität

---

28. September 1956

I. H a u p t t h e m a

Fortschritte in Forschung und Behandlung
maligner Tumoren

Ueber die Entwicklung („Progression")
von Tumoren

Von

Herwig Hamperl

Bonn a. Rh.

Mit 1 Abbildung

Ich möchte heute ein Problem der Tumorpathologie besprechen, das keineswegs neu ist, sondern bloß weniger beachtet wurde. Es handelt sich kurz um die Tatsache, daß Tumoren, wenn sie einmal entstanden und als solche erkennbar sind, noch eine ganze Reihe von Veränderungen hinsichtlich Struktur und Verhalten durchmachen können, also eine Art Entwicklung durchlaufen, für die die Bezeichnung „P r o g r e s s i o n" vorgeschlagen wurde. Wir sind zwar bereit, ohneweiters zuzugeben, daß manchmal ein bösartiger Tumor aus einem gutartigen hervorgeht. Im großen und ganzen bleibt es aber dabei, daß mit der klinischen und pathologischen Diagnose ein Tumor eben abgestempelt ist als eine in ihren Eigenschaften so gut wie unveränderliche Krankheitseinheit. Dem steht, wie ich heute auseinandersetzen will, eine Anschauung gegenüber, die

Tumoren als veränderliche Bildungen auffaßt, so daß z. B. ein Krebs das Endprodukt einer Entwicklungsreihe darstellt, innerhalb derer der Tumor sukzessive neue bleibende Eigenschaften erworben oder alte dauernd verloren hat — wohl zu unterscheiden von vorübergehenden, durch Umwelteinflüsse bedingten Veränderungen, den sogenannten Modifikationen.

Der Nestor der experimentellen Tumorforschung, P. Rous, hat wohl als erster (1935) den Begriff „Progression" gebraucht (Rous und Beard), als er den Uebergang der Shope-Papillome des Kaninchens in Karzinome studierte. Seither sind ähnliche Vorgänge an Ratten, Mäusen und Hühnern beobachtet worden und haben zu Schlußfolgerungen geführt, die für uns, die wir uns mehr mit den menschlichen Tumoren zu beschäftigen haben, nicht gleichgültig sein können. Ueberhaupt hat sich für das Studium der Progression die experimentelle Krebsforschung als besonders nützlich erwiesen. Man hat ihr ja vielfach zum Vorwurf gemacht, daß sie Tieren, die es in der freien Natur nicht gibt, nämlich Inzuchtstämmen, Substanzen in Mengen und auf Wegen einverleibt, die in der Natur ebenfalls nicht in Betracht kommen; die Ergebnisse der experimentellen Krebsforschung seien deshalb — abgesehen von den alle Tierversuche überhaupt belastenden Einschränkungen — nicht auf den Menschen anwendbar, mit anderen Worten: die experimentelle Krebsforschung habe das natürliche Hauptanliegen jeder Krebsforschung, den Menschen mit seinen Tumoren, ganz vergessen. Sicherlich kann man von den vielen Einzelheiten, die sie zutage gefördert hat, nur wenige unmittelbar auf den Menschen übertragen; sehr wohl lassen sich aber manche grundsätzlichen Erkenntnisse, die an den Tiertumoren aufgedeckt wurden, in der menschlichen Pathologie anwenden. Gerade beim Studium der Progression liefert uns das Tierexperiment oft die unserer Erfahrung am Menschen fehlenden Glieder, welche wir zur Vervollständigung einer Gedankenkette benötigen, um sie beweiskräftig zu machen. Dementsprechend möchte ich auch hier zunächst die Tatsachen besprechen, die uns die experimentelle Geschwulstforschung geliefert hat, um dann zu prüfen, inwieweit wir aus ihnen für die menschliche Geschwulstlehre Nutzen ziehen können.

Jeder Tumor ist zu einem bestimmten Zeitpunkt seines Bestehens durch eine Reihe von Eigenschaften charakterisiert, von denen wir nur einige wenige klinisch und pathologisch-anatomisch wichtige herausgreifen wollen, nämlich: 1. Wachstumsschnelligkeit; 2. Beeinflußbarkeit durch äußere Einwirkungen, wozu auch die Abhängigkeit bzw. Unabhängigkeit (Autonomie) von seinem jeweiligen Milieu gehört, und 3. seine Struktur und Wachstumsart. Man könnte noch biologische, biochemische und zytologische Eigenschaften anführen, auf die ich aber in diesem Rahmen nicht eingehen möchte. An Tierversuchen hat sich nun zeigen lassen, daß alle drei genannten Eigenschaften nicht konstant sind, sondern sehr wesentlichen Aenderungen im Laufe des, man möchte fast sagen, „Lebens“ eines Tumors unterworfen sein können.

1. Wachstumsschnelligkeit

Wenn man Mäuse mit dem karzinogenen Stoff Methylchoanthren pinselt, entstehen Tumoren, deren Wachstum leicht messend zu verfolgen ist, wobei wir vorläufig von ihrer histologischen Struktur völlig absehen wollen. Da gibt es einmal Tumoren, die sofort bei ihrem ersten Auftreten ein schnelles Wachstumstempo einschlagen und das Tier in kurzer Zeit töten — es wären das also unmittelbar („direkt“) entstandene Krebse. Andere Tumoren wachsen dagegen ganz langsam; ihr weiteres Schicksal kann recht verschieden sein. Manchmal stellen sie ihr Wachstum ein, bleiben also in ihrer Größe konstant oder bilden sich sogar zurück. Andere behalten ihr Wachstumstempo über lange Zeit bei. Bei noch anderen schließlich setzt auf einmal schnelles Wachstum ein: aus dem gutartigen Papillom ist ein Krebs auf diese „indirekte“ Weise hervorgegangen (Shubik und Mitarbeiter). Manchmal erfolgt dieser Umschlag zu bösartigem Wachstum allerdings erst nach langer Zeit: Allen sowie Dumbell und Rous haben z. B. zeigen können, daß die durch Urethan hervorgerufenen Lungenadenome bei Nagern nur dann in Karzinome übergehen, wenn man die Tiere lange am Leben erhält.

Dieser Bruch in der Wachstumslinie kann nun ein plötzlicher sein, oder es handelt sich (siehe Glücksmann) um eine allmähliche Steigerung der Wachstumsschnelligkeit. Aus der Mathematik wissen wir, daß eine solche bogenförmige Wachstumskurve sich eigentlich auf viele kleine Abknickungen zurückführen läßt, ja überhaupt erst berechenbar ist, wenn man sie sich aus kleinen linearen Teilstücken aufgebaut vorstellt. Ich meine damit nur: der Unterschied zwischen plötzlicher und allmählicher Steigerung der Wachstumsgeschwindigkeit dürfte kein grundsätzlicher, sondern bloß ein gradueller sein. Ja, man könnte mit einem gewissen Recht die Frage aufwerfen, ob nicht vielleicht auch der Unterschied zwischen der „direkten" und der „indirekten" Entstehung eines Karzinoms bloß ein scheinbarer sei: es wäre ja gut vorstellbar, daß jenes Stadium der langsamen, aber ständigen Wachstumssteigerung bei der unmittelbaren Krebsentstehung bloß auf eine kurze Zeitspanne zusammengepreßt ist.

Eine R ü c k b i l d u n g tritt bei den tierischen Tumoren vor allem dann auf, wenn es sich um abhängige, also auf eine gewisse Milieubeschaffenheit eingestellte Tumoren handelt: sobald sich das Milieu ändert, bilden sie sich zurück, wie z. B. die Nierentumoren des Goldhamsters nach Absetzen von Stilboestrol (H o r n i n g) oder die Hodentumoren der Maus nach Entzug von Oestrogen (B o n - s e r).

2. B e e i n f l u ß b a r k e i t (A b h ä n g i g k e i t)

Auch an der Beeinflußbarkeit von Tumoren läßt sich eine Aenderung, eine Progression, feststellen, die so gut wie immer von der Beeinflußbarkeit zur Unbeeinflußbarkeit oder in speziellen Fällen von der Abhängigkeit zur Unabhängigkeit bzw. Autonomie führt. F o u l d s (3), dem wir überhaupt viel für die Klarstellung der Progression von Tumoren verdanken, hat ein sehr eindrucksvolles Beispiel von den M a m m a t u m o r e n d e r M a u s mitgeteilt (1). In seinem Mäusestamm traten w ä h r e n d der Gravidität in den Mammae der Tiere Tumoren auf, die n a c h der Gravidität ihr Wachstum einstellten und sich zu kleinen Knötchen zurückbildeten, um erst bei einer neuerlichen Gravidität wieder zu wachsen, bzw. nach deren Ablauf wieder zu schrumpfen. Die Tumoren waren also in ihrem Auftreten und Wachstum abhängig von dem Milieu der Schwangerschaft. Einzelne Tumoren bildeten sich aber nach Ablauf der Schwangerschaft nicht zurück, sondern setzten ihr Wachstum stetig fort. Ja, manche begannen sogar ihr Wachstum, nachdem sie sich zurückgebildet hatten, aus unbekannten Gründen in dem Intervall zwischen zwei Schwangerschaften. Diese Tumoren waren also von einem Stadium der Abhängigkeit, der Beeinflußbarkeit durch das hormonale Milieu bei der Schwangerschaft in einen Zustand der Unabhängigkeit von ihm übergegangen.

Aehnliche Ergebnisse wurden auch mit S c h i l d - d r ü s e n t u m o r e n erzielt, die durch Thiouracilgaben hervorgerufen und unterhalten wurden. Auch hier zeigten mit der Zeit einige eine Progression von der Abhängigkeit zur Unabhängigkeit (A x e l r a d und L e b l o n d).

Auch W a r z e n, die auf der Haut von Tieren nach Einwirkung von c a n c e r o g e n e n S t o f f e n entstehen, sind zunächst meist noch abhängig von einer wiederholten Einwirkung des Cancerogens, können sich aber zur Unabhängigkeit, ja sogar zum Krebs weiter entwickeln (s. o.).

Ein eigentümliches Beispiel hinsichtlich der Veränderung der Beeinflußbarkeit kennen wir von gewissen M ä u s e - l e u k ä m i e n: Eine Leukämie ist zunächst empfindlich gegenüber Folsäureantagonisten, bis sich dann mit der Zeit nicht nur eine Resistenz gegen diesen Stoff einstellt, sondern sogar eine Abhängigkeit von seiner Zufuhr (L a w)! Bei Bakterien sind ähnliche Vorgänge nach Einwirkung von Antibiotika beobachtet worden.

Sehr deutlich wird das Fortschreiten von der Abhängigkeit zur Unabhängigkeit eines Tumors bei T r a n s - p l a n t a t i o n s v e r s u c h e n. Zunächst ist oft ein im Laboratorium aufgetretener Spontantumor schlecht zu überimpfen, und man muß froh sein, wenn von vielen gleichzeitig ausgeführten Transplantationen eine, vielleicht sogar erst nach besonderer Vorbehandlung des Empfängers, angeht. Mißlingt dann der Versuch, den Tumor von diesem Tier auf ein weiteres zu überimpfen, so ist der Tumor sozusagen ausgestorben. Oft genug stellt man aber fest, daß der zunächst nur unter den größten Verlusten in Passagen am Leben zu erhaltende Tumor mit der Zeit immer besser transplantabel wird, bis er schließlich fast 100%ig ohne weitere Vorbehandlung des Empfängers angeht. Dabei ist fraglich, ob die Fähigkeit, als Transplantat anzugehen, mehr auf den Verlust antigener Eigenschaften des Tumorgewebes zurückgeht oder auf den Erwerb einer neuen Eigenschaft, nämlich der Resistenz gegenüber den Einflüssen des Wirtsorganismus (siehe S a c h s und G a l l i l y). Hier ist also die Beobachtung einer Aenderung, einer Progression, des Tumors von der Abhängigkeit zur Unabhängigkeit nur dadurch möglich geworden, daß der Tumor als lebende Einheit über den Tod des Individuums hinaus, in dem er entstanden ist, am Leben erhalten wurde.

Anderseits hat G r e e n e (1) von ein und demselben Mammatumor eines Kaninchens wiederholt Stückchen zu transplantieren versucht und dabei feststellen können, daß sich die Entwicklung von schlechter zu guter Transplantierbarkeit schneller, d. h. sogar während der Lebensspanne eines Individuums, abspielen kann.

Das Fortschreiten von Abhängigkeit zur Unabhängigkeit (Autonomie) kann also schrittweise, allmählich vor sich gehen, eine Tatsache, die uns mahnt, den sowieso vagen Begriff „Autonomie" in der Geschwulstlehre sehr vorsichtig zu gebrauchen [siehe auch G r e e n e (2)].

3. Struktur und Wachstumsform

Auch hinsichtlich des histologischen Baues läßt sich an Tiertumoren oft eine Progression feststellen: gewöhnlich geht sie einher mit dem V e r l u s t v o n D i f f e r e n z i e - r u n g und organoider Struktur, so daß, wenn der Tumor sozusagen seinen Endzustand erreicht hat, er nur mehr aus einer Brut undifferenzierter Zellen besteht, in denen nichts mehr an den Bau des Ausgangstumors oder gar des normalen Ausgangsgewebes erinnert, wie z. B. beim E h r l i c h - s c h e n A s z i t e s t u m o r der Maus, der einmal aus einem Mammatumor hervorgegangen ist und der heute nach vielen Ueberimpfungen nur aus undifferenzierten Zellen besteht.

Manchmal vollzieht sich allerdings die Progression, die man sonst nur durch serienweise Ueberimpfungen erzielen kann, in genau derselben Weise auch in e i n e m Individuum, wie z. B. Beobachtungen an künstlich erzeugten transplantierbaren B l a s e n t u m o r e n der Maus ergeben haben (F o u l d s) (2).

Auch die im histologischen Bild erfaßbare W a c h s - t u m s a r t kann sich ändern, und zwar fast stets von der in sich geschlossenen, verdrängenden zur infiltrierenden, zerstörenden Wachstumsform.

Bevor wir die hier nur kurz skizzierten, aus Tierversuchen erworbenen Kenntnisse auf die menschliche Pathologie zu übertragen versuchen, sei noch auf zwei besonders wichtige Punkte hingewiesen:

Der Z e i t r a u m, in dem sich eine Veränderung eines Tumorcharakters abspielt, bzw. der Zeitraum, der zwischen den einzelnen Aenderungsschritten liegt, kann sehr verschieden lang sein. Einmal mag es nötig sein, einen Tumor künstlich über Tiergenerationen am Leben zu erhalten, bis er sozusagen das Ende seines Entwicklungsweges erreicht hat; das andere Mal schrumpft dieser Zeitraum auf Monate oder Wochen zusammen, ja, wir haben sogar die Möglichkeit ins Auge gefaßt, daß bei der direkten Entstehung von Krebsen die Progression vielleicht in Tagen oder sogar in Stunden erfolgen könnte.

Die bei der Progression der Tumoren feststellbaren Veränderungen der Wachstumsgeschwindigkeit und Beeinflußbarkeit sind oft, aber keineswegs immer, mit Aenderungen der Struktur des Tumors koordiniert. Schnelleres Wachstum geht zwar gewöhnlich einher mit Uebergang zur infiltrierenden und diskontinuierlichen Wachstumsform (bzw. Metastasenbildung), Entdifferenzierung und leichterer Transplantierbarkeit (bzw. Fortschreiten von Abhängigkeit zu Unabhängigkeit). Es kommt aber auch oft genug vor, daß bloß eine der genannten Eigenschaften von der Progression betroffen ist und sozusagen aus der Reihe fällt, indem sie „vorprellt“ oder „zurückbleibt“. Dann ändert sich z. B. n u r die Wachstumsschnelligkeit oder b l o ß die Beeinflußbarkeit (Abhängigkeit) oder n u r die Struktur eines Tumors, während seine übrigen Eigenschaften unverändert weiter bestehen. Diese „D i s s o z i a t i o n“ i n d e r P r o g r e s s i o n, die wir an Tiergeschwülsten feststellen können, stellt den ausschließlich mit der Struktur befaßten Pathologen vor ernste Probleme, wie noch zu erörtern sein wird.

Wenn wir uns die aus den Tierversuchen abgeleiteten Erkenntnisse vor Augen halten, erscheinen manche merkwürdigen Tatsachen der menschlichen Pathologie leichter verständlich, ja geradezu natürlich.

1. W a c h s t u m s s c h n e l l i g k e i t

Beim Menschen sind uns Progressionen an Tumoren sehr wohl bekannt, bei denen die Wachstumsschnelligkeit sich gleichzeitig mit Wachstumsart und histologischem Bild ändert — ich meine hier die an zahlreichen Organen immer wieder beobachteten Uebergänge, z. B. eines gutartigen Adenoms in ein Karzinom oder eines gutartigen Fibroms in ein Sarkom. Hier handelt es sich um e i n e n Schritt; es gibt auch Progressionen in m e h r e r e n Schritten, wie das z. B. A p i t z beim H y p e r n e p h r o m gezeigt hat, von dem er geradezu eine Art Skala aufstellte, die vom langsamwachsenden ausdifferenzierten Tumor bis zum schnellwachsenden undifferenzierten Tumor führt.

Anderseits hat man bei manchen Tumoren nicht an ein einstufiges oder zweistufiges, also sprunghaftes Uebergehen von einer Form in die andere, sondern auch an einen a l l m ä h l i c h e n U e b e r g a n g gedacht. Als Beispiel möchte ich eine witzige Darstellung aus einer Arbeit von

Hertig und Mitarbeitern über das Portiokarzinom erwähnen: Zunächst stellt der Autor die ausgesprochen gutartige und die ausgesprochen bösartige Wachstumsform in Form von Engel und Teufel — durch eine Mauer streng voneinander getrennt — einander gegenüber, um dann — an Hand der histologischen Untersuchungen — zu zeigen, daß der Uebergang seiner Meinung nach nicht sprunghaft, sondern ganz allmählich geschieht: auf der Zeichnung ist jetzt keine Mauer mehr vorhanden und eine schrittweise Umwandlung von Engel (Gut) in Teufel (Böse) dargestellt. Auch hier ist demnach bloß ein großer Sprung in eine Anzahl kleiner Sprünge aufgelöst.

Eine ähnliche Progression kennen wir vom Pigmentnävus her, der offenbar verschiedene Stadien der Wachstumsschnelligkeit — und Ausbreitungsart — durchlaufen kann, wobei wir allerdings oft nicht imstande sind, den histologischen Bau mit der Wachstumsschnelligkeit bzw. ihren Aenderungen einwandfrei zu koordinieren. Hier führt dann schon jene oben besprochene Dissoziation der Eigenschaften zu den jedem Diagnostiker bekannten Schwierigkeiten, die einen so hervorragenden Histologen wie Masson zu dem Eingeständnis veranlaßten, er könne so und so oft einem Melanom nicht ansehen, ob es nun zu den bösartigen schnellwachsenden oder den gutartigen langsamwachsenden gehöre.

Sehr ausgesprochen ist diese Dissoziation der Eigenschaften bei der manchmal zu beobachtenden isolierten Aenderung der Wachstumschnelligkeit ohne Aenderung des histologischen Bildes. Derartiges kennen wir bei einigen menschlichen Geschwülsten.

Vom Prostatakarzinom ist z. B. bekannt, daß es mit höherem Alter bei systematischer patho-histologischer Untersuchung sehr häufig angetroffen wird (siehe Abb. 1), ja, man nimmt sogar Zahlen bis zu 80% bei den über Neunzigjährigen an. Trotzdem sterben aber verhältnismäßig wenige Menschen an Prostatakarzinom. Dieser Widerspruch ist nur durch die Annahme zu erklären, daß es eben eine häufigere langsamwachsende und eine seltenere schnellwachsende Form des Prostatakarzinoms gibt. Nun lag natürlich der Gedanke nahe, nach morphologischen Unterschieden zwischen diesen beiden Formen zu suchen, um eventuell schon aus einer Probeexzision voraussagen zu können, ob mit einem schnellen oder langsamen Wachstum eines solchen Tumors zu rechnen sei. Alle diesbezüglichen Versuche sind fehlgeschlagen: Franks hat an einem großen Material zeigen können, daß unter den häufigen, langsamwachsenden Prostatakarzinomen schon alle jene histologischen Formen vorkommen, die wir auch von schnellwachsenden Tumoren her kennen. Während F r a n k s — wie die meisten übrigen Untersucher — systematisch die Prostata von Leichen untersuchte, sind wir auf einem anderen Wege zu genau demselben Ergebnis gekommen: Wir sagten uns, daß unter den an Probeexzisionen histologisch diagnostizierten Prostatakarzinomen doch auch die lang-

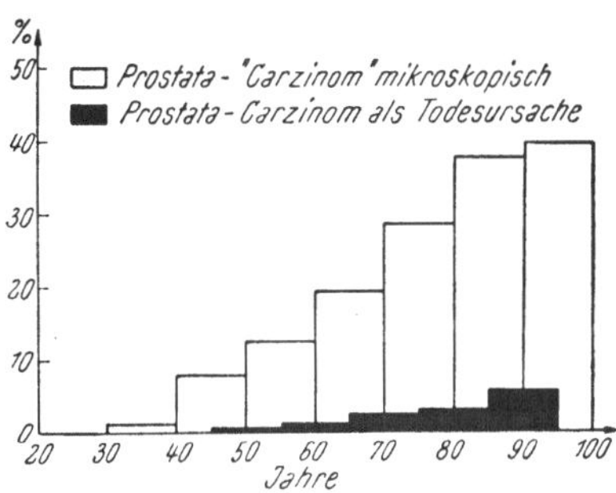

Abb. 1. Häufigkeit des Prostatakarzinoms bei systematischer Untersuchung der Prostata von Leichen (▭) und als Todesursache (■). Nach Hamperl (1)

samwachsende Type vertreten sein müßte, wenn auch vielleicht in geringerer Zahl als im Leichenöffnungsgut, da ja die Probeexzision meist erst vorgenommen wird, wenn irgend welche Symptome vorhanden sind. F a b r y ist nun allen am Bonner Institut im letzten Jahrzehnt diagnostizierten Prostatakarzinomen nachgegangen und hat tatsächlich darunter einige Fälle gefunden, die offenbar jener langsamwachsenden Form angehören. Ich erwähne nur einen besonders eindrucksvollen Fall: Ein 68jähriger Mann wurde probeexzidiert und dabei ein typisches Adenokarzinom der Prostata festgestellt. Da dem betreffenden Arzt eine Radikaloperation unmöglich schien, schlug er eine Hormontherapie vor, der sich der Patient jedoch nicht unterzog. Der unbehandelte Kranke lebt noch heute nach 7 Jahren und erfreut sich guter Gesundheit! Wir können aus allen diesen Tatsachen nur den Schluß ziehen, daß es in der Prostata histologisch nicht zu unterscheidende langsam- und schnellwachsende Karzinome gibt, wobei der Umschlag vom langsamen zum schnelleren Wachstum ganz offenbar ohne Veränderung der histologischen Struktur vor sich geht.

Aehnliche Verhältnisse wie in der Prostata dürften auch in der Leber vorliegen. Köhn hat vor kurzem darauf aufmerksam gemacht, daß bei genauester Untersuchung von chronischen Leberzirrhosen kleinste Leberkrebse in überraschend großer Zahl gefunden werden, während die Zahl der wirklich an Leberkrebs Verstorbenen verhältnismäßig klein ist. Also derselbe Widerspruch, dem wir schon beim Prostatakarzinom begegnet sind! Auch hier zeigte die histologische Untersuchung der offenbar langsamwachsenden kleinen Karzinome, daß sie histologisch genau denselben Typen angehören wie die schnellerwachsenden, so daß man also auch hier eine Aenderung der Wachstumsgeschwindigkeit ohne Aenderung der Wachstumsart und Struktur der Tumoren annehmen muß.

Dasselbe trifft offenbar auch für die Darmkarzinoide zu: wird doch von den sorgfältigsten Untersuchern (Feyrter) betont, daß das maligne Karzinoid, ein Tumor, der durch reichliche Metastasen schnell zum Tode führt, sich in seiner histologischen Beschaffenheit nicht von den gewöhnlichen langsamwachsenden Karzinoiden zu unterscheiden brauche.

Ueberblickt man diese Befunde, so könnte man sich wohl mit Recht fragen, ob wir nicht überhaupt, besonders an den kleinen Karzinomen, die Diagnose insofern zu Unrecht stellen, als wir eben bei einem und demselben histologischen Bild auch stets die gleiche Wachstumsschnelligkeit annehmen, während der Tumor vielleicht bloß erst das histologische Aussehen, aber noch nicht die Wachstumsschnelligkeit der uns bekannten, zum Tode führenden Tumoren angenommen hat. Mir scheinen solche Gedankengänge besonders für die an den inneren Organen oft nur zufällig gefundenen kleinen Karzinome zuzutreffen, wie z. B. für die von Steiner jüngst beschriebenen Oesophaguskarzinome.

Nicht nur die Wachstumsschnelligkeit, sondern auch die Wachstumsform eines Tumors kann sich ändern bei gleichbleibender histologischer Beschaffenheit. Hier sei an die sogenannten metastasierenden Adenome erinnert, bei denen offenbar an einer oder mehreren Stellen ein diskontinuierliches Wachstum zur Verschleppung von Tumorzellen geführt hat, ein Vorgang, der uns sonst nur von bösartigen Tumoren her bekannt ist.

Die hier an Beispielen erläuterte Tatsache, daß sich Tumoren bei gleichbleibender Struktur in ihrem biologischen Verhalten ändern können, bringt dem Pathologen schmerzlich zum Bewußtsein, daß er eben immer nur e i n e Eigenschaft eines Tumors, nämlich seine Struktur, beurteilt, die zwar gewöhnlich sehr viel über dessen Wesen aussagt, ihn aber doch täuschen kann, wenn sie sich nicht zusammen mit allen übrigen Eigenschaften verändert hat, wie das meist der Fall ist. Der Pathohistologe urteilt eben nicht nach Gesetzen, wie man es gerne möchte, sondern nach Regeln, die Ausnahmen kennen.

Daß Veränderungen der Wachstumsschnelligkeit nicht immer in der Richtung zu schnellerem Wachstum ablaufen müssen, zeigen die auch bei menschlichen Tumoren vorkommenden R ü c k b i l d u n g s e r s c h e i n u n g e n, die keineswegs nur Geschwülste vom Bau histologisch gutartiger Tumoren betreffen. Als Beispiel sei eine Hautveränderung angeführt, die besonders häufig im Gesicht auftritt und mikroskopisch durchaus das Bild eines Plattenepithelkarzinoms darbieten kann. Es ist das Verdienst englischer Autoren, nachgewiesen zu haben, daß derartige als Molluscum pseudocarcinomatosum bezeichnete Wucherungen sich auch ohne jede äußere Einwirkung zurückbilden. Wir (H a m p e r l und K a l k o f) haben darauf hingewiesen, daß R o u s eine Wucherung an Kaninchenohren nach Teerpinselung beschrieben hat, die sich ebenfalls zurückbilden kann, und die er wegen ihrer histologischen Aehnlichkeit mit echten Krebsen als Carcinomatoid bezeichnete. Dieser Wucherung ist die beim Menschen auftretende Hautveränderung außerordentlich ähnlich.

Leider scheint eine totale spontane Rückbildung von Tumoren nur im Bereich der langsamwachsenden wirklich möglich zu sein; sind sie einmal in das schnellere Wachstum eingetreten, dann kommt es höchstens zur vorübergehenden Wachstumsverlangsamung oder zum Stillstand, der manchmal allerdings überraschend lange anhalten kann, wie z. B. in Fällen von metastasierendem Schilddrüsenkrebs (D i s s m a n n).

2. A b h ä n g i g k e i t, B e e i n f l u ß b a r k e i t

Auch aus der menschlichen Pathologie sind uns einige Beispiele von Aenderung der Abhängigkeit bzw. Beeinflußbarkeit von Tumoren bekannt. So glückte z. B. — wie G r e e n e (3) gezeigt hat — zunächst bei ein und demselben menschlichen Tumor die T r a n s p l a n t a t i o n in die vordere Augenkammer des Kaninchens nicht, während sie später in immer größerem Prozentsatz anging. Die Aenderung zu erhöhter Transplantabilität bzw. größerer Auto-

nomie erfolgt gewöhnlich zu dem Zeitpunkt, zu dem auch
Metastasen auftreten, ist also koordiniert mit einer Aenderung der Wachstumsart, aber nicht unbedingt mit einer
solchen des histologischen Baues.

Daß sich die Beeinflußbarkeit menschlicher Tumoren
sehr wesentlich ändern kann, zeigen uns immer wieder
die Versuche einer zytostatischen Krebstherapie. Sobald
bei solchen Versuchen nicht alles Geschwulstgewebe restlos
vernichtet wird, kommt es so gut wie immer zur Entwicklung neuer Zellformen und Arten, von denen dann einige
gegen jene Einwirkungen unempfindlich sind. Wer erinnert
sich hier nicht an die Einwirkungen der Antibiotika
auf die Bakterien, bei denen es unter diesen Umständen
ebenfalls zur Herauszüchtung von widerstandsfähigen Arten
kommt? So hindert also letzten Endes die Fähigkeit der
Tumoren, neue Formen und Eigenschaften entwickeln zu
können, die meisten chemischen und physikalischen Krebs-
heilmittel an einer durchschlagenden Wirkung.

3. Struktur

Gewöhnlich ändert sich die Struktur der Tumoren
gleichzeitig mit dem Uebergang zu schnellerem Wachstum
im Sinne einer Entdifferenzierung oder zumindest eines
Verlustes von Formbesonderheiten. Doch gibt es hier auch
Ausnahmen: das sogenannte präinvasive Karzinom
der Portio (sogenanntes Carcinoma in situ) zeigt ein so
gut wie völlig entdifferenziertes Plattenepithel, während
das sich in solchen Fällen später entwickelnde invasive
Karzinom Differenzierungen in Form von Schleimbildung
und Verhornung aufweisen kann (Hamperl, Kaufmann
und Ober).

Wie weit die Entdifferenzierung auch menschlicher
Tumoren gehen kann, ist erst richtig klar geworden, als es
gelang, sie außerhalb des menschlichen Organismus am
Leben zu erhalten, sei es durch Transplantation
oder in der Gewebekultur, wie z. B. den bekannten
He-La-Krebs, der heute überall in der Welt weitergezüch-
tet wird.

Wie wollen wir nun das Wesen der tierische und
menschliche Tumoren in gleicher Weise betreffenden
Fähigkeit zur Aenderung, zum dauernden Erwerb oder
Verlust von Merkmalen verstehen, das also, was man
als Progression bezeichnet hat? Foulds (1) konnte
zeigen, daß von vielen bei einer Maus gleichzeitig und
in Abhängigkeit von der Schwangerschaft entstandenen

Tumoren stets nur ein einzelner zur Unbeeinflußbarkeit bzw. Unabhängigkeit fortschritt. Das spricht dafür, daß nicht die Schwangerschaft an sich die Ursache für die Progression war, denn dann hätten alle bei diesem Tier bestehenden Tumoren zur selben Zeit dieselbe Entwicklung zur Unabhängigkeit aufweisen müssen. Die Besonderheit des hormonalen Milieus konnte höchstens als ein auslösender Faktor angesehen werden bei bereits bestehender individueller Disposition eines Tumors zur Progression. Diese Disposition muß also in der besonderen Beschaffenheit des Tumors selbst gelegen haben, in seiner eingeborenen Fähigkeit, sich weiter zu entwickeln, wobei äußere Einflüsse, wie Aenderungen des Milieus, in dem er wächst, höchstens als auslösende Ursachen in Frage kommen. Schon die Ausdrücke, mit denen wir diese Vorgänge beschrieben haben, rufen Anklänge an ein anderes biologisches Geschehen wach, an die Embryonalentwicklung. Auch hier entsteht aus einem Keim ein komplexes Individuum, dessen Eigenschaften nach einem schon bei der Konzeption vorbestimmten, d. h. also determinierten Weg, realisiert werden. Aehnlich haben wir uns wohl auch die Progression der Tumoren als eine Realisation von Determinationen vorzustellen, die sich eine aus der anderen entfalten. Der bösartige, schnellwachsende, unabhängige und strukturlose Tumor wäre dann gewissermaßen bloß ein Endprodukt einer Entwicklung, die sich nicht zum Vollkommenen hin erstreckt wie die Embryonalentwicklung, sondern zum Primitiven und Ungeordneten, etwa vergleichbar der Entropie der Physiker (R o n d o n i). Ein anderes Mal mag ein Tumor sozusagen im gutartigen, differenzierten und langsamwachsenden Stadium stecken bleiben: Das kann dadurch bedingt sein, daß ihm selbst die Potenzen zu einer Weiterentwicklung mangeln, oder daß die äußeren Umstände einer solchen Weiterentwicklung nicht günstig waren: vielleicht hatte der Tumor infolge des Todes seines Trägers einfach nicht genügend Zeit, um eine Aenderung zu realisieren, vielleicht fehlte auch gerade der für eine solche Weiterentwicklung nötige Reiz.

Die hier vorgetragene Auffassung sieht also im Tumor nicht eine in Gestalt und Lebensäußerungen fixierte Bildung, sondern etwas, das entsteht, sich weiter entwickelt und eventuell auch vergeht. Von diesem Standpunkt aus vermag ich nicht, das Fremdwort „Progression" einfach mit Fortschritt oder Fortschreiten zu übersetzen — ebensowenig wie man das naturbedingte Altern eines Individuums

als Fortschritt bezeichnen würde. Gerade der Vergleich mit
dem Einzelindividuum, dem ebenfalls in seiner Wiege nicht
gesagt ist, wohin es eingeborene Fähigkeiten und äußere
Umstände treiben werden, legt uns die beste Uebersetzung
nahe: wir haben heute von der Entwicklung der Tumoren
gesprochen, die etwas anderes ist als die Entstehung der
Tumoren, die Karzinogenese, obwohl auch sie wahrscheinlich kein plötzliches Ereignis, sondern ein langsamer Vorgang ist, der also auch eine Art Progression zeigt.

Literatur: Allen, R. A.: The changes ocurring in pul-
monary adenomas in mice by urethan and left undisturbed.
Proc. Amer. Ass. for Cancer Research, 2 (1956), S. 90. —
Apitz, K.: Die Geschwülste und Gewebsmißbildungen der
Nierenrinde. V. Mitteilung: Bemerkungen zur allgemeinen
Geschwulstlehre. Virchows Arch., 311 (1943), S. 593—660.
— Axelrad, A. und Leblond, C. P.: Effect of iodide
on the histological appearance of the thyroid tumors resul-
ting from prolonged exposure to a low iodine diet., Proc. Amer.
Assoc. Canc. 1954, 2. — Bonser, G. M.: Mammary and Testi-
cular Tumors in Male Mice of Various Strains Following Oestrogen Treatment. J. Path. & Bact., 56 (1944), S. 15—26. — Diss-
mann, E.: Ein Beitrag zur Kenntnis des sogenannten papillären
Schilddrüsenkarzinoms mit besonderer Berücksichtigung der Lun-
genbefunde. Virchows Arch., 314 (1947), S. 226—241. — Dumbell, K. und Rous, P.: Are Carcinogens Responsible for the
Superimposed Neoplastic Changes Occuring in Mouse Tumor
Cells? The Effect of Methylcholanthrene and Urethane on Pul-
monary Adenomas and of Methylcholanthrene on Mammary Car-
cinomas. J. Exper. Med., 102 (1955), S. 517—544. — Fabry,
Ch.: Untersuchungen über das Lebensschicksal von Patienten mit
histologisch festgestellten Prostatakarzinomen. Zschr. Krebsforsch.,
60 (1955), S. 672—681. — Feyrter, F.: Karzinoid und Karzinom. Ergebn. Allg. Path. u. path. Anat., 29 (1934), S. 305—489.
— Foulds, L. (1): Mammary Tumors in Hybrid Mice: Growth
and Progression of Spontaneous Tumors. Brit. J. Cancer, 3
(1949), S. 345—375. — Derselbe (2): The Structure and Progression of Vesical Tumors Induced in Mice by 2-Acetylamino-
fluorene. J. Roy. Microscop. Soc., 70 (1950), S. 173—180. —
Derselbe (3): The Experimental Study of Tumor Progression: A. Review. Cancer Research, Vol. 14, No. 5 (1954), S. 327
bis 339. — Franks, L. M.: Latent carcinoma of the prostata
Journ. of Pathol. a. Bacteriol., 68 (1954), S. 603—616. —
Glücksmann, A.: The Histogenesis of Benzypyrene-Induced
Epidermal Tumors in the Mouse. Cancer Research, 5 (1945),
S. 385—400. — Greene, H. S. N. (1): Familial Mammary Tumors in the Rabbit. IV. The Envolution of Autonomy in the Course
of Tumor Development as Indicated by Transplantation Experi-
ments. J. Exper. Med., 71 (1940), S. 305—324. — Derselbe
(2): A conception of autonomy based on transplantation studies:

A review. Cancer Research, 11 (1951), S. 899—903. — D e r s e l b e (3): The significance of the heterologous transplantability of human cancer. Cancer, 5 (1952), S. 24—44. — H a m p e r l, H. (1): Ueber die Gut- und Bösartigkeit von Geschwülsten. Verh. Dtsch. Ges. f. Pathol., 35. Tagung (1952), S. 29—54. — D e r s e l b e (2): Zur Frage der Bewertung von Geschwülsten durch Kliniker und Pathologen. Annalen der deutschen Akademie der Wissenschaften, Berlin (im Druck). — H a m p e r l, H. und K a l k o f: Ueber das Molluscum pseudocarcinomatosum. Hautarzt, 5 (1954), S. 440—447. — H a m p e r l, H., K a u f m a n n, C. und O b e r, K. G.: Histologische Untersuchungen an der Cervix schwangerer Frauen. Die Erosion und das Carcinoma in situ. Arch. Gynäk., 184 (1954), S. 181—280. — H e r t i g, A., Y o u n g, P. A. und M c K e l v e y, J.: A Debate what is Cancer in situ of the Cervix? It is the Preinvasive Form of true Carcinoma? Carcinoma in situ of the Cervix: A General Consideration. Amer. J. of Obstetr. a. Gynec., St. Louis, Vol. 64, No. 4 (1952), S. 807—815 u. 816—832. — H o r n i n g, E. S.: Endocrine Factors Involved in the Induction, Prevention and Transplantation of Kidney Tumors in the Male Golden Hamster. Zschr. f. Krebsforsch., 61 (1956), S. 1—21. — K ö h n, K.: Ueber das Vorkommen von Mikrokarzinomen in zirrhotischen Lebern. Zschr. f. Krebsforsch., Bd. 61 (1956), H. 4, S. 350. — L a w, L. W.: Origin of Resistance of Leucemic Cells to Folic Acid Antagonists. Nature, 169 (1952), S. 628/629. — M a s s o n, P.: Persönliche Mitteilung. — R o u s, P. und B e a r d, J. W.: The Progression to Carcinoma of Virus-induced Rabbit Papillomas (Shope). J. Exper. Med., 62 (1935), S. 523—548. — S a c h s, L. und G a l l i l y, R.: The Chromosomes and Transplantability of Tumors. III. The Transplantability of Mouse Tumors with Different Degrees of Strain Specifity into Previously Immunized Mice. J. of the Nat. Cancer Inst., 16 (1956), S. 1083—1098. — S h u b i k, P., B a s e r g a, R. und R i t c h i e, A. C.: The Life and Progression of Individual Skin Tumors in Mice. Brit. J. Cancer, 7 (1953), S. 342—351. — S t e i n e r, P. E.: The etiology and histogenesis of carcinoma of the esophagus. Cancer, Vol. 9, No. 3 (1956), S. 436—452.

Neuere Anschauungen über die Ursachen der Krebsentstehung

Von

F. Seelich

Wien

Mit 2 Abbildungen

Transplantationsversuche an Tieren haben den Beweis erbracht, daß eine einzige Zelle genügen kann, um einen Tumor entstehen zu lassen. Es ist dies auch bei vollständig gesunden Tieren möglich; auch ist bei Anwendung stark cancerogener Substanzen keine Abhängigkeit der Tumorrate vom Gesundheitszustand der Versuchstiere feststellbar. Dies macht wahrscheinlich, daß für den Primärvorgang der Cancerisierung der Gesamtzustand des Organismus von geringer Bedeutung ist. Es handelt sich primär um eine Malignisierung von Zellen, die an jener Stelle des Organismus erfolgt, die geschädigt wurde, z. B. an der Stelle der Bestrahlung oder der Speicherung cancerogener Substanzen. Man kennt heute eine ganze Reihe stark cancerogener Substanzen, die eine grundlegend verschiedene chemische Struktur besitzen können; bei Einwirkung von Chemikalien oder Strahlen auf die gleiche Zellart entsteht aber fast immer ein Tumor von gleichem Typus. Es muß sich um eine dem Prinzip nach gleiche Zustandsänderung handeln, auch wenn die Faktoren, die sie auslösen, ganz verschieden sind. Diese Zustandsänderung der Zelle hat zur Folge, daß sie gegenüber den die Synthese und Zellteilung regulierenden Faktoren mehr oder weniger autonom wird. Da die Schädigung auf die Tochterzellen übertragen wird, kann sie eine Tumorbildung zur Folge haben.

Diese sekundäre Phase, die Tumorbildung aus relativ wenigen malignen Zellen, ist weitgehend von den Gegebenheiten des Milieus, d. h. vom Zustand des gesamten Organismus abhängig; vor allem spielen hierbei hormonale Einflüsse eine große Rolle. Es ist möglich, daß die Kenntnis der Bedingungen der Geschwulstbildung aus malignisierten Zellen für die Praxis von größerer Bedeutung ist als die Kenntnis des Reaktionsmechanismus des Primärprozesses, doch ist es für das Verständnis des Wesens der Krebserkrankung wohl vorerst notwendig, den Beginn der Reaktionskette zu erfassen: die Ursachen und die Art der primären Zellveränderung. Diese Fragen sind das Hauptthema des folgenden Referates. Im Rahmen der Besprechung einiger Theorien der Cancerogenese soll auch versucht werden, jene grundsätzlichen Probleme aufzuzeigen, die die Richtung der gegenwärtigen Krebsforschung weitgehend bestimmen.

Von den verschiedenen Faktoren mit cancerogener Wirkung, wie z. B. chemische Substanzen, Strahlen, bestimmte Virusarten usw., nehmen die letztgenannten eine Sonderstellung ein. Durch Viren verursachte Tumoren sind bisher nur in der Tierwelt bekannt. Die betreffenden Erreger sind nur bei bestimmten Tieren und auch dann oft nur unter ganz bestimmten Voraussetzungen cancerogen. Die Wirkung von energiereichen Strahlen und auch von chemischen Substanzen ist allgemeiner und läßt sich leichter reproduzieren. Man beobachtet einen sehr charakteristischen Verlauf des pathologischen Geschehens — eine relativ lange Latenzzeit und eine Summation der Wirkung von Einzeldosen. Für eine Tumorbildung durch cancerogene Substanzen ist in erster Linie die Gesamtmenge maßgebend, die verabreicht wurde, unabhängig davon, ob diese Menge in größeren oder kleineren Dosen gegeben wurde. So beeinflußt z. B. die Aufteilung in kleinste Einzeldosen einer cancerogen wirkenden Menge von 4-Dimethylaminoazobenzol zwar die Latenzzeit, nicht aber das Endergebnis — die Tumorbildung. Auch die Effekte der kleinsten Dosen scheinen voll summationsfähig zu sein (D r u c k r e y und Mitarbeiter[1], B u t e n a n d t[2]). Eine analoge Erscheinung ist auch bei der Cancerogenese durch Röntgenstrahlen zu beobachten. Maßgebend ist in erster Linie die gesamte Strahlendosis, nicht aber die Dauer oder Zeitfolge der einzelnen Bestrahlungen bzw. die Aufteilung der cancerogenen Gesamtdosis (B l o c h; L o r e n z und Mitarbeiter[3]).

Dem Phänomen der Summation kommt eine enorme praktische Bedeutung zu, da ja geringste Mengen cancerogener Stoffe oder minimale Strahlungsintensitäten zu einer

Tumorbildung führen können, wenn der Organismus lange genug diesen Faktoren ausgesetzt wird. Aber auch in theoretischer Hinsicht, in bezug auf den Reaktionsmechanismus, ermöglicht der Nachweis einer praktisch verlustlosen Summation der Wirkung wichtige Folgerungen. Wenn eine Zellschädigung gesetzt wird, z. B. durch Bestrahlung, so kann eine solche Zustandsänderung nur dann verlustlos auf die Tochterzellen übertragen werden, wenn die veränderte Zellkomponente zu einer Verdopplung, zu einer Reduplikation befähigt ist. Die Schädigung muß an Zellkomponenten angreifen, die Duplikantennatur haben. „Duplikanten" sind nach der Definition von D r u c k r e y M e r k m a l s t r ä g e r d e r Z e l l e, d i e n i c h t d e n o v o g e b i l d e t w e r d e n k ö n n e n, s o n d e r n n u r a u s E l e m e n t e n g l e i c h e r A r t. Begreiflicherweise hat man zuerst an die Chromosomen gedacht, die ja im Stadium der Zellteilung identisch reproduziert werden. Außer den Chromosomen sind zweifellos auch andere Strukturelemente zur Reduplikation befähigt, darunter aller Wahrscheinlichkeit nach die Mitochondrien, die hochdifferenzierte, zu spezifischen enzymatischen Leistungen befähigte Struktureinheiten darstellen. Ein Chromosomendefekt würde eine echte Mutation bedeuten; der Charakter der durch Bestrahlung oder chemische Einwirkung induzierten Eigenschaftsänderung entspricht aber nicht dem Bild einer echten Mutation. Die Malignisierung von Zellen gleicht viel eher einer graduell ablaufenden Entdifferenzierung als einer „Eintreffer-Reaktion". Wir wissen heute, daß die Gene über Fermente wirken und daß sämtlichen Funktionen der Zelle biochemische Reaktionen zugrunde liegen, die durch Fermentsysteme gesteuert werden. Jede Zustandsänderung der Erbträger von Zellen muß sich in einer Aenderung der Fermentaktivitäten auswirken. So müssen auch den verschiedenen Malignitätsgraden von Tumoren Unterschiede in den Fermentaktivitäten entsprechen. Dies ist auch tatsächlich der Fall. Die Differenzen scheinen allerdings vorwiegend quantitativer Natur zu sein. Daß der morphologischen und funktionellen Entdifferenzierung auch biochemische Defekte entsprechen, läßt sich nicht nur mittels biochemischer Methoden, sondern in eindeutiger Weise auch mit Hilfe serologischer Methoden nachweisen, auf die an späterer Stelle eingegangen werden wird.

Auf Grund des bisher Gesagten ergibt sich das folgende Bild: Der primäre Anstoß zum pathologischen Geschehen ist eine Schädigung oder Vernichtung bestimmter Zellstrukturen, die man zwar noch nicht mit Sicherheit lokalisieren kann, die aber zu jenen Struktureinheiten gehören, die zu einer Reduplikation befähigt sind. Nur unter dieser Voraussetzung erscheint eine Uebertragung der Zustandsänderung auf die Tochterzellen möglich. Struktureinheiten von Duplikantennatur sind Komponenten des genetischen Systems; als solche wirken sie steuernd auf die Fermentaktivitäten

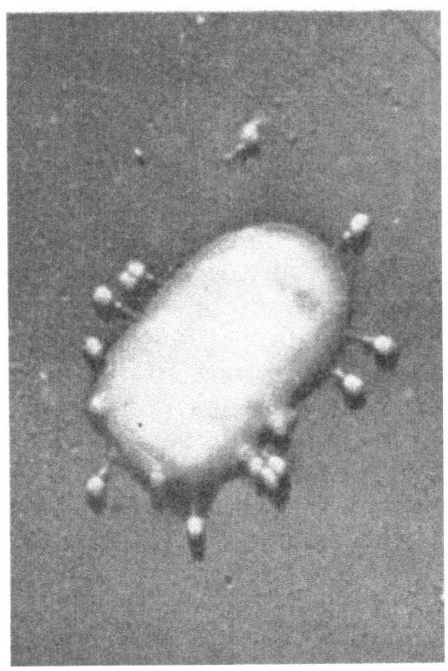

Abb. 1. E. coli B-Zelle mit adsorbierten oxydierten Phagen T 2. (Nach E. Kellenberger und W. Arber, Zschr. f. Naturforschung, Teil b, Bd. 10 b, 1955, S. 704 b)

der Zelle. Eine Schädigung oder eine Zerstörung von Komponenten des genetischen Systems hat, auf dem Wege einer Verschiebung des enzymatischen Gleichgewichtes, abnormale Stoffwechselreaktionen zur Folge, die von Zelle zu Zelle vererbt werden. Je nach dem Grade der Schädigung kommt es zu einem mehr oder weniger enthemmten, d. h. mehr oder weniger autonomen Wachstum, unter Einschränkung oder Verlust differenzierterer Leistungen der Zelle. Die Tumorbildung aus malignisierten Zellen ist außer von deren Vermehrungspotenz auch von den Gegebenheiten des Milieus abhängig.

Natürlich bedarf dieses Bild in verschiedener Beziehung einer Ergänzung. Bedenklicher ist die nicht ganz lückenlose Beweisführung. Eine Uebertragung einer Eigenschaftsänderung von Zelle zu Zelle muß nicht unbedingt auf einer Zustandsänderung von zelleigenen Strukturelementen von Duplikantennatur beruhen, sie kann auch auf dem Wege einer Uebertragung eines zellfremden Agens, z. B. eines Virus, erfolgen. Die Virustheorie der Cancerogenese, nach der die Wirkung sämtlicher cancerogener Faktoren auf einer Virusinfektion oder auf einer Aktivierung von Vorstufen cancerogener Viren beruht, von „Proviren", die bei der Zellteilung auf die Tochterzellen übertragen werden, steht gegenwärtig wieder im Mittelpunkt des Interesses. Sie wird von namhaften Forschern vertreten*, allerdings auch von namhaften Gegnern abgelehnt.

Die Virustheorie verfügt insofern über eine sehr günstige Ausgangsposition, als es erwiesenermaßen gutartige und bösartige Tumoren gibt, die auf Grund einer Virusinfektion entstehen. Zu den am besten untersuchten Virustumoren gehört das Rous-Sarkom der Hühner, das Papillom der Cottontail-Kaninchen (Shope-Papillom) und das durch den sogenannten Milchfaktor induzierte Mammakarzinom der Maus. Beim Menschen sind bisher nur einige gutartige Geschwülste als einwandfrei virusbedingt erkannt worden, wie z. B. Warzen, Larynxpapillome und Condylome. Charakteristisch für die Virustumoren ist die relativ kurze Latenzzeit. Man gewinnt den Eindruck, daß die Zellveränderung, die bei anderen cancerogenen Faktoren den Charakter eines nur langsam weiterschreitenden, graduell ablaufenden Vorganges besitzt, im Falle einer Aufnahme von Viren oder von Virusmaterial sehr rasch erfolgt oder zumindest erfolgen kann. Besondere Beachtung verdient die Tatsache, daß durch energiereiche Strahlen oder durch Behandlung mit cancerogenen Substanzen eine latente Virusinfektion manifest werden kann, wie z. B. das Auftreten von Herpes labialis nach Ultraviolettbestrahlung des Gewebes. Es wurde auch beobachtet, daß durch eine Behandlung mit cancerogenen Substanzen das Eindringen von Viren in die betreffenden Zellen begünstigt werden kann. Allerdings kann eine Aktivierung latenter Viren oder eine Begünstigung des Eindringens von Viren in die Zelle

---

* Eine ausgezeichnete Verteidigung der Virusätiologie des Krebses bringt Ch. O b e r l i n g („Le Cancer", Gallimard, Paris 1954).

auch durch ganz unspezifische, nicht cancerogene Faktoren bewirkt werden. Die Virusinfektion einer Zelle kann entweder so erfolgen, daß das Virus als Ganzes von der Zelle aufgenommen wird, oder auf die Weise, daß nur die im Inneren des Virusteilchens befindlichen Nukleinsäuren in die Zelle eindringen. In jenen Fällen, in denen das gesamte Teilchen in die Zelle gelangt, beobachtet man einen Zerfall der elektronenoptisch erfaßbaren Strukturen. Die entstehenden Untereinheiten werden Teil des genetischen Systems der Zelle und verändern die normale Steuerfunktion dieses Systems und damit auch den Zellstoffwechsel im Sinne einer Synthese von Virusmaterial. Mit der Aufnahme des Virusmaterials durch die Zelle kann diese die verschiedensten Fähigkeiten erwerben. So bewirkt die Aufnahme des Virus des Hühner-Osteochondrosarkoms durch Bindegewebszellen des Huhnes eine Leistungsänderung dieser Zellen im Sinne einer Knorpel- oder Knochenzelle; es entstehen Osteochondrosarkome auch weit entfernt vom Knochengerüst (R o u s und Mitarbeiter[4]).

Die Vertreter der Virustheorie nehmen an, daß im gesamten Organismus Viren in Form einer inaktiven Vorstufe, einer Ruheform, vorhanden sind und daß die cancerogen wirkenden Substanzen, Strahlen usw. lediglich eine Aktivierung der „Proviren" bewirken. Es sprechen manche Beobachtungen für diese Auffassung, aber auch manche dagegen. Erwiesen ist, daß Viren tatsächlich sehr lange Zeit in Form einer inaktiven Vorstufe von Zelle zu Zelle übertragen werden können. Es besteht also die Möglichkeit, daß alle unsere Gewebe Zellen enthalten, in denen Virusmaterial vorhanden ist, daß sich dieses unter dem Einfluß verschiedener äußerer Faktoren in aktive Viren verwandelt und abnormale Zellreaktionen auslöst. Bezüglich der Wahrscheinlichkeit einer solchen Annahme sind die Meinungen allerdings geteilt.

Als Argument gegen die Annahme einer generellen Virusätiologie wird unter anderem vorgebracht, daß die Versuche, Viren in malignen menschlichen Tumoren nachzuweisen, bisher ausnahmslos ohne Erfolg waren, und daß auch die virusbedingten Tiertumoren nach den bisherigen Erfahrungen als Sonderfall zu werten sind. Es ist wohl klar, daß diesem Argument keine absolute Beweiskraft zukommt, denn was man heute nicht entdeckt hat, kann vielleicht morgen entdeckt werden. Die Virustheorie ist nicht exakt zu widerlegen, sie steht nicht in Widerspruch zu den bisherigen Erfahrungen. Ich bin aber der Meinung, daß sie durch a l l g e m e i n e r e Vorstellungen ersetzt werden kann, die eine ungezwungenere Interpretation des Erfahrungsgutes ermöglichen. Um dies auszuführen, soll zuerst ein Befund erwähnt werden, der, obwohl er nicht Tumoren betrifft, für die hier diskutierten Probleme von besonderem Interesse ist.

Es gibt avirulente Pneumokokkenstämme, die sich von den virulenten dadurch unterscheiden, daß sie keine Polysaccharidkapsel bilden; sie sind zur Synthese dieser Kapseln nicht befähigt, auch dann nicht, wenn man das betreffende Polysaccharid dem Kulturmilieu zusetzt. Man kann aber mittels chemischer Methoden aus den kapselbildenden Rassen Nukleinsäuren isolieren (praktisch reine Desoxyribonukleinsäure), die von den zur Hüllenbildung nicht befähigten Pneumokokken aufgenommen werden. Mit Aufnahme dieser Substanz gewinnen die betreffenden Bakterien die Fähigkeit, Kohlehydrathüllen zu bilden. Aber nicht nur das: die Befähigung zur Bildung solcher Hüllen wird weitervererbt (A v e r y und Mitarbeiter; B o i v i n[5]). Es wurden also aus einem fremden genetischen System stammende Nukleinsäuren aufgenommen und in das eigene genetische System eingebaut! Eine Reihe analoger Befunde beweisen, daß es sich nicht um einen Sonderfall handelt, sondern daß es prinzipiell möglich ist, die Erbeigenschaften einer Zelle dadurch zu verändern, daß man ihr fremdes genetisches Material zuführt (T a y l o r; A u s t r i a n und Mitarbeiter[6]). In solchen Fällen von Viren zu sprechen, wäre wohl ganz abwegig; man müßte dann die erwähnte Kapselbildung der Pneumokokken als Folge einer Virusinfektion betrachten. Anderseits ergeben sich aber recht enge Beziehungen zum Reaktionsmechanismus der Virusvermehrung.

So wird z. B. bei der Infektion von Bakterienzellen durch bestimmte Bakteriophagen nur der Inhalt der letzteren in die Zelle gebracht, nicht aber der Phage als solcher. Dieser Inhalt besteht aus Nukleinsäure. Die „Injektion" von Phagen-Nukleinsäure veranlaßt eine Neubildung von Phagen durch die Zelle.

Nach einer kürzlich erschienenen Arbeit von G i e r e r und S c h r a m m[7] hat die mittels Phenollösungen aus den Viren der Tabakmosaikkrankheit extrahierte Ribonukleinsäure infektiöse Eigenschaften; die Nukleinsäure allein scheint eine Virusproduktion in der Pflanzenzelle bewirken zu können. Noch ein weiteres Beispiel: die Inokulation einer Mischung von Viren des Kaninchenfibroms mit einem proteinfreien Extrakt aus hitzeinaktivierten Viren der Myxomatose bewirkt an Stelle eines lokalisierten Fibroms eine generalisierte Myxomatose. In den neugebildeten Viren überwiegen nach Aufnahme der aus dem inaktivierten Virus der Myxomatose gewonnenen Substanz (Desoxyribonukleinsäure) die Merkmale der Myxomatose. Es ist eine neue Virusart mit anderen erbgebundenen Eigenschaften entstanden. Eine analoge Beobachtung verdanken wir Delbrück und Bayley[8]. Die beiden Forscher konnten nachweisen, daß nach gleichzeitiger Infektion von Bakterien mit zwei verschiedenen Bakteriophagen die neu entstehenden Phagen vier verschiedenen Konstitutionstypen angehören, darunter zwei, die einen durch Vermischung des genetischen Materials entstandenen neuen Typus darstellen. Allen diesen Erscheinungen gemeinsam ist eine Aenderung der Erbeigenschaften durch Aufnahme von Nukleinsäuren fremder Genese und Einbau dieses Materials in das eigene genetische System. Die Nukleinsäuren können aus aktiven Viren stammen oder aus hitzeinaktivierten oder, wie im Falle der Pneumokokken, aus verwandten Mikroorganismen, aus denen sie mittels chemischer Methoden extrahiert und gereinigt wurden. Diese Tatsachen, deren Bedeutung wohl kaum unterschätzt werden kann, führen zu der Auffassung, daß der wesentliche Vorgang bei der Malignisierung einer Zelle eine Zustandsänderung des genetischen Systems ist, die in analoger Weise durch chemische Einwirkung, durch energiereiche Strahlen oder durch Aufnahme von zellfremdem genetischem Material erfolgen kann. Es besteht keine Notwendigkeit, einen dieser Faktoren herauszuheben und ihn für die gesamte Tumorgenese verantwortlich zu machen.

Man könnte dieser Auffassung entgegenhalten, daß eine Zustandsänderung des genetischen Systems sich sofort auswirken müßte, auch dann, wenn es sich nicht um eine echte Mutation handelt. Die langen Latenzzeiten, die besonders bei den chemisch induzierten Tumoren zu beobachten sind, machen einen graduellen Ablauf der Zellveränderungen wahrscheinlich. Dem ist zu entgegnen, daß durch Chemikalien oder Strahlen eine Folge von Defektreaktionen an „Duplikanten" ausgelöst werden kann, die eine graduelle Verschiebung des enzymatischen Gleichgewichtes bedingt; daß damit auch eine graduelle Verringerung spezifischer Leistungen der Zelle und ein Ueberschießen primitiver

Wachstumsreaktionen verbunden sein kann, ist dem Biochemiker absolut verständlich.

Um ein mehr anschauliches Bild der Beziehung zwischen Struktur und biochemischer Leistung zu entwerfen, möchte ich einige Ergebnisse morphologischer und biochemischer Untersuchungen an Mitochondrien anführen:

Die Mitochondrien, die vermutlich zu jenen Merkmalsträgern der Zelle gehören, die nicht de novo, sondern nur aus Elementen gleicher Art gebildet werden können, besitzen eine außerordentlich komplizierte Struktur. Eine große Zahl wichtiger Stoffwechselreaktionen wird durch Fermente gesteuert, die im Inneren der Mitochondrien fixiert sind und Bauelemente der Molekülstruktur der Mitochondrien bilden. Zu diesen strukturgebundenen Fermenten gehören die des oxydativen Zellstoffwechsels — der Zellatmung und der oxydativen Phosphorylierung —, während die Fermente der Glykolyse nicht an derartige Strukturen gebunden sind. In diesem Zusammenhang ist von Interesse, daß cancerogene Kohlenwasserstoffe nach Graffi und auch nach Hamperl und Mitarbeitern[9] in den Mitochondrien gespeichert werden. Eine Schädigung so komplizierter, zu vielseitigen Wirkungen befähigter Struktureinheiten kann verschiedene Folgen haben. Es kann z. B. eine Schädigung der Atmungsfermente erfolgen, eine Zustandsänderung, die nach der Warburgschen Auffassung den Primärvorgang der Cancerisierung darstellt. (Wenn die Zellgranula, in denen die Oxydationsfermente lokalisiert sind, Duplikantennatur besitzen, was recht wahrscheinlich ist, dann entspricht die Warburgsche Auffassung einer speziellen Form der Duplikantentheorie.) Die Hemmung eines Fermentes kann ein Ueberschießen anderer Fermentreaktionen nach sich ziehen. Es braucht aber als Folge einer Strukturschädigung nicht immer eine Hemmung von Fermenten einzutreten. Wie Okada und Kullee[10] kürzlich zeigten, kann durch Röntgenbestrahlung die Aktivität bestimmter Mitochondrienfermente gesteigert werden, vermutlich, weil nach Zerstörung bestimmter Strukturen das Substrat leichter zum Ferment gelangen kann. Eine Reaktionsbeschleunigung als Folge eines sterischen Defektes — ein sehr aufschlußreiches Phänomen! Daß die Cancerisierung von Zellen mit einem Verlust verbunden ist, ergibt sich nicht nur aus biochemischen Untersuchungen, sondern auch aus der Tatsache, daß die Malignisierung einer Zelle mit einer Verminderung der Zahl der Mitochondrien verbunden ist.

	Leber	Hepatom
Mitochondrien je g Gewebe	100	37
Mitochondrien je Zelle	100	55
Succinoxydase im Homogenat	100	18
Succinoxydase in Mitochondrien	100	18
Cytochromoxydase im Homogenat	100	22
Cytochromoxydase in Mitochondrien	100	18
Isocitricodehydrogenase im Homogenat	100	35
Isocitricodehydrogenase in Mitochondrien	100	63

Veränderung von Mitochondrienzahlen und Oxydationsfermenten bei Tumorentstehung (Prozente). (Tabelle nach G. S i e b e r t [11].)

Einen sehr schönen serologischen Nachweis der Entdifferenzierung bei der Umwandlung von Leberzellen in Hepatomzellen verdanken wir W e i l e r [12]. Die Mitochondrien von Leberzellen verlieren bei der Umwandlung in Hepatomzellen organspezifische Antigene. Dieser Verlust erfolgt anscheinend während der Behandlung mit 4-Dimethylaminoazobenzol (Buttergelb) kontinuierlich. Die fortschreitende Entdifferenzierung als Folge eines fortschreitenden Defektes kann auf diese Weise unmittelbar verfolgt werden, bis zum vollständigen Verschwinden der leberspezifischen Antigene. Besonders zu beachten ist, daß k e i n e   t u m o r s p e z i f i s c h e n   Antigene auftreten!

Der graduelle Verlust spezifischer Qualitäten braucht nicht immer in der gleichen Reihenfolge abzulaufen. D r u c k r e y hat ein sehr anschauliches Schema für die mögliche Verschiedenheit der Zellen im Stadium der Malignisierung gegeben [13].

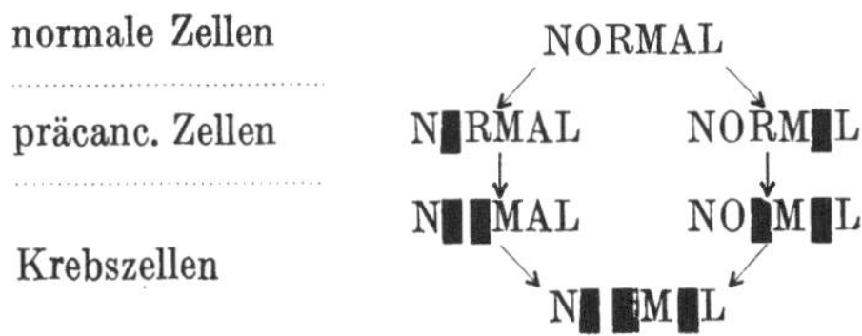

Abb. 2. Schema für die mögliche Verschiedenheit von Krebszellen und ihre zunehmende Uniformität mit fortschreitender Entartung. Jeder Buchstabe des Wortes „NORMAL" bezeichnet eine Summe von „Duplikanten", seine Blockierung ihre Veränderung durch ein cancerogenes Agens

Die fortschreitende Entartung führt zu einer zunehmenden Uniformität. Das graduelle Ausfallen von differenzierten, strukturgebundenen Leistungen kann auf verschiedenem Wege erfolgen; das Endergebnis ist aber immer eine Zelle mit gesteigerten Leistungen primitiverer Art — die zwangsläufige Folge der Verschiebung des biochemischen Gleichgewichtes. Zu diesen primitiveren Leistungen gehört die Glykolyse, deren Fermente nicht an Strukturelemente der Zelle gebunden sind. Eine Steigerung der Glykolyse scheint mit einer erhöhten Potenz zur Zellteilung verbunden zu sein (O'Connor[14]).

Die hier vorgebrachten Gedankengänge werden in etwas anderer Ausdrucksform auch von Stigler[15] vertreten. Nach Stigler besteht ein Antagonismus zwischen der „Teilungsanlage" und der „Differenzierungsanlage" der Zellen: mit der Entwicklung der Differenzierungsanlage ist eine Hemmung der Teilungsanlage verbunden. Ein Defekt an der Differenzierungsanlage hat eine Enthemmung der Teilungsanlage zur Folge. Da die Differenzierungsanlage zum genetischen System der Zelle gehört, entspricht ein Defekt einer somatischen Mutation.

Es soll nunmehr kurz auf einige Folgerungen hingewiesen werden, die sich aus den hier entwickelten Vorstellungen ergeben und die praktischen Probleme betreffen.

Da die Malignisierung von Zellen neben spezifischen Ursachen, wie z. B. eine Aufnahme bestimmter Viren, auch unspezifische Ursachen haben kann — da es eine Vielzahl cancerogener Faktoren gibt —, wird es kaum je möglich sein, die Entstehung von Tumorzellen zu vermeiden. Eine Malignisierung von Zellen bedeutet aber noch keinen Tumor! Für die Krebserkrankung sind, wie bereits erwähnt, die tumorrealisierenden Faktoren von wesentlicher Bedeutung.

Wenn eine Malignisierung von Zellen lediglich auf einem Defekt beruht, wie dies bei chemisch oder physikalisch induzierten Tumoren der Fall zu sein scheint, so sind keine tumorspezifischen Abwehrreaktionen des Organismus zu erwarten, auch keine auf serologischen Methoden basierende Frühdiagnose. Wie erwähnt, hat sich auch bei der Umwandlung von Leberzellen in Hepatomzellen nur ein Verlust von leberspezifischen Antigenen nachweisen lassen, nicht aber eine Bildung von Tumorantigenen. Die Wahrscheinlichkeit, ein tumorspezifisches Antiserum herzustellen, ist gering — ausgenommen im Falle der durch exogene Viren bedingten Tumorarten. (Daß bei Impftumoren im

Tierversuch Antikörper auftreten, ist darauf zurückzuführen, daß auch bei Inzuchtstämmen jedes Individuum seine spezifischen Proteinstrukturen besitzt, so daß gegen das Fremdeiweiß gerichtete Antikörper gebildet werden.) Allerdings hat die Erfahrung gezeigt, daß es Spontanremissionen gibt. Die diesen Remissionen zugrunde liegenden Abwehrreaktionen des Organismus sind noch unbekannt; man weiß nicht, ob sie spezifischer oder unspezifischer Natur sind. Wahrscheinlich ist aber, daß es sich um unspezifische zytotoxische Reaktionen handelt, die deshalb vorwiegend Krebszellen vernichten, weil letztere ganz allgemein weniger widerstandsfähig sind.

Daß Tumorzellen sehr verschiedene biochemische Defekte aufweisen können, sogar auch dann, wenn sie der gleichen Zellart entstammen, zeigt sich in klarer Weise in der manchmal recht verschiedenen Reaktion der einzelnen Tumoren auf Chemotherapeutika. So wird z. B. das Wachstum einiger Tumoren durch das als Antimetabolit wirkende 8-Azoguanin gehemmt. Andere Tumoren reagieren nicht darauf. Es hat sich nun gezeigt, daß die gegen eine 8-Azoguaninbehandlung refraktären Tumoren, ebenso wie Normalgewebe, ein Zellferment besitzen, das sie befähigt, die Aminogruppe des Azoguanins oxydativ abzuspalten. Das entstehende 8-Azoxanthin ist nicht mehr als Antimetabolit wirksam[16].

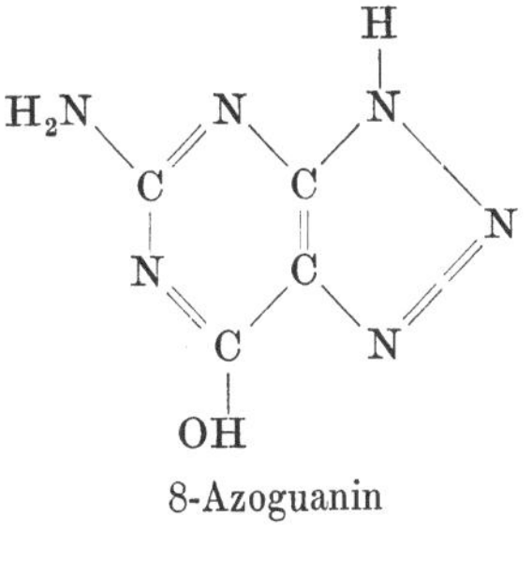

8-Azoguanin

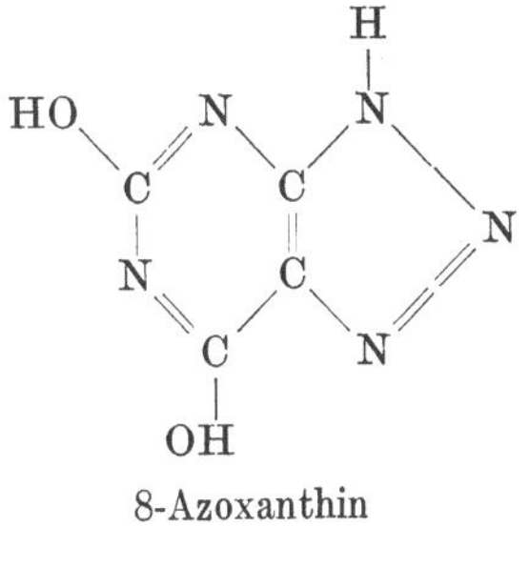

8-Azoxanthin

Das betreffende Ferment, das im Normalgewebe vorhanden ist, fehlt bestimmten experimentellen Tiertumoren fast vollständig. Wir verfügen heute bereits über Chemotherapeutika, die es ermöglichen, bestimmte Tiertumoren mit fast hundertprozentigem Erfolg zu beseitigen; andere Tumoren zeigen sich aber vollständig refraktär. Ein Nichtansprechen einzelner experimenteller Tumoren beobachtet man z. B. auch beim Mitomen (N-Oxyd eines Stickstoff-Lost-Derivates), das bereits klinisch erprobt wird. Tumor ist eben nicht gleich Tumor! Die Verhältnisse liegen nicht einfach so, daß für die Wirkung eines Chemotherapeutikums ausschließlich der Malignitätsgrad im klinischen Sinn maßgebend wäre. Die biochemischen Unterschiede, die die Ursache des verschiedenen Ansprechens auf Chemotherapeutika sind, stehen in keiner einfachen Beziehung zum pathologischen Verhalten. Es wäre günstig, wenn man v o r e i n e r k l i n i s c h e n C h e m o t h e r a p i e an Gewebsproben in vitro feststellen würde, welche Chemotherapeutika im speziellen Fall wirksam und welche unwirksam sind. Die Errichtung einer Untersuchungsstelle, in der Gewebsproben von Probeexzisionen oder von Operationen in vitro auf ihre Empfindlichkeit gegen Chemotherapeutika ausgetestet werden, halte ich für eine der wichtigsten Aufgaben der Krebsbekämpfung. Ich hoffe, daß sich in absehbarer Zeit die Möglichkeit ergeben wird, am Oesterreichischen Krebsforschungsinstitut eine derartige Untersuchungsstelle einzurichten.

Auf eine sehr eigenartige Konsequenz der Tatsache, daß eine Aenderung von Erbeigenschaften der Zelle auch durch Aufnahme von zellfremden Nukleinsäuren erfolgen kann, möchte ich noch kurz hinweisen. Diese Tatsache läßt möglich erscheinen, daß eine maligne Entartung der Zellen auch auf die Weise eintreten kann, daß Nukleinsäure-Granula, die bei Zellzerfall oder auf andere Weise aus Tumorzellen frei werden, von normalen Nachbarzellen aufgenommen werden. Auch eine Bildung von Metastasen wäre auf diesem Wege denkbar. Kinematographische Aufnahmen der Zellteilung von Tumorzellen in der Gewebskultur haben gezeigt, daß im Stadium der Zellteilung und auch nach Zusatz geringer Mengen zytotoxischer Substanzen Plasmaabschnürungen erfolgen können. Die so isolierten Zellfragmente, die zwar keinen Kern, aber doch differenzierte Strukturelemente, wie Mitochondrien und Mikrosomen, enthalten, können vermutlich phagozytiert werden. Man weiß heute, daß die verschiedensten Zellen die Fähigkeit zur Phagozytose besitzen. Nach L e t t r é[17] können auch Tumorzellen Mitochondrien oder Kerntrümmer aufnehmen und verwerten. Eine Aufnahme derartiger Zellfragmente durch normale Zellen könnte entsprechend den früher erwähnten Erfahrungen eine Malignisierung der phagozytierenden Zellen zur Folge haben. Ich möchte betonen, daß ein Beweis für einen derartigen Vorgang bis jetzt n i c h t erbracht wurde. Es liegen aber Befunde vor, die sich im Sinne einer solchen Uebertragung cancerogener Erbfaktoren auf gesunde Zellen deuten lassen. So wurde z. B. von G r a f f i [18] festgestellt, daß bei Mäusen nach subkutaner Injektion von zellfreien Filtraten verschiedener Mäusetumoren in einem hohen Prozentsatz Leukämien auftreten (bis über 70%), während Filtrate aus homologen oder heterologen Normalgeweben unwirksam sind. Natürlich könnte auch ein noch unbekanntes Virus die Leukämie hervorrufen. Warum soll man aber unbedingt nicht nachweisbare Viren als Ursache annehmen, wenn eine Aenderung der Erbeigenschaften von Zellen auch durch Aufnahme fremder Nukleinsäuren möglich ist, ja sogar von solchen, die mittels chemischer Methoden gewonnen und gereinigt worden waren. Allerdings ist es nach den gegenwärtigen Erfahrungen nicht mehr leicht, eine genaue Grenze zwischen Viren und übertragbaren Makromolekülen von Duplikantennatur zu ziehen. Neue Erkenntnisse lassen sich nicht immer exakt in alte Begriffe einordnen.

Ich möchte dieses Referat nicht beenden, ohne auf die so wichtige Frage einzugehen, ob die hier kurz skizzierten Vorstellungen über die Malignisierung von Zellen geeignet sind, unsere Hoffnung auf eine befriedigende Therapie der Krebserkrankung zu stärken, oder ob sie sie verringern. Ich glaube, daß diese Frage im positiven Sinn beantwortet werden kann. Zwar ergibt sich immer klarer, welche Sonderstellung das Krebsproblem einnimmt, und damit auch, daß therapeutische Maßnahmen, die sich bei anderen Erkrankungen bewährten, hier wenig Aussicht auf Erfolg haben. Wenn, wie es den Anschein hat, bereits ein Defekt an molekularen Strukturen genügen kann, um aus einer Normalzelle eine Tumorzelle zu machen, dann ist die Wahrscheinlichkeit nicht groß, eine allgemeine Krebstherapie zu finden, die die Tumorzellen vernichtet, ohne die Normalzellen, aus denen sie entstanden sind, ebenfalls stark in Mitleidenschaft zu ziehen. Doch ist anderseits verständlich, daß eine Störung des Stoffwechselgleichgewichtes, die als Folge eines Defektes auftritt, eine Resistenzverminderung nach sich zieht, die therapeutisch ausgenützt werden kann und ja auch wird. Tumorzellen sind empfindlicher gegen zytotoxische Strahlen oder Chemikalien. Der Unterschied in der Resistenz gegenüber unspezifischen zellschädigenden Faktoren ist aber relativ klein. Was man benötigt, sind therapeutische Methoden, die spezifisch an jenen Gliedern der Reaktionskette des Zellstoffwechsels angreifen, die für das maligne Verhalten der Zelle entscheidend sind. Aber welches sind diese Glieder? Wie erfolgt die Steuerung der Fermentaktivitäten, die den Zellstoffwechsel kontrollieren? Gegenwärtig sind wir noch nicht einmal so weit, diesen Steuerungsmechanismus bei normalen Zellen zu begreifen. Das ist nicht verwunderlich, wenn man bedenkt, wie kompliziert das Ineinanderspiel zahlloser biochemischer Reaktionen ist, die den Lebensfunktionen der Zelle zugrunde liegen. An der Klärung des Chemismus der Zellfunktionen normaler und maligner Zellen wird heute in der ganzen Welt in zahlreichen Forschungsinstituten und Kliniken gearbeitet, vielfach unter enormem Aufwand an technischen Hilfsmitteln. Ich bin überzeugt. daß diese Arbeit nicht vergeblich sein wird.

Literatur: [1] Druckrey, H. und Küpfmüller, K.: Zschr. Naturforsch., 3 b (1948), S. 254. — [2] Butenandt, A.: Verh. dtsch. Ges. inn. Med., 55 (1949), S. 342; Handb. allgem. Pathol., VII/3 (1956), S. 155. — [3] Bloch, B.: Schweiz. med. Wschr. 1924, S. 857; Lorenz, E., Eschenbrenner, A. B., Heston, W. E. und Uphoff, D.: J. Nat. Cancer Inst., 11 (1951), S. 947. — [4] Rous, P., Murphy, J. B. und Tytler, W. H.: J. Amer. med. Assoc., 58 (1912), S. 1682. — [5] Avery, O. T., McLeod, C. M. und McCarty, M.: J. exp. Med., 79 (1949), S. 137; Boivin: Symp. Quant. Biol., 12 (1947), S. 7. — [6] Taylor, H. E.: J. exp. Med., 89 (1949), S. 399; Austrian, R. und McLeod, C. M.: J. exp. Med., 89 (1949), S. 451. — [7] Gierer, A. und Schramm, G.: Zschr. Naturforsch., 11 b, H. 3 (1956), S. 138—142. — [8] Delbrück, M. und Bayley, W. T.: Cold Spring Harbour Symp. Quant. Biol., 11 (1946), S. 33. — [9] Graffi, A.: Zschr. Krebsforsch., 49 (1940), S. 477—495; 50 (1940), S. 196—211; 50 (1940), S. 501—551; Hamperl, H., Graffi, A. und Langer, E.: Zschr. Krebsforsch., 53 (1942), S. 133—184. — [10] Okada, S. und Kullee, E.: Exp. Cell. Res., 11 (1956), S. 212—214. — [11] Siebert, G.: Vorgetragen bei der 4. Jahrestagung des deutschen Zentralausschusses für Krebsbekämpfung und Krebsforschung. Stuttgart, 1955, Tagungsbericht. München: Urban & Schwarzenberg. 1956. — [12] Weiler, E.: Zschr. Naturforsch., 7 b (1952), S. 324; 11 b (1956), S. 31. — [13] Druckrey, H.: Grundlagen u. Praxis chemischer Tumorbehandlung. S. 8. Berlin-Göttingen-Heidelberg: Springer-Verlag. 1956. — [14] O'Connor, R. J.: Brit. J. exp. Pathol., 31 (1950), S. 390. — [15] Stigler, R.: Krebsforsch. u. Krebsbekämpfung. München: Verlag Urban & Schwarzenberg. 1956, S. 56. — [16] Hirschberg, E., Kream, J. und Gellhorn, A.: Cancer Res., 12 (1952), S. 524—528. — [17] Lettre, H. und Thom, H. J.: Zschr. Krebsforsch., 61 (1956), S. 120. — [18] Graffi, A., Fey, F. und Bielka, H.: Klin. Wschr., 34 (1956), S. 15—19.

Hemmung des Sauerstoffverbrauches der Zellen des Ehrlich-Asziteskarzinoms nach Glukosezusatz

Von

K. Letnansky und **F. Seelich**

Wien

Mit 2 Abbildungen

Die Behandlung der Tumoren stellt sowohl Kliniker als auch Chemiker seit Jahrzehnten vor Probleme, die nur langsam und schwierig gelöst werden können. Die Hauptschwierigkeit, mit der wir auf diesem Gebiet zu kämpfen haben, ist die, daß wir es hier, im Gegensatz zu einer bakteriellen Infektion, mit körpereigenen Zellen, die aus ursprünglich normalen Zellen unseres eigenen Organismus entstanden sind, zu tun haben. Naturgemäß sind daher die Unterschiede zwischen normalen und malignen Zellen verhältnismäßig gering und es besteht die Gefahr, daß bei Schädigung des Tumorgewebes auch das gesunde Gewebe angegriffen wird. Eine spezifische Tumortherapie muß daher dort in den Chemismus der malignen Zelle eingreifen, wo sich dieser besonders charakteristisch von der Normalzelle unterscheidet. Zur Erreichung dieses Zieles müssen also die Stoffwechselreaktionen und vor allem die Stoffwechselanomalien der Tumoren bekannt sein.

Eine solche Stoffwechseleigenheit beobachteten wir, wie auch andere Autoren, am Ehrlichschen Mäuseasziteskarzinom.

In der von W a r b u r g beschriebenen Apparatur kann man bekanntlich auf manometrischem Wege den Sauerstoffverbrauch sowie die CO_2-Abgabe der Zellen, also kurz deren Atmung und Glykolyse oder Gärung bestimmen. Wir

untersuchten nun am Oesterreichischen Krebsforschungsinstitut den O_2-Verbrauch einer Suspension dieser Mäuse-
asziteskarzinomzellen in einer isotonen, anorganischen Salzlösung bei A b w e s e n h e i t und nach Z u s a t z von Glukose und fanden im glukosehaltigen Milieu eine wesentlich geringere Atmung (Abb. 1). Sie beträgt nur 40 bis
60% der endogenen Atmung, also jener Atmung, bei der

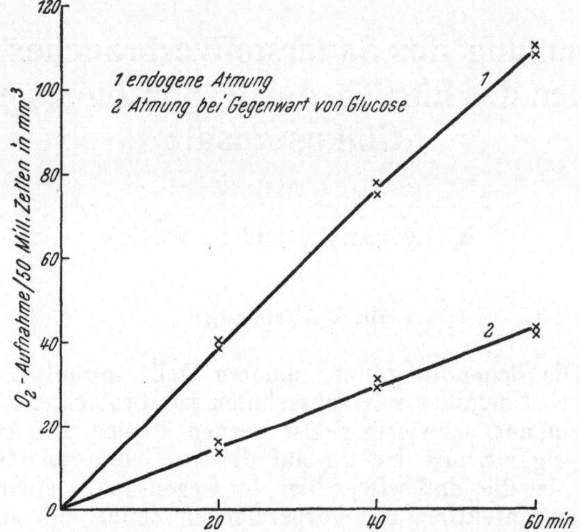

Abb. 1. O_2-Aufnahme von Asziteszellen bei Gegenwart und Abwesenheit von Glukose

kein Substrat von außen zugeführt wird und zelleigene
Substanzen als Nahrung dienen.

Dieser Befund ist nun recht merkwürdig. Da ja Glukose
als einer der wichtigsten Nährstoffe für die Zelle betrachtet
werden muß, ist es unerklärlich, warum gerade bei Zugabe dieser Substanz sich die Atmung so enorm vermindern
sollte. Wir setzten uns daher das Ziel, diesen Effekt aufzuklären, um so einen weiteren Beitrag zur Erforschung
der Biochemie der Karzinomzelle zu leisten. Vor uns hat
sich u. a. auch T i e d e m a n n mit diesem Problem beschäftigt und vertritt die Ansicht, daß eine Verschiebung
des p_H aus dem physiologischen Bereich die Ursache dieses
Effektes ist. In glukosehaltigem Medium tritt ja neben der
Veratmung der Glukose auch der Vorgang der Glykolyse

ein. Durch die dabei gebildete Milchsäure tritt nun natürlich eine Verschiebung des p_H nach der sauren Seite ein, und zwar müßte die Milchsäurebildung sowie die davon abhängige p_H-Verminderung und damit also auch die Atmungshemmung mit der Zeit zunehmen. Das heißt, daß die Kurve für die Glukoseatmung nach oben gekrümmt sein müßte, wenn die Ansichten Tiedemanns richtig sind.

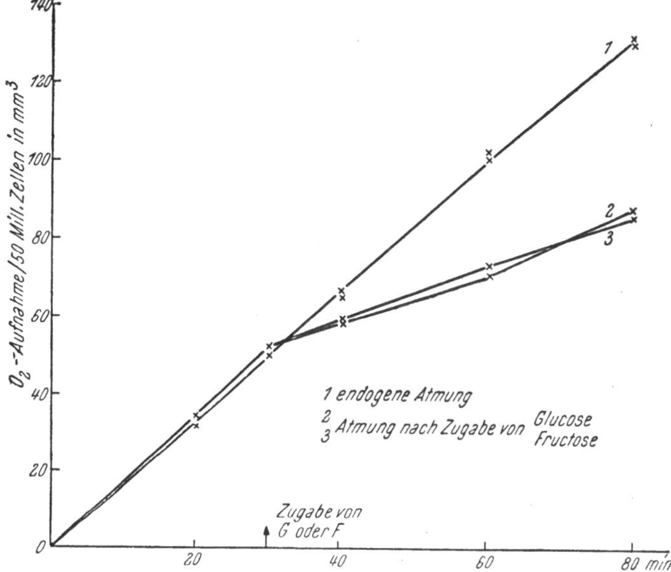

Abb. 2. Absinken der O_2-Aufnahme von Asziteszellen nach Zugabe von Glukose bzw. Fruktose

Dies trifft nun nicht zu. Man bemerkt vielmehr eine über den ganzen Beobachtungsbereich konstant bleibende Hemmung, also das Vorliegen eines linearen Kurvenverlaufes, wie dies besonders deutlich aus Abb. 2 hervorgeht. Sobald Glukose zugegeben wird, tritt spontan und mit gleichbleibendem Wert die Hemmung ein. Ein weiterer Befund spricht ebenfalls gegen die Annahme eines p_H-Effektes. Durch Verstärkung der Pufferkapazität des Suspensionsmediums konnten wir eine p_H-Aenderung fast zur Gänze unterdrücken, und trotzdem trat die atmungssenkende Wirkung der Glukose in gewohnter Art und Stärke auf. Eine pH-Verschiebung kommt somit nach diesen Befunden als unmittelbare Ursache des Glukoseeffektes nicht in Frage.

In der weiteren Untersuchung dieses Problems erhob sich nun die Frage, was den Zellen als endogenes Substrat dient, was sie also zur Deckung ihres Energiebedarfes veratmen, wenn keine Glukose zugesetzt wird. Zahlreiche Untersuchungen ergaben nämlich, daß die Zellen selbst gar keine Kohlehydrate enthalten. So konnten wir auf manometrischem und kolorimetrischem Weg kein Vorliegen eines endogenen Kohlehydratstoffwechsels in vitro finden. Dr. S u p p a n in unserem Institut konnte auf zytochemischem Weg ebenfalls kein Glykogen in Ehrlichschen Asziteskarzinomzellen nachweisen, und schließlich erhielten auch Š l e c h t a und Mitarbeiter in Prag auf chemischem Weg dieselben Resultate. Wir vermuteten daher, daß bei Abwesenheit von Glukose zelleigenes Fett abgebaut wird. Diese Annahme wird gestützt durch den geringen respiratorischen Quotienten der endogenen Atmung sowie nach Š l e c h t a durch die Tatsache, daß bei Inkubation in glukosefreiem Milieu der Fettgehalt der Zellen absinkt, während er bei Glukosegegenwart ungefähr gleichbleibt. Damit ergibt sich aber eine völlig neue Situation in der Betrachtung des Glukoseeffektes. Nach Zugabe von Glukose zum Suspensionsmedium erfolgt vermutlich eine Umschaltung des Fettstoffwechsels auf einen Kohlehydratstoffwechsel, unter gleichzeitiger Verminderung des Sauerstoffverbrauches.

Diese hier beim Mäuseasziteskarzinom beschriebene Glukosewirkung wurde in ähnlicher Weise auch bei Leukozyten gefunden. Wir untersuchten normale Leukozyten sowie Leukozyten von chronisch lymphatischen und chronisch myeloischen Leukämien. Bei den malignen Leukozyten beobachteten wir unter entsprechenden Versuchsbedingungen in glukosehaltigem Milieu ebenfalls eine geringere Atmung als in glukosefreiem Milieu, während der Effekt bei normalen Leukozyten nicht eintrat. Auch hinsichtlich ihres respiratorischen Quotienten zeigten die malignen und normalen Zellen Unterschiede.

M. D. u. H.! Ich berichtete Ihnen in knappen Worten über eine bei uns, am Oesterreichischen Krebsforschungsinstitut, bearbeitete Stoffwechseleigenheit, die in erster Linie bei verschiedenen Tumoren und „malignen" Leukozyten auftritt. Ausgehend von dem Gedanken, daß eine genaue Kenntnis des Tumorstoffwechsels von grundlegender Bedeutung für eine spezifische Therapie der Tumoren

ist, hoffen wir, durch unsere Arbeit hiermit einen Beitrag
zur Erforschung der Stoffwechseleigenheiten der Geschwülste gebracht zu haben.

Literatur: Šlechta, L., Jakubovič, A. und
Šorm, F.: Coll. českoslov. chem. Commun., 20 (1955), S. 863.
— Tiedemann, H.: Zschr. exper. Med., 119 (1952), S. 272.

Die Grundlagen der Hormontherapie des Karzinoms

Von

L. Schönbauer

Wien

Das mir gestellte Thema erfordert zunächst einen kurzen Ueberblick über die Geschichte der Hormontherapie.

1849 wird als das Geburtsjahr der Endokrinologie angenommen. Damals berichtete der Göttinger Physiologe Arnold Adolph B e r t h o l d, daß an Hähnen die Folgen der Kastration ausbleiben, wenn man einen der entfernten Hoden in die Bauchhöhle einpflanzt. Diese so operierten Tiere entwickeln nicht die bekannten Eigenschaften des Kapauns, sondern behalten ihre Kampfeslust, den Geschlechtstrieb, sie verändern ihr Federkleid und die Form der Bart- und Kammlappen nicht. Diese Arbeit hat zunächst wenig Beachtung gefunden; erst allmählich erkannte man die eminente Bedeutung der Drüsen mit innerer Sekretion. Diese Bezeichnung wurde 1855 von Claude B e r n a r d eingeführt, im selben Jahr übrigens, in dem Thomas A d d i s o n die nach ihm benannte Bronzekrankheit beschrieb und als Folge einer Zerstörung der Nebenniere erkannte.

Von da an entwickelte sich in regem Wechselspiel zwischen physiologischer, chemischer und klinischer Forschung die moderne Lehre von der inneren Sekretion, die auch heute noch nicht als abgeschlossen gelten kann.

Die Bezeichnung „H o r m o n" wurde 1903 von Ernest Henry S t a r l i n g geprägt, aber der Begriff des Botenstoffes ist an sich viel älter. Theophil B o r d e a u hatte bereits 1775 davon gesprochen, daß die Drüsen, ja jedes Organ Stoffe in das Blut abgeben, die für die Lebenstätigkeit des Organismus von großer Bedeutung seien. Wenn wir keine allzu strengen Maßstäbe anlegen, dann können wir auch im Altertum, vor allem bei G a l e n, schon Andeutungen verwandter Ideen finden.

Die Kastration von Menschen und Haustieren läßt sich weit bis an die Schwelle der Geschichtsforschung zurückverfolgen, und dementsprechend begegnen wir immer wieder Versuchen, die trachten, die durch sie ausgelösten Phänomene zu erklären.

Noch viel weiter würde der Rahmen unserer Betrachtungen, wenn wir d i e u r a l t e O r g a n t h e r a p i e als Vorläuferin und Grundlage der modernen Hormonbehandlung ansehen wollen. Nicht erst die Römer haben Tierhoden gegessen, um die Manneskraft zu stärken oder wieder zu beleben, schon die Aegypter wußten um diese Wirkung und auch in den alten chinesischen Apotheken waren Hoden von Edelhirschen gewissermaßen offizinell. Auch die Leber ist ein uraltes Heilmittel und manches andere, dessen erhoffte Wirkung wir heute nicht mehr erklären können. So sehen wir uns gezwungen, vieles aus der alten Organtherapie in das Gebiet der Magie zu verweisen und suchen ihren Beginn am heidnischen Opferaltar. Und doch bleibt es eine offene Frage, ob die magischen Vorstellungen eigentlich primär sind, oder ob nicht echte organtherapeutische Wirkungen, die zufällig beobachtet wurden, den Ausgangspunkt der Entwicklung darstellen. Zufällige Beobachtung, zuerst richtige Deutung und Anwendung, dann fehlerhafte Verallgemeinerung und Mißdeutung sind ja so oft in der Geschichte der Wissenschaften zu verzeichnen.

Jedenfalls entwickelte sich allmählich eine derartige Variationsfülle in der Organtherapie, daß die späteren Forscher nicht mehr wußten, wo der Versuch einer rationellen Erklärung überhaupt möglich war. So ist verständlich, daß erst die Kastrationsversuche von B e r t h o l d zu einem neuen Ausgangspunkt der wissenschaftlichen Entwicklung wurden.

Im Rahmen der Hormontherapie sind für den C h i r - u r g e n hauptsächlich zwei Erkrankungen interessant und wichtig, nämlich das Mammakarzinom und das Prostatakarzinom. Ihre Behandlung und ihre Nachbehandlung sind aber auch für den P r a k t i k e r von größtem Interesse, weil diese gerade bei den zitierten Lokalisationen des Karzinoms in jeder Praxis durchgeführt werden können. Die Behandlung anderer Störungen des inkretorischen Systems benötigt meist wiederholte, komplizierte Laboratoriumsuntersuchungen und ist fast durchaus der internen Klinik vorbehalten.

Ich erinnere in diesem Zusammenhang an die unendlichen Bemühungen, die daran gewendet wurden, die gestörte Funktion der endokrinen Organe zu beherrschen, sei es, daß diese Funktionsstörung auf spontan entstandenen pathologischen Prozessen beruht, wie z. B. beim Diabetes, bei der Unterfunktion der Schilddrüse, beim männlichen und weiblichen Klimakterium, beim Hypopituitarismus, oder sei es, daß operativ gesetzte Defekte die Veranlassung sind, wie z. B. der Zustand nach Exstirpation der Nebennieren, oder der Hypophyse, welche beiden Operationen in den letzten Jahren wiederholt ausgeführt worden sind. Ich erinnere an die interessanten Beobachtungen von v. Eiselsberg noch aus dem vorigen Jahrhundert (1894), wo nach der totalen Exstirpation einer Struma sich deutliche Symptome von Cachexia thyreopriva einstellten, welche von dem Zeitpunkt an, als im Sternum sich eine harte Geschwulst entwickelt hatte, sich entschieden besserten. Als die durch den Druck dieser Knochengeschwulst auf die Umgebung notwendig gewordene Resektion des Sternums vorgenommen wurde, stellten sich bei der Kranken akute Folgezustände (wegen des Wegfalles der Nebenschilddrüse) in Form von Tetanie ein. Es handelte sich hier um die physiologische Funktion eines kolloidhaltigen Zylinderkarzinoms des Sternums, also um eine krebsige Schilddrüsenmetastase.

Durch die Exstirpation inkretorischer Drüsen wird der Umfang der in bezug auf Hormone geleisteten Forschungsarbeit am besten umrissen. Wer hätte bezüglich der Hypophyse noch vor einigen Jahren geglaubt, daß der Verlust dieses Organs mit seinen zahlreichen und komplizierten Funktionen durch eine Substitutionstherapie überhaupt auszugleichen ist? Diese Höchstleistungen der Hormontherapie sind natürlich für jeden Arzt von größtem Interesse; die Erstellung einer solchen Substitutionstherapie erfordert aber höchstspezialisierte Kenntnisse.

Gehen wir nun zurück an die Anfänge der Hormonforschung.

Sobald sich der Begriff der inneren Sekretion überhaupt ausgebildet hatte, gelangte man dazu, bestimmte Forderungen aufzustellen, falls einem Organ die Fähigkeit der inneren Sekretion zugebilligt werden sollte.

1. Das Auftreten von Ausfallserscheinungen nach seiner Zerstörung oder Entfernung.

2. Die Möglichkeit, diese Erscheinungen durch Zu-

fuhr eines entsprechenden Organextraktes im Experiment entweder zu verhindern oder auszugleichen.

Daraus ergibt sich als nächster Schritt das Bemühen, das w i r k s a m e P r i n z i p aus rohen Organextrakten durch Reinigung darzustellen, seine chemische Struktur zu eruieren und der Versuch, das Produkt auf chemischem Weg synthetisch darzustellen und quantitativ auszuwerten.

Merkwürdigerweise ist es gang und gäbe, unter dem Begriff der Hormon t h e r a p i e immer nur die Z u f u h r von Hormonen zu verstehen, wobei meist völlig außer acht gelassen wird, daß gegebenenfalls auch d i e A u s s c h a l t u n g e i n e r b e s t i m m t e n H o r m o n s e k r e t i o n wichtigstes therapeutisches Vorgehen bedeuten kann. Voraussetzung für jede Hormonbehandlung ist die genaue Kenntnis des Wirkungsmechanismus des Hormons, die Frage: Wo findet ein bestimmter Botenstoff seinen Angriffspunkt und welche Auswirkungen zeigt das Erfolgsorgan?

Ich möchte heute besonders auf das Mammakarzinom näher eingehen. Wir haben also zu fragen:

Haben wir Beweise dafür, daß die Brustdrüse Erfolgsorgan einer bestimmten inneren Sekretion ist, d. h. werden an der Brustdrüse Veränderungen bemerkbar, wenn Aenderungen an irgendeiner inkretorischen Drüse vorher stattgefunden haben? Da finden wir schon im 18. Jahrhundert in einem Reisetagebuch aus Indien eine Beschreibung über den Einfluß der Kastration auf junge Mädchen, die noch vor Eintritt der Pubertät kastriert worden waren. R o b e r t s beschreibt, daß in solchen Fällen die Entwicklung der Brustdrüse ausbleibt; 1777 beobachtete P o t h, daß bei einer Frau nach Exstirpation beider Ovarien nicht nur die Menstruation aufhörte, sondern daß auch die sehr entwickelten Brustdrüsen sich zurückbildeten; auch andere Forscher kamen zu ähnlichen Ergebnissen. Der erste e x p e r i m e n t e l l e Nachweis des Einflusses des Ovariums auf die Brustdrüse wurde 1878 von H e g a r festgestellt. Seine Beobachtungen wurden in der Folge 1900 durch H a l b a n bestätigt.

Nach der Feststellung der Kastrationsfolgen auf die Brustdrüse und des Effektes von Transplantaten beschäftigt sich nun eine dritte Forschungsphase mit dem Studium der Wirkung von Eierstockextrakten. A l l a n und D o y s y zeigten 1923, daß die Injektion eines solchen Extraktes bei der Maus Wachstum der Brustdrüse hervorruft. In der Folge gelang die Isolierung, chemische Identifizierung und Herstellung der beiden Steroidhormone des Ovariums und weiters Abgrenzung der Wirkung jedes Hormons und Aufdeckung ihres physiologischen Wechselspieles; schließlich schloß die histologische Bestätigung der mit dem Sexualzyklus einhergehenden Veränderungen des Mammaepithels den Beweis der Hormonsteuerung der Mamma.

Es wurde in der Folge erkannt, daß das Wechselspiel der Eierstockhormone auf die Brustdrüse von dem Gesichtspunkt aus zu betrachten ist, daß diese beiden Hormone von der Hypophyse abhängen. Man erkannte ferner, daß die Oestrogene auf die Mamma nur im Verein mit einem hypophysären Faktor wirken. Auch die neueste Forschung könnte die Existenz eines mammogenen Hormons der Hypophyse erst dann als bewiesen betrachten, wenn man über die Hypophysenhormone im Reinzustand verfügt.

Weitere Forschungen ergaben, daß auch die Hypophyse nicht als oberstes Befehlsorgan anzusehen ist, sondern daß sie einer Beeinflussung unterliegt, sowohl durch nervöse Bahnen als auch durch die endokrine Sekretion anderer Drüsen, außerdem aber selbst einer Steuerung vom Hypothalamus aus unterworfen ist, dem „head-Ganglion" des autonomen Nervensystems.

Zu einer Zeit aber, als von dieser Reaktionskette nicht einmal noch eine Ahnung bestehen konnte, wurde eine klinische Beobachtung von weitgehender Bedeutung gemacht.

Am 18. Deutschen Chirurgenkongreß in Berlin im April 1889 brachte Schinzinger — damals Professor in Freiburg im Breisgau — seine Beobachtung vor, daß der Brustkrebs bei jungen Frauen weitaus bösartiger verläuft als bei alten Frauen. Er gab die Anregung, Patientinnen, die noch menstruiert waren, rascher alt zu machen, um den in diesem Lebensabschnitt als milder erkannten Verlauf der Erkrankung zu erreichen. Schinzinger wollte durch die Kastration die Brustdrüsen rascher zum Atrophieren bringen. Dieser klinischen Beobachtung des differenten Verlaufes ein und derselben Krankheit liegt die Erkenntnis zugrunde, daß irgend welche ursächliche Zusammenhänge zwischen der Eierstockfunktion und der Brustdrüse bestehen. Schinzinger selbst hat die Ovarektomie nicht ausgeführt. Sie wurde erstmalig 1896 von Georg Thomas Beatson in Glasgow bei Brustkrebskranken gemacht. Andere englische Chirurgen folgten diesem Beispiel und konnten nach der Ovarektomie bei solchen Patientinnen in 25 bis 40% Besserung erzielen. Trotzdem konnte die Methode nicht Fuß fassen, sie geriet allmählich wieder in Vergessenheit. Erst in der letzten Zeit wurde sie wieder aufgenommen und ich verfüge derzeit über 100 Patienten, bei denen die Ovarektomie im Anschluß an eine Operation wegen Mammakarzinom vorgenommen wurde, bei Frauen, die noch eine Funktion der Ovarien nachzuweisen hatten. U e b e r r e i t e r und ich konnten zeigen, daß die durchschnittliche Lebensdauer dieser Frauen wesentlich höher war als bei Frauen ohne Ovarektomie. Neuere makroskopische und mikroskopische Untersuchungen bei Frauen, die nach Mammakarzinom zwischen 19 und 57 Jahren ovarektomiert worden waren, ergaben, daß bei 77 Frauen über 40 Jahre alt in 54 Fällen Veränderungen verschiedener Art an den Ovarien gefunden wurden, d. s. 71%, während bei 17 Frauen unter 40 Jahren nur in 5 Fällen sich Veränderungen zeigten, d. s. 29%.

Diese Veränderungen betrafen unter den 77 Fällen über 40 Jahre 54 Fälle; diese 54 Veränderungen gliedern sich in: 42 zystische Veränderungen, 8 Endometriosen, 4 Tumoren, davon 2 polymorphzellige Karzinome, 1 Haemangioma cavernosum, 1 Myofibrom des Ovars. (Von den zwei polymorphzelligen Karzinomen wurde eine Patientin mit 37 Jahren wegen Mastopathia chron. cyst. rechts und Carcinoma mammae links operiert und mit 41 Jahren ovarektomiert.)

Bei 17 Frauen unter 40 Jahren haben wir in 5 Fällen Veränderungen gefunden, davon in 3 Fällen zystische Veränderungen, in 2 Fällen je ein solides Karzinom.

Schien zunächst die Behandlung des Mammakarzinoms durch Kastration sehr aussichtsreich, so haben wir in dem bis jetzt noch nicht geklärten h y p o p h y s ä r e n F a k t o r der Hormonsteuerung der Mamma eine Schwierigkeit erfahren. Dazu kommt ferner die Erkenntnis, daß außer den Keimdrüsen noch ein inkretorisches Organ imstande ist, Hormone mit östrogenen Eigenschaften zu produzieren; dies bedeutete eine weitere Schwierigkeit. Man erkannte, daß die Nebenniere fähig ist, außer i h r e n Hormonen östrogene und androgene Stoffe zu bilden. Man zog aus dieser Erkenntnis die praktischen Folgen, und zwar zunächst beim Prostatakarzinom.

H u g g i n s und S c o t t führten 1945 die Exstirpation der Nebennieren durch bei einem Patienten mit Prostatakrebs, bei dem nach einer der Kastration folgenden Besserung wieder eine Verschlechterung eingetreten war. Sie konnten das Ergebnis der Operation nicht voll auswerten, da man damals die spezifischen Nebennierenhormone Cortison und Hydrocortison noch nicht zur Verfügung hatte und mangels ihrer Zufuhr eine Nebenniereninsuffizienz eintrat. Interessant ist in diesem Zusammenhang auch ein Bericht Pearsons aus dem Jahre 1954.

Man führte bei an Prostatakarzinom verstorbenen Männern eine sorgfältige Suche auf akzessorisches Nebennierengewebe durch und fand ein solches in 30% der Fälle.

In der Folge führten D. M. Bergenstal, Charles Huggins und Thomas L. J. Dao bei Brustkrebspatientinnen die beidseitige Adrenalektomie durch und entwickelten 1951 die Substitutionstherapie nach dieser Operation. Ihr Bericht erfaßt 35 Frauen und 2 Männer, alle mit Metastasen nach einem Brustkrebs, bei den meisten waren andere Behandlungen vorausgegangen. Die erzielte Besserung (Abheilung von kanzerösen Ulzerationen, Heilung von Spontanfrakturen, Rückbildung von pleuralen und pulmonalen Veränderungen) umfaßt 38%. Merkwürdig an diesem Bericht ist, daß kein Beweis dafür angeführt ist, daß bei den Adrenalektomierten tatsächlich eine Produktion von Nebennierenhormonen mit östrogenen Eigenschaften vorhanden gewesen ist. Es wird ausdrücklich erwähnt, daß die Fälle nicht ausgewählt waren, abgesehen davon, „daß man annahm, daß diese Frauen keine bedeutende Eierstockfunktion mehr hatten". — Es ist also die einfache Methode der Abstrichkontrolle bezüglich östrogener Aktivität nicht angewendet worden. Daß gewiß aber auch hier noch Frauen mit einer nicht manifesten östrogenen Aktivität des Eierstockes dabei waren, zeigt die bessere Erfolgsquote von 45% einer zweiten Behandlungsreihe, bei denen die Adrenalektomie und die Ovarektomie durchgeführt worden ist. Dieses Beispiel allein genügt als Hinweis darauf, wie wichtig es ist, die hormonale Situation einer Patientin festzustellen, bevor eine Hormonbehandlung — sei es Entzug oder Zufuhr von Hormonen — begonnen wird.

Die ersten Berichte über die Anwendung männlicher Hormone wurden unabhängig voneinander 1939 von Loesser und Ulrich gegeben. Die zunächst geringe Dosierung wurde erstmalig von Adair 1947 auf höhere Werte gesteigert, wobei besonders bei Knochenmetastasen subjektive und objektive Besserungen festgestellt wurden. Schließlich wurden auch histologisch Beweise einer Besserung nachgewiesen, wie bedeutsame Zunahme der Fibroblastenaktivität, Pyknose der Kerne der Karzinomzellen und Degeneration ihres Zytoplasmas. Die Veränderungen waren gleicher Art, wie sie nach Strahlenbehandlungen auftreten. Da man die besten Erfolge bei noch nicht klimakterischen Frauen sah, schätzte man diese als eine Unterdrückung der östrogenen Aktivität ein und setzte sie den Wirkungen der Kastration gleich.

Heute wissen wir, daß bei der Behandlung mit männlichen Hormonen die obenerwähnte Steuerung der Hypophyse wahrscheinlich der wichtigste Faktor dieser Behandlung ist. Man nimmt an, daß der bis jetzt noch nicht vollkommen geklärte h y p o p h y s ä r e F a k t o r durch die Zufuhr von Hormonen g e h e m m t wird.

Aus diesem Gesichtspunkt heraus ist auch nur die Applikation hoher O e s t r o g e n d o s e n in der Bekämpfung des Mammakarzinoms verständlich. Man hat eben die Dämpfung der Hypophyse hier durch Oestrogene versucht. Diese Art der Hormonbehandlung des Mammakarzinoms lehnen wir aus zwei Gründen ab; zunächst wegen der Gefahr der Uterusblutungen beim Abbruch der Therapie, sodann wegen der Gefährdung der nicht vom Karzinom befallenen a n d e r e n Brust, bei der häufig Veränderungen im Sinne einer Mastopathia chronica cystica bestehen.

Den unheilvollen Einfluß der Hypophyse auf das Mammakarzinom haben L u f t 1952 und L u f t und O l i v e c r o n a 1953 durch Hypophysektomie zu bekämpfen versucht. Es liegt bis jetzt ein Bericht vor über 37 Fälle von metastatischem Brustkrebs. Die Patientinnen waren nach den verschiedensten Behandlungen ohne Dauererfolg geblieben und zeigten rapid fortschreitende Metastasierung nach Brustkrebs. Der Bericht beginnt im Februar 1954 und gibt an, daß ein günstiger Einfluß auf den Verlauf der Brustkrebsmetastasen durch die Hypophysektomie festgestellt werden kann bei Patientinnen u n t e r 60 Jahren.

Zum Abschluß muß ich noch eine Tatsache in der Hormonbehandlung anführen, die die Grenzen ihrer Wirksamkeit darstellt, das ist der Nachweis der Antihormone. Sie treten, soweit bekannt, erst nach langer Hormonbehandlung auf. Der E n t s t e h u n g s o r t der Antihormone ist noch unbekannt, doch scheint schon festzustehen, daß er nicht in den Endorganen liegt, z. B. in den Ovarien, bei der Applikation des Gonadotropins; nicht in der Schilddrüse im Falle des thyreotropen Hormons. Dieser Beweis wurde dadurch erbracht, daß Antigonadotropin auch von kastrierten Tieren gebildet wurde und Antithyreotropin von Tieren, denen die Schilddrüse weggenommen worden war. Auch die Hypophyse ist nicht ausschlaggebend, da auch hypophysektomierte Tiere Antihormone bilden können. Von großem Einfluß scheint das retikuloendotheliale System zu sein. Hormone, die in den e i g e n e n endokrinen Drüsen gebildet werden, scheinen die Bildung von Antihormonen n i c h t hervorzurufen. Sonst könnte z. B. niemals eine Hypophysenüberfunktion entstehen. Die chemische Struktur der Antihormone ist bis jetzt nicht bekannt.

Ich habe mich bei der Darlegung der hormonalen Voraussetzungen der Hormonbehandlung nur auf das Mammakarzinom beschränkt, da Sie über die zweite, den Praktiker besonders interessierende Lokalisation des Karzinoms, nämlich das Prostatakarzinom, von Prof. U e b e l h ö r hören werden.

Meine Ausführungen sollten Ihnen nur an einem k o n - k r e t e n Beispiel die Kompliziertheit der Voraussetzungen einer Hormonbehandlung zeigen.

Wieweit hat sich die Hormontherapie beim Mammakarzinom durchgesetzt?

Von

E. Schmidt-Überreiter

Wien

Wenn über ein Thema, wie über die Hormonbehandlung des Mammakarzinoms, schon so oft gesprochen worden ist, dann muß ein besonderer Anlaß vorliegen, wenn es noch einmal erörtert wird.

Dieser Anlaß ergibt sich nun dadurch, daß der heutige Kongreß vorwiegend den praktischen Aerzten gewidmet ist, in deren Händen die Hormontherapie liegt. Da die Erfahrungen der Klinik ergeben haben, daß die Hormonbehandlung des Mammakarzinoms bei weitem noch nicht Allgemeingut der Praxis geworden ist, erlaube ich mir, einige Hinweise zu geben, welch wichtige Aufgabe in diesen Belangen gerade der Praktiker zu erfüllen hat.

Ich möchte daher auch nur über jene Maßnahmen sprechen, deren Durchführung die Möglichkeiten der Praxis nicht überschreitet, nämlich die Beratung einer Patientin bezüglich einer eventuell vorgeschlagenen Kastration und die Durchführung der Behandlung mit männlichem Hormon. Unsere Erfahrungen ergeben, daß in beiden Punkten gelegentlich noch nicht die nötige Klarheit herrscht.

Es kann nicht genug betont werden, daß die Hormonbehandlung des Mammakarzinoms nicht nur in der Zufuhr männlichen Hormons besteht, sondern daß der Entzug der weiblichen Hormone — falls diese noch produziert werden — zumindest ebenso wichtig ist.

Wenn nun ein Praktiker als Hausarzt von seinen Patientinnen über die Notwendigkeit einer Kastration beim Mammakarzinom um Rat gebeten wird, so soll er selbst jene

Tatsachen kennen, die über den Wert dieser Maßnahme bei dieser Krankheit Auskunft geben.

Wir sind im Falle des Mammakarzinoms nicht darauf angewiesen, aus den Ergebnissen von T i e r e x p e r i m e n t e n Schlüsse auf den Menschen ziehen zu müssen. D i e K r a n k e n g e s c h i c h t e n s e l b s t g e b e n h i e r e i n e k l a r e A n t w o r t.

Betrachten wir zunächst eine statistische Auswertung, die E n d l e r an der I. Chirurgischen Klinik durchgeführt hat:

Die Sterblichkeit der zur Zeit der Ablatio mammae noch menstruierten 20- bis 30jährigen Patientinnen beträgt 86%, die d u r c h s c h n i t t l i c h e Krebssterblichkeit aller radikaloperierten Brustkrebspatientinnen nach 5 Jahren 56%. Dazu ist zu sagen, daß in diesen 56%, da es sich um eine D u r c h s c h n i t t s z a h l handelt, ja auch d i e die Statistik sehr verschlechternde Anzahl der jungen Patientinnen enthalten i s t.

Dieses Ergebnis war geeignet, eine besondere Beachtung des Einflusses der Eierstöcke zu fordern.

Wir haben daher aus 10 Operationsjahrgängen eine Gegenüberstellung erarbeitet, die den Verlauf der Brustkrebserkrankung bei Frauen m i t bzw. o h n e Eierstockstätigkeit verfolgt. Wir haben aber nur solche Fälle berücksichtigt, von denen genaue Daten über die Regelblutung sowie bestätigte Meldedaten bezüglich Erlebens oder Ablebens zu beschaffen waren.

Unter Berücksichtigung dieser Bedingungen konnten wir 205 Patientinnen in diese Untersuchung einbeziehen.

Zur Zeit der Untersuchung lebten 101 Patientinnen, verstorben waren 104 Patientinnen.

B e t r a c h t e n w i r z u n ä c h s t d i e l e b e n d e n P a t i e n t i n n e n:

Von den 101 Frauen waren noch 16 menstruiert, bereits in der Menopause 85.

N u n d i e V e r s t o r b e n e n:

Zur Zeit ihres Todes waren von den 104 Verstorbenen 85 noch menstruiert, 19 bereits in der Menopause.

Es waren also von 205 Patientinnen o h n e Eierstocksfunktion 85 am Leben geblieben und nur 19 gestorben, dagegen m i t Eierstockfunktion 85 verstorben und nur 16 am Leben geblieben.

An dem Einfluß der Eierstocksfunktion auf den Verlauf des Mammakarzinoms war nach diesen Ergebnissen nicht mehr zu zweifeln.

Hatten wir bei der Gegenüberstellung der beiden besprochenen Gruppen uns nur nach dem spontanen Menopausenbeginn richten können, so möchte ich nun über die o v a r e k t o m i e r t e n Brustkrebspatientinnen mit ihrer Vergleichsgruppe sprechen.

Hier umfaßt eine Beobachtungsreihe ausleselos 63 zur Zeit der Ablatio mammae noch menstruierte Patientinnen verschiedener Lebensjahre, bei denen postoperativ auf die Eierstockstätigkeit k e i n Einfluß genommen worden war.

Innerhalb des ersten postoperativen Jahres verstarben 24, innerhalb des zweiten postoperativen Jahres 13, also insgesamt 37 Patientinnen von 63 innerhalb der ersten beiden postoperativen Jahre.

Diesen Patientinnen sind jene gegenüberzustellen, bei denen p r o p h y l a k t i s c h d i e O v a r e k t o m i e durchgeführt worden ist.

Diese Gruppe umfaßt 45 Frauen.

Wir haben uns bei beiden Gruppen auf Steinthal I und II beschränkt, da wir wissen, daß beim Steinthal III die Ovarektomie den Verlauf der Krankheit bestenfalls verlangsamen oder mildern kann. Von diesen 45 Patientinnen haben wir im ersten postoperativen Jahr ü b e r h a u p t k e i n e verloren, im zweiten postoperativen Jahr e i n e.

Es ist also in den beiden ersten postoperativen Jahren der Verlust der 37 von 63 Menstruierten dem Tod einer e i n z i g e n Patientin von 45 Ovarektomierten gegenüberzustellen. Unsere Untersuchungen überblicken vorläufig komplett nur die ersten zwei postoperativen Jahre: wir wissen aber aus der Arbeit E n d l e r s, daß gerade diese Jahre unter den jungen Patientinnen die größten Opfer forderten. Im übrigen haben wir in der ganzen Gruppe der Ovarektomierten nur noch einen einzigen Todesfall zu beklagen, und zwar im dritten postoperativen Jahr.

Unter allen 45 Ovarektomierten waren nur in 4 Fällen bis jetzt Knochenmetastasen nachzuweisen; bei allen 4 Frauen hatte es sich zur Zeit der Ablatio mammae schon um einen Steinthal II gehandelt. Von 2 Patientinnen haben wir keine Kenntnis, beide befanden sich aber zur Zeit der letzten Untersuchung schon im dritten postoperativen Jahr. 2 Patientinnen haben schriftlich von ihrem Wohlbefinden berichtet, die Nachuntersuchung bei 35 Patientinnen ergab, daß keine Progredienz der Erkrankung festzustellen war; einige dieser Frauen sind bereits im sechsten postoperativen Jahr.

Wenn wir auch noch nicht über größere Zahlen verfügen, so ist doch bereits ein Erfolg deutlich zu erkennen. Wir haben soeben gesehen, welchen Einfluß die Oestrogene auf den Verlauf einer Brustkrebserkrankung zu nehmen imstande sind.

Nun ist aber bekannt, daß nach Ausschaltung der Eierstöcke die Nebenniere mit der Produktion von Oestrogenen einspringen kann. Dazu möchte ich berichten, daß unsere Ovarektomierten diesbezüglich wiederholt von Dr. Kofler von der I. Frauenklinik zytologisch kontrolliert worden sind, und daß sich aber nur in einzelnen Fällen bei ihnen Zeichen einer — wenn auch nur mäßigen — östrogenen Aktivität gefunden haben.

Nun war es von Interesse, ob nicht Frauen, die von einem Mammakarzinom befallen wurden, vielleicht überhaupt im Vergleich zu den gleichaltrigen Karzinomfreien hormonal verschieden sind. In diesem Zusammenhang möchte ich auf eine Untersuchung zurückkommen, die ich mit Dr. Kofler von der I. Frauenklinik durchgeführt habe. Es wurden 200 Brustkrebspatientinnen mit 200 altersgleichen hinsichtlich gynäkologischer Erkrankungen krebsfreien Frauen verglichen. Es ergab sich dabei bei beiden Gruppen nur ein Unterschied hinsichtlich des Vorkommens von Myomen; von den 200 Brustkrebskranken wiesen in der Anamnese bzw. bei der Nachuntersuchung 41 Myome auf, gegen nur 21 bei den Gesunden. Die entsprechenden Prozentzahlen sind 20'5 zu 10'5. Wir haben damals schon die Vermutung ausgesprochen, daß das Vorkommen von Myomen und Mammakarzinom möglicherweise einen gemeinsamen hormonalen Grund haben könnte.

Ich habe an dieser Stelle auf das gehäufte Myomvorkommen hinweisen müssen, weil damit die Notwendigkeit bewiesen wird, vor Vornahme einer Ovarektomie eine gynäkologische Untersuchung durchzuführen, um eventuell eine zweite gynäkologische Operation wegen eines Myoms zu vermeiden.

Es wurden weitere Untersuchungen bezüglich der Eierstocksfunktion vergleichsweise durchgeführt.

Alle diese Untersuchungen erfolgten zytologisch nach der Methode Papanicolaous. Die Unterschiede des zytologischen Bildes bei funktionierenden bzw. ruhenden Ovarien sind so markant, daß es durchaus befremdend ist, daß z. B. in der internationalen Literatur mit Bezug auf den Brustkrebs immer noch von jungen und alten Patientinnen die Rede ist und höchstens das Aufhören der

Periode als Kriterium der Unterscheidung angeführt wird, daß aber nicht die eindeutigen Epithelunterschiede als Grundlage der Beurteilung herangezogen werden.

Meine Untersuchungen erstreckten sich auf zwei Fragen:

Zunächst war es von Interesse, ob in dem für das Mammakarzinom bedeutsamen Lebensabschnitt von 46 bis 70 Jahren häufiger eine östrogene Aktivität bei den Mammakarzinomen nachzuweisen wäre, als bei gleichaltrigen Gesunden. Es wurden je 271 Frauen untersucht; bei den Brustkrebskranken wiesen 103 eine östrogene Aktivität auf, bei den Gesunden nur 77.

Mit der Tatsache, daß etwa ein Viertel mehr Brustkrebskranke noch eine östrogene Aktivität hat, als die gleichaltrigen Gesunden, steht auch in Uebereinstimmung, daß viele Brustkrebspatientinnen auf unsere Frage nach Wechselbeschwerden angeben, daß sie solche kaum gehabt haben.

Eine zweite Untersuchung sollte Aufschluß bringen über die Atrophie der Genitalepithelien im Scheidenabstrich. Von unseren 271 Brustkrebskranken wiesen nur 35 eine Atrophie der Epithelien auf, gegenüber 92 bei den Gesunden.

Ob dieses Ergebnis vielleicht auch durch einen wesentlichen Zeitunterschied des Menopausenbeginnes mitbestimmt wird, wird derzeit untersucht.

Alle bisher gebrachten Ergebnisse weisen auf die wichtige Rolle der Oestrogene beim Mammakarzinom; sie sind geeignet darzutun, daß bei noch vorhandener Eierstocktätigkeit der Entzug der Eierstockhormone der Hauptfaktor der Hormonbehandlung ist.

Ich habe diese Untersuchungsergebnisse ausführlicher gebracht, damit Sie sich selbst ein Bild machen können, ob Sie gegebenenfalls einer Brustkrebspatientin, die noch eine Eierstockfunktion hat, zur Stillegung der Eierstöcke raten müssen oder nicht.

Nun zum zweiten Teil der Hormonbehandlung, der Zufuhr des männlichen Hormons.

Eine kurze Darstellung des an der I. Chirurgischen Klinik in Wien geübten Vorgehens möge zeigen, in welchen Zeitpunkten einer Erkrankung an Mammakarzinom und in welchem Ausmaß wir männliche Hormone anwenden.

Wir geben präoperativ während der Vorbestrahlung des Tumors 3mal wöchentlich 50 mg männliches

Hormon bis mindestens zur Entlassung der Patientin aus
der Klinik. Die Operation erfolgt also unter Hormonschutz,
wobei wir von der Vorstellung ausgehen, daß die Oestro-
genproduktion durch diese Dämpfung des Hypophysenvorderlappens eingeengt wird und daß dadurch zur D e v i -
t a l i s a t i o n der bei der Operation ausgeschwemmten Tumorzellen beigetragen wird. Während des Klinikaufent-
haltes der Patientin wird die Hormonauswertung und
die Bestimmung des Kalziumspiegels durchgeführt. Das
Ergebnis dieser Untersuchungen zusammen mit dem
h i s t o l o g i s c h festgestellten Steinthal-Stadium ist die
Grundlage für die Hormonbehandlung nach der Entlassung
der Kranken. Im Falle der Notwendigkeit einer Stillegung
der Eierstöcke führen wir diese relativ hochdosierte Hormonbehandlung länger durch, und zwar bei der Ovarektomie bis etwa 2 bis 3 Wochen nach derselben, bei der
Röntgenkastration bis mindestens 8 Wochen nach Vollendung derselben.

Diese Maßnahmen gelten für Steinthal I. Nach Ablauf der angegebenen Fristen setzen wir bei Steinthal 1 die
Hormonbehandlung nicht weiter fort, bei Steinthal II geben
wir bis etwa 800 bis 1000 mg Gesamtmenge männliches
Hormon, bei Steinthal III etwa 1800 bis 2000 mg.

Wann soll eine Hormonbehandlung wiederholt werden?
Darauf kann ich nur ganz allgemein antworten, daß mit
Rücksicht auf die besondere L a b i l i t ä t der Brustkrebs-
operierten i n j e d e r s c h w i e r i g e n S i t u a t i o n ein
kurzer Hormonstoß angezeigt und von größtem Nutzen ist.
In diesem Zusammenhang ist unter schwieriger Situation
gelegentlich sogar eine Verkühlung, ein Schnupfen zu
verstehen, aber auch seelische Aufregungen und Arbeits-
überlastung. Jede Beeinträchtigung des Allgemeinzustandes
muß man ehestens zu beheben versuchen. Bei solchen An-
lässen ist es für den Praktiker eine dankenswerte Aufgabe,
durch eine kurze, nur einige Hundert Milligramm umfassende Behandlung mit männlichem Hormon den Patientinnen über die Schwierigkeit hinwegzuhelfen. Gerade diese
Gelegenheiten zeigen, daß die Hormonbehandlung p r o -
p h y l a k t i s c h sehr Gutes leisten kann und daß man
nicht erst das Manifestwerden sekundärer Veränderungen
abwarten darf. Dies gilt auch für alle Beschwerden, die
durch sekundäre Knochenveränderungen bedingt s e i n
k ö n n e n, da es sich immer wieder zeigt, daß Knochenmetastasen selbst auf Schichtaufnahmen erst lang nach
dem Auftreten verdächtiger Schmerzen röntgenologisch

nachweisbar werden. Bei der Behandlung sekundärer Knochenveränderungen mit männlichem Hormon ist es am nützlichsten, die Behandlung gleich mit der Röntgenbestrahlung der Veränderung zu beginnen.

Mit Rücksicht darauf, daß in der Brustambulanz der I. Chirurgischen Klinik Erfahrungen über den Brustkrebs reichlich zusammenfließen, möchte ich mir zum Schluß erlauben, beobachtete häufige Fehler zu besprechen. Da ist zunächst die Dosierung. Zu kleine Dosen von männlichem Hormon wirken als Reizdosen auf die Hypophyse und nicht als eine dämpfende Maßnahme. Gelegentlich beobachten wir auch eine Ueberdosierung. Meistens dann, wenn eine Eierstockstätigkeit noch vermutet wird. Daß gerade in solchen Fällen die Notwendigkeit besteht, durch einen Abstrich die hormonale Situation zu klären, wird leider zu wenig beachtet. Unterbrechung der Hormonbehandlung oder Abschluß derselben mit hohen Dosen ist gefährlich, weil dadurch Gegenregulationen aufkommen können. Leider sahen wir auch wiederholt Patientinnen wegen sekundärer Veränderungen, die auswärts nach einer Stillegung der Ovarien Oestrogene bekommen hatten.

Ich habe mit Absicht nur über jene beiden Faktoren der Hormonbehandlung gesprochen, über die bereits f u n - d i e r t e Erfahrungen vorliegen.

Wenn ich auf den Titel meines Referates zurückkomme: „Wie weit hat sich die Hormonbehandlung beim Mammakarzinom durchgesetzt?", muß ich zwei Zahlen aus dem Statistischen Amt der Gemeinde Wien bringen: Von 1950 bis 1955 betrug der d u r c h s c h n i t t l i c h e Prozentsatz der unter 50 Jahre alten, an Brustkrebs verstorbenen Frauen, bezogen auf die Gesamtziffer der diesem Leiden Erlegenen, 17·3%. Im Jahr 1955 senkte er sich auf 13·4%; diese umfassen aber immerhin noch 45 Frauen, die in relativ jungen Jahren der Familie und dem Beruf entrissen worden sind.

Dieser erstmals etwas bessere Ausfall der großen, die ganze Stadt umfassende Statistik besagt an sich noch nichts. Im Zusammenhang mit den Ergebnissen der klinischen Forschung aber läßt er doch die Hoffnung aufkommen, daß wir dem katastrophalen Verlauf der Brustkrebserkrankung der jüngeren Frauen nicht mehr so machtlos wie früher gegenüberstehen. In diesen Tatsachen liegt auch der Ansporn, in allen Fällen von Brustkrebs eine Hormonbehandlung zusätzlich zu Operation und Bestrahlung durchzuführen.

Die Hormontherapie
des weiblichen Genitalkarzinoms

Von

K. Weghaupt

Wien

Die ermutigenden Erfolge der kontrasexuellen Hormontherapie beim Mamma- und Prostatakarzinom empfehlen diese Therapie auch beim weiblichen Genitalkarzinom.

Während uns der Wirkungsmechanismus der kontrasexuellen Hormone beim Mamma- bzw. Prostatakarzinom bereits klarer erscheint, ist dies beim Genitalkarzinom der Frau bis heute leider noch immer nicht in wünschenswerter Weise der Fall. Dies beruht wohl darauf, daß die Genese des Genitalkarzinoms nicht nur auf hormonaler Basis zu suchen ist und daß das Follikelhormon nach dem heutigen Stand unseres Wissens nicht als a b s - o l u t, sondern nur als ein b e d i n g t krebsauslösender Stoff zu bezeichnen ist (B u t e n a n d t).

Bei den Krebsen des weiblichen Genitales unterscheiden H u b e r und B e s s e r e r zwei Gruppen. Die einen sind die sogenannten Reizkrebse, nämlich Vulva-, Scheiden- und Portiokarzinome. Diesen stehen die Systemkrebse gegenüber: Korpus-, Tuben- und Ovarialkarzinom. Artverwandt mit diesen sind wieder das Mamma- und beim Mann das Prostatakarzinom. Wenn auch weder Oestrogen für das Mammagewebe noch Androgen für die Prostata als karzinogene Substanz angesehen werden dürfen, so sind doch beide Stoffe imstande, durch Unterhalt des ständigen Proliferationsreizes die Entstehung eines Karzinoms in diesem Muttergewebe zu fördern bzw. eine bis dahin latente Karzinomdisposition manifest werden zu lassen. Ganz ähnlich verhalten sich die Dinge beim Korpuskarzinom.

Die relativ häufige Multiplizität der Systemkrebse läßt vielleicht an eine endogene Noxe denken, die ja sowohl gutartige als auch bösartige Proliferationen am Genitale hervorrufen kann. Das Endometrium als Ausgangspunkt des Gebärmutterhöhlenkrebses steht ebenso wie das Mammagewebe unter der Proliferationswirkung des Follikelhormons.

Limburg hat durch Smearuntersuchungen nachgewiesen, daß auch in der hohen Menopause noch bei 60% der Fälle von Korpuskarzinom eine zum Teil sehr beachtliche Oestrogenwirkung vorhanden, wogegen beim Collumkarzinom eine solche nicht mehr nachzuweisen ist. Diese Feststellung ist nicht nur sehr interessant, sondern könnte auch prognostische Bedeutung haben. Wenn nämlich bei einer Frau in der Menopause bei wiederholten Smearuntersuchungen kein östrogener Effekt gefunden wird, so ist kaum mehr die Möglichkeit für ein Korpus- oder Mammakarzinom gegeben, wohl aber noch für ein Collumkarzinom.

Bei diesen sogenannten Systemkarzinomen erscheint also die kontrasexuelle Hormontherapie ihre Berechtigung zu haben. Die Wirkung des männlichen Hormons beim Karzinom des weiblichen Genitale ist weder gegen das weibliche noch gegen das Hypophysenhormon gerichtet, sondern es wirkt wahrscheinlich einzig und allein bremsend auf die Hypophyse.

Aus dieser Tatsache sind auch die Wirkungen zu erklären. Ist nun die Hypophysendämpfung das wesentliche, so nimmt es nicht wunder, daß man auch versucht hat, Oestrogene, die ja eine stärkere hypophysenhemmende Wirkung haben als die Androgene, zur Behandlung heranzuziehen. Beide Hormone, die weiblichen wie die männlichen, sind ja in bezug auf die Hypophyse keine Antagonisten, sondern Synergisten. Es könnte sich natürlich auch dabei der eventuelle karzinogene Einfluß des Follikelhormons geltend machen, daher wird im allgemeinen nur das männliche Hormon verwendet. Auch Corpus luteum-Hormon wurde versucht. Ein Effekt ließ sich aber auch mit hohen Dosen nicht erreichen (A. Müller). Einen gewissen Tumorrückgang konnten Hertz und Mitarbeiter feststellen, sowie auch Thiessen.

In jüngster Zeit mehren sich besonders im deutschen und anglo-amerikanischen Sprachkreis die Veröffentlichungen, die auch beim Genitalkarzinom der Frau günstige

Wirkungen mit männlichem Hormon bekanntgaben (Burger und Drescher, Griboff, Hines, Husslein, Picha und Weghaupt, Prediger, Vasterling u. a.).

Die Hormonbehandlung stellt als Chemotherapie eine Art der Krebsbekämpfung dar, die vielleicht einmal berufen sein wird, ohne Messer und Strahlen diese Geißel der Menschheit zu heilen. Zur Zeit kann allerdings davon noch keine Rede sein.

Bei kritischer Beurteilung der Wirkung kann man bestenfalls eine Wachstumshemmung feststellen, also wirkt das Hormon nicht zytolytisch, sondern höchstens zytostatisch. Die Wachstumshemmung kann durch die von Abarbanel beschriebene vasokonstriktorische Wirkung des Androgens auf die Gefäßmuskulatur des Myometriums gefördert werden. Durch die relative Ischämie könnte das Wachstum eingeschränkt werden, was besonders beim Carcinoma corporis uteri von Bedeutung sein kann. Nur H. Köhler berichtet über einen Fall eines inoperablen Ovarialkarzinoms, das durch Hormonbehandlung geheilt wurde.

All diese Wirkungen sind problematisch, denn es wird kaum je ein Fall nur der Hormontherapie überantwortet werden, ohne auch bei dem aussichtslosesten eine palliative Strahlenbehandlung durchzuführen.

Die objektiv faßbaren und günstigen Erfolge der kontrasexuellen Hormontherapie können am gesamten Organismus der Patientin festgestellt werden. Er besteht darin, daß das männliche Hormon den Eiweißaufbau fördert, die Stickstoffausscheidung herabsetzt und Stickstoff im Organismus retiniert. Konform damit geht nach Albright eine Retention von Phosphor, Schwefel und Kalium, die zum Eiweißansatz führt. Dieser anabole Effekt ist wahrscheinlich das wesentliche Moment der Hormontherapie des Karzinoms. Hochgradig kachektische Patientinnen nehmen an Gewicht zu, bekommen Appetit und fühlen sich frischer. Der Gesamtorganismus wird in seiner Abwehrkraft gestärkt, und es kommt zu einer stärkeren lokalen Abwehrleistung des Bindegewebes.

Durch diese Bindegewebsaktivierung kommt es, wie Graham beim weiblichen Genitalkarzinom nachweisen konnte, zu einer Sensibilitätssteigerung der Krebszellen gegenüber Radium-Röntgen-Bestrahlung.

Vergesellschaftet mit der anabolen Wirkung des Androgens ist die positive Beeinflussung der Psyche der Kranken. Es ist immer wieder erstaunlich, wie sich die Stimmungslage der Patientinnen hebt, die früher wegen ihres schweren Zustandsbildes sehr deprimiert waren. Dieser für den Patienten so wünschenswerte Effekt ist mit keinem anderen Hormon zu erreichen. Auch verringern sich aus unerklärlichen Gründen die Schmerzen, ja sie verschwinden mitunter völlig, so daß die Patientin wieder ein erträgliches Dasein führen kann und neuen Lebensmut schöpft.

Natürlich gibt es auch unerwünschte Nebenwirkungen, wie Virilisierung, Libidosteigerung und bei zu hoher Anflutungsdosis Oedembildungen. Bei hohen Dosen kann es mitunter auch zu Leber- und Nierenschädigungen kommen, weshalb wir immer Vitamin C, Vitamin B-Komplex und B_{12} prophylaktisch verordnen. Es wurde auch immer auf die auftretende Hyperkalzämie hingewiesen, die jedoch durch die neueren Untersuchungen von Velikay nicht bestätigt wurden.

Vasterling und auch wir sahen nach Androgenmedikation ein rascheres Größerwerden palpabler Lymphdrüsen. Vasterling glaubt hier mit der Hormonverabreichung zurückhaltend sein zu müssen. Wir glauben, daß dies zu Unrecht geschieht, denn es haben wohl alle weit fortgeschrittenen Fälle, die wir der Hormontherapie zuführen, schon befallene Lymphknoten, die auf die Hormontherapie nicht gut ansprechen. Trotzdem sieht man eher eine Hemmung des Tumorwachstums.

Hinsichtlich der Dosierung finden sich in der Literatur verschiedene Angaben. Allgemein wird jedoch festgestellt, daß unter einer Dosis von 800 bis 1000 mg kein Erfolg zu erwarten ist.

Das von Vasterling angegebene Dosierungsschema sieht folgende Applikationen vor:

1. Serie: täglich 50 mg Testosteronpropionat intramuskulär bis zu einer Gesamtdosis von 1000 mg.

2. Serie: 3mal wöchentlich je 50 mg Testosteronpropionat bis zu einer Gesamtdosis von 500 mg.

3. Serie: 2mal wöchentlich je 50 mg Testosteronpropionat bis zu einer Gesamtdosis von 400 mg.

Dann Implantation von 3mal 100 mg Testosteron unter die Bauchfaszie, die nach 6 bis 8 Wochen immer wiederholt wird.

Der Nachteil dieses Dosierungsschemas liegt unseres Erachtens einerseits in den allzu hohen Dosen, anderseits aber auch in der lang dauernden Bindung der Patienten an den Arzt. Während der erste Einwand hauptsächlich den finanziellen Teil betrifft, greift der zweite weitgehend in das Privatleben der Patientinnen ein. Eine tägliche, vom Arzt verabfolgte Injektion spielt, solange die Patienten im Spital stationär behandelt werden, keinerlei Rolle. Ist aber die Frau in häuslicher Pflege oder kann sie ihrem Beruf wieder nachgehen oder befindet sie sich in einer abgelegenen Gegend auf Erholung, dann kann man sich schon vorstellen, daß das Aufsuchen eines Arztes — auch wenn es nur 2mal wöchentlich erfolgen soll — eine Belastung darstellt. Außerdem glauben wir, daß die sogenannte „Erhaltungsdosis" zu niedrig ist und, da es sich um Implantationen handelt, auch Resorptionsdefizite vorkommen.

Wir haben schon vor 2 Jahren ein Dosierungsschema publiziert, an das wir uns durch mehr als 2 Jahre gehalten haben. In letzter Zeit haben wir es, wie folgt, abgeändert:

Wir verwenden an der Strahlenstation der I. Universitäts-Frauenklinik ausschließlich Testoviron, und zwar in öliger Lösung, als Testosteronpropionat à 25 mg und als Testovirondepot Ampullen à 250 mg (Testosteronönanthat). Diese Präparate werden von der Firma Schering A. G., Berlin-West, hergestellt. Wir verabfolgen täglich 50 mg Testosteronpropionat bis zu einer Gesamtdosis von 700 mg. Mit der zweiten Injektion geben wir auch gleichzeitig 250 mg Testovirondepot. Der Wirkungseintritt einer Depotampulle dauert ungefähr 5 bis 7 Tage. Die Wirkungsdauer beträgt zirka 5 bis 6 Wochen.

Durch diese Dosierung haben wir in 14 Tagen eine Gesamtwirkungsdosis von 950 mg erreicht und geben, von der ersten Depotinjektion an gerechnet, alle 4 Wochen eine Ampulle Testovirondepot à 250 mg. Der Patientin wird eingeschärft, daß diese Behandlung in dem gleichen Rhythmus fortgeführt werden muß, und wir achten auch bei den laufenden Karzinomkontrollen auf die Durchführung. Das einzig Negative an dieser Hormonbehandlung ist, daß sie, einmal begonnen, nie wieder abgesetzt werden darf. Setzt man sie nämlich ab oder wird die strikte Anweisung von der Patientin nicht befolgt, kommt es meist sehr bald zu Katastrophen.

Nach einer Arbeit von Hohlweg verkürzen wir die Depotinjektionsintervalle nach zirka 1½ Jahren um eine Woche, um auch wirklich einen dauernden Bremseffekt auf die Hypophyse zu erzielen. Hohlweg konnte nämlich am Tierversuch zeigen — und warum sollte dies beim Menschen anders sein —, daß es bei der Hypophyse zu einer Gewöhnung an das Androgenhormon kommt. Daher ist eine zu niedrig gehaltene „Erhaltungsdosis" fast so schlecht wie ein Unterbrechen der Behandlung.

Verhagen nimmt die Untersuchungen von Hohlweg als Grundlage, stellt aber auf Grund seiner Untersuchungen die These auf, daß eine „Erhaltungsdosis" ohne Effekt ist und günstige Resultate durch Hormonstoßbehandlung erzielt werden können.

Die Intervalle zwischen den einzelnen Behandlungen betragen bei ihm mehrere Monate und damit wäre eine Gewöhnung der Hypophyse an das Hormon ausgeschaltet.

Dieser Behandlungsmodus mag unserer Meinung nach bei Frauen jenseits der Menopause praktikabel sein, bei jüngeren treten wir entschieden für eine hohe „Erhaltungsdosis" ein.

Wir stehen auf dem Standpunkt, daß eine dauernde Bremsung der Hypophyse besser ist als eine vorübergehende Ausschaltung, treten doch auch bei diesen Frauen im Therapieintervall schwerste Ausfallserscheinungen auf, die auch einer Behandlung bedürfen.

Hohlweg schlug auch die Oestrogenbehandlung beim Chorionepitheliom vor. Bei dieser Tumorart handelt es sich um den einzigen nicht körpereigenen Tumor, da er ja vom Ei ausgeht. Das Chorionepitheliom produziert große Mengen von Choriongonadotropin, welches mit dem Luteinisierungshormon der Hypophyse fast identisch ist.

Nach Hohlweg kommt es nun bei Verabfolgung von hohen Oestrogendosen zur Hemmung mit histologisch nachgewiesenen Degenerationen der Tumorzellen.

An der Strahlenstation der I. Universitäts-Frauenklinik führen wir nun seit 4 Jahren die kontrasexuelle Hormontherapie beim Genitalkarzinom durch.

Seit 2 Jahren wird jede Karzinompatientin obligat mit Testoviron in der vorher genannten Dosierung behandelt. Das Chorionepitheliom, welches ja äußerst selten vorkommt, fällt aus diesem Rahmen heraus.

Die Gesamtzahl der Behandelten der letzten 4 Jahre beträgt 378 Frauen. Darunter finden sich Patientinnen, die bereits 15.000 bis 20.000 mg Testoviron verabfolgt bekamen. Die Patientinnen haben nicht mehr Virilisierungserscheinungen als Frauen, die 6 Monate bis 1 Jahr in Behandlung stehen. Ein positiver Behandlungseffekt durch die Hormontherapie trat bei ungefähr 85% der Patientinnen ein.

Abschließend können wir sagen, daß, obwohl die Hormontherapie des weiblichen Genitalkarzinoms noch viele ungelöste Probleme aufweist, sie doch Gutes leistet. Es muß noch einmal betont werden, daß wir uns von dieser Behandlung keine Heilung des Karzinoms erwarten dürfen. Sie kann aber den Rest des Lebens noch lebenswert gestalten. Kein monatelanges Siechtum mit Schmerzen und zunehmender Kachexie, sondern ein rascher Zusammenbruch nach relativem Wohlbefinden ist das Ende.

Alle, die diese Behandlung anordnen oder durchführen, müssen sich im klaren sein, daß man, wenn sie einmal begonnen wurde, sie auch bis ans Ende fortsetzen muß.

Literatur: Abarbanel: Amer. J. Obstetr., 38, 6 (1939), S. 1043. — Albright: J. Endocrinol., 1 (1941), S. 375. — Antoine: Wien. klin. Wschr., 67, 1 (1955), S. 14. — Burger und Drescher: Dtsch. med. Wschr., 24 (1950), S. 835. — Butenandt: Dtsch. med. Wschr. (1950), S. 75. — Graham, J. B. und Graham, R. M.: Cancer, 6 (1953), S. 69. — Griboff: Arch. Int. Med., 89, 5 (1952), S. 812. — Haas und Verhagen: Zbl. Gynäk., 76, 7 (1954), S. 260. — Hertz und Mitarbeiter: J. Nat. Cancer Institute, 11/5 (1951), S. 867. — Hines: Penn. Med. J., 54 (1951), S. 1045. — Derselbe: Synt. Steroid. Rev., 2, 4 (1952), S. 34. — Hohlweg: Abhandlg. d. Dtsch. Akad. d. Wiss. Berlin, 34 (1953). — Derselbe: Dtsch. med. Wschr., 23 (1954), S. 928. — Huber und Besserer: Geburtsh. u. Frauenhk., 12, 8 (1952), S. 708. — Husslein: Krebsarzt, 7, 7/8 (1955), S. 219. — Derselbe: Klin. Fortschr. „Gynäkologie", S. 339. Wien: Urban & Schwarzenberg. 1954. — Köhler: Zbl. Gynäk., 74, 20 (1952), S. 780. — Limburg: 28. Dtsch. Gyn.-Kongreß 1951. — Müller, A.: Strahlentherapie, 86 (1952), S. 425. — Picha und Weghaupt: Wien. med. Wschr., 104, 36/37 (1954), S. 734. — Prediger: Dtsch. med. Wschr., 35 (1951), S. 1078. — Thiessen: Med. Wschr., 49 (1953), S. 1573. — Vasterling: Dtsch. med. Wschr., 77, 40 (1952), S. 1222. — Derselbe: Zschr. Geburtsh., 136 (1952), S. 177. — Velikay: Zbl. Gynäk., 77, 42 (1955), S. 1649. — Verhagen: Zbl. Gynäk., 77 (1955), S. 45. — Zacherl: Wien. klin. Wschr., 64, 12/13 (1952), S. 228.

Chemotherapie maligner Bluterkrankungen

Von

H. Fleischhacker

Wien

Unter den vielen, schon in die Tausende gehenden Substanzen, mit denen die Neoplasien des blutbildenden Gewebes zu beeinflussen versucht wurden, konnte nur eine beschränkte Anzahl, der bereits ein ziemlich streng umschriebenes Anwendungsgebiet zukommt, therapeutische Verwendung finden. Wir trachten mit Hilfe solcher Cytostatica vorwiegend die Teilungs- und Vermehrungstendenz der atypischen proliferierenden Blutelemente hintanzuhalten, wobei allerdings fast immer auch die normalen Blutzellen infolge ihrer chemischen Verwandtschaft in Mitleidenschaft gezogen werden. Auch die Ansprechbarkeit wechselt von Fall zu Fall, so daß eine strenge Kontrolle der normalen Leukozytenwerte bei allen diesen Behandlungen unumgänglich notwendig ist.

Eines der ältesten Mittel, dem auch die geringsten Nebenwirkungen zukommen, haben wir im A r s e n vor uns. Wir verwenden es noch immer bei beginnenden Leukosen und verwandten Neoplasien, wenn eine intensive Behandlung noch nicht geboten ist, aber auch im Intervall nach Röntgenbestrahlungen oder anderen eingreifenden Verfahren. Die perorale Verordnung von Solutio arsenicalis Fowleri beginnen wir mit 3mal 3 bis 5 Tropfen, steigern tropfenweise auf 3mal 15 bis 20 Tropfen und führen sie so lange durch, bis die klinische Besserung und Normalisierungstendenz der Leukozytenwerte eindeutig zu erkennen sind, oder uns toxische Auswirkungen, wie Erbrechen, Appetitlosigkeit, Durchfälle, Enterokolitiden, Neuritiden, Melanose der Haut, zum Absetzen zwingen.

Wir trachten dann, die Arsentherapie langsam abfallend wieder abzusetzen. Vielfach wird auch eine Dauertherapie mit 3mal 5 bis 8 Tropfen empfohlen. Als Injektionen, die am besten jeden zweiten Tag verabfolgt werden, stehen Natrium kakodylicum, Solarson, Optarson u. a. zur Verfügung. Unter Komplikationen der Arsentherapie wird das häufige Auftreten eines Herpes zoster erwähnt (Arsenzoster), der aber kaum auf das Mittel zurückzuführen ist, sondern eine auch sonst oft zu beobachtende Komplikation bei den Leukosen darstellt.

Ein recht harmloses Präparat, das früher als Schlafmittel Verwendung fand, ist das Urethan. Sein zytostatischer Effekt tritt bei Myelosen deutlicher hervor, während unter den Lymphomatosen vor allem die Infiltrate der Haut ansprechen. Wir schätzen das Präparat für die Bekämpfung des starken Juckreizes von Lymphogranulomen. Bei Plasmozytomen kommt es zu Besserungen der Knochenschmerzen, Hebung des Allgemeinbefindens und mitunter auch zu einer Normalisierungstendenz der pathologischen Bluteiweißwerte. Das Präparat drosselt die Mitosetätigkeit der pathologischen Leukozyten, muß allerdings lange Zeit, 3 bis 4 Monate, verordnet werden. Dosierung: Etwa 3 g täglich per os (unter Zusatz von Corrigentien), als Injektionen, Zäpfchen oder Klysma. Später kann auf eine Erhaltungsdosis von 1 g täglich oder mehrmals wöchentlich übergegangen werden.

Einen bedeutenden Fortschritt in der Behandlung chronischer myelotischer Leukämien stellt das in Oesterreich als Sulfabutin erhältliche Myleran (1,4-Dimethylsulfonoxybutan) dar, das eine ausgesprochene Hemmung der Granulopoëse bewirkt. Dosierung: 6 bis 10 mg täglich per os. Nach Erreichen annähernd normaler Leukozytenwerte und Rückgang der Milzvergrößerung ist auf eine Dauertherapie von 2 mg täglich oder mehrmals wöchentlich umzustellen, wodurch monatelange beschwerdefreie Intervalle erreicht werden. Allerdings ist immer eine sorgfältige Kontrolle der Leukozytenwerte notwendig, die nach dem Absetzen des Präparates noch in den nächsten Tagen weiter abfallen. Bei länger dauernder und intensiver Behandlung kommt es zu einer Schädigung aller sich rasch teilenden Zellen, so vor allem der Keimzellen mit Atrophie der Hoden und Eierstöcke.

Eine ähnliche selektive Hemmung der Granulopoëse kommt auch dem aus dem Colchicin, einem Alkaloid der Herbstzeitlose, abgeleiteten Demecolcin (Desacetyl-

methylcolchicin) zu, dessen Hauptanwendungsgebiet gleichfalls die chronischen Myelosen darstellen. Die reifen Myelosen sprechen regelmäßig an, doch sind auch bei sub-
akuten Verlaufsformen oft noch Remissionen zu erzwingen.
Gewisse Erfolge lassen sich auch bei Lymphogranulomen
erreichen. Vor einer Behandlung lymphatischer Leukämien ist eher zu warnen, weil die Granulozyten zu sehr
und rasch in Mitleidenschaft gezogen werden. Dosierung:
6 bis 10 mg täglich per os. Nach Erreichen der Remission kann eine Erhaltungsdosis mon 2 bis 4 mg täglich oder
mehrmals wöchentlich den günstigen erreichten Erfolg monatelang erhalten. Das Präparat ist ausgezeichnet verträglich, so daß eine intravenöse Applikation, für die Ampullen von 5 mg zur Verfügung stehen, nur selten in Betracht kommt. Auch hier ist bei langer Verordnung auf
die Störungen der Spermiogenese und einen Haarausfall
aufmerksam zu machen.

Für die neoplastischen Erkrankungen des lymphatischen Systems, unter denen wir die Lymphomatosen, Lymphogranulome, Lymphosarkome und großfollikulären Lym-
phoblastome verstehen, haben sich N - L o s t, N - o x y d -
L o s t sowie TEM bewährt. Die Wirkung ist auf das
zytostatische Prinzip der bifunktionellen Gruppen zurückzuführen. Soweit lokale Lymphknotenschwellungen, namentlich im Bereiche des Mediastinums im Vordergrunde
stehen, verdient die Röntgenbestrahlung den Vorzug.

N - L o s t wird intravenös in einer Menge von 5 mg
verabfolgt. Wegen der nach der Injektion häufig auftretenden Magen-Darmbeschwerden, Brechreiz, Uebelkeit,
Blutdrucksenkung, Schweißausbrüche, die auf eine Ueber-
erregung des cholinergen Systems infolge Hemmung der
Acetylcholinesterase zu beziehen sind, bewährt sich die
Verabfolgung in den Abendstunden unter Zusatz von Lu-
minal oder Largactil. Nach 4 bis 5 Injektionen ist eine
Pause einzuschalten und die Leukozytenzahl zu kontrollieren. Dann kann der Turnus in individuell verschiedener
Dauer fortgesetzt werden. Die Erhaltungsdosis beträgt etwa
1 mg täglich oder mehrmals wöchentlich. Besonders gute
Erfolge sind bei beginnenden Lymphogranulomen zu verzeichnen, wo insbesondere die Kombination mit Cortison
bzw. Prednison- oder Prednisolonpräparaten zur Standardbehandlung geworden ist. Dadurch wird der toxische Effekt
des N-Lost gemildert bei gleichzeitiger Steigerung der
lymphoklastischen Wirkung. Vielfach wird die N-Lost-
Therapie auch mit Röntgenbestrahlungen kombiniert.

N - o x y d - L o s t (Mitomen) ist weniger toxisch als N-Lost, während die zytostatische Wirkung auf die neoplastischen Zellen etwas stärker zu sein scheint. Es wurden bereits über 20 N-oxyd-Lost-Präparate, vor allem gegenüber dem Yoshida-Sarkom, im Tierversuch durchgeprüft, wobei sich die ersten Veränderungen an den Mitosen schon nach 3 Stunden zeigten. Hinsichtlich der Wirkung ist anzunehmen, daß ein Teil des N-oxyd-Lost im Organismus zu N-Lost reduziert wird, ein anderer jedoch in das Chlorhydrin des N-Lost umgewandelt wird.

Unsere Untersuchungen mit Mitomen ergaben im wesentlichen die gleiche Wirkung auf die Leukämiezellen wie N-Lost, der Vorteil des Präparates liegt in den geringeren Nebenwirkungen. Allerdings muß die zehnfache Dosis verabfolgt werden. Wir geben täglich eine Ampulle zu 50 mg, die, wie N-Lost, in physiologischer Kochsalzlösung oder besser in Laevosan aufgelöst und langsam intravenös gespritzt wird. Bei schlechter Verträglichkeit gibt man 2mal 25 mg täglich. Die Gesamtdosis beträgt mindestens 500 mg.

Auch dem TEM (2,4,6-Triäthylenimino-s-triazin), das schon lange zur Behandlung von Textilfasern Verwendung fand, ist eine besondere Affinität zum lymphatischen System eigen. Der große Vorteil des Präparates besteht in der Möglichkeit einer peroralen Verabfolgung, für die Tabletten zu 5 mg zur Verfügung stehen. Hervorzuheben ist die ausgezeichnete Verträglichkeit. Allerdings muß die Dosierung infolge der individuellen Ansprechbarkeit sorgfältig vorgenommen werden. Unter strenger Kontrolle der Leukozytenwerte geben wir 5 mg täglich, wobei wir schon nach 3 Tagen eine 2- bis 3tägige Pause einschalten, und erst dann, abhängig von der Empfindlichkeit, das Mittel weiter verabfolgen. Da TEM im sauren Milieu rasch zerstört wird, ist die vorherige Gabe von 10 g Natrium bicarbonicum zu empfehlen. Besondere Vorteile bietet die Dauertherapie mit wöchentlich etwa 5 mg. Auch hier ist zu erwähnen, daß bei schwererem Krankheitsverlauf durch die Kombination mit Cortisonpräparaten bessere Erfolge zu erreichen sind.

Großes, zumindest theoretisches Interesse gebührt dem A c t i n o m y c i n C (Sanamycin Bayer), das aus einer Actinomycesart, dem Streptomyces chrysomallus, gewonnen wird und ein Bacteriostaticum darstellt, das dem lymphatischen System gegenüber eindeutige zytostatische Wirkungen zeigt, während es die Knochenmarkzellen und Keimdrüsen nicht beeinflußt. Es handelt sich um ein Chromopeptid mit noch nicht restlos geklärter chemischer Konstitution, das im Tierversuch eine eindeutige Hemmung experimenteller Geschwülste zeigt. Bei Mäusen führen die Injektionen zu einer Verkleinerung der Milz mit Atrophie der M a l - p i g h i schen Körperchen, zu einer Involution des Thymus und Steigerung des Nebennierenrindengewichtes. Das Hauptindikationsgebiet stellen beginnende Lymphogranulome dar, vor allem jene Verlaufsformen, die mit einer Leukopenie einhergehen und deshalb anderen zytostatischen Maßnahmen nicht zugänglich sind. Sanamycin muß lange Zeit gegeben werden, wobei täglich mindestens 200 γ intravenös gespritzt werden. Die Wirkungen auf das lymphatische Gewebe machen sich erst nach einer Verabfolgung von etwa 10.000 γ bemerkbar und sind wesentlich schwächer als die von N-Lost und seinen Abkömmlingen, die Remissionen von kürzerer Dauer. Hervorzuheben ist die gute Verträglichkeit und ausgesprochene Knochenmarkfreundlichkeit. Nur selten kommt es zu Entzündungen an den Schleimhäuten des oberen Respirations- und Verdauungstraktes sowie zu Erbrechen, Durchfall oder Haarausfall.

Da wir mit Sanamycin in der Regel nur bescheidene Erfolge erreichen konnten, bevorzugen wir die Kombinationsbehandlung mit Prednison- oder Prednisolonpräparaten bzw. Röntgenbestrahlungen. Mitunter sind durch die Verabfolgung hoher Dosen von etwa 1000 γ täglich, als Dauertropfinfusion, nachhaltigere Erfolge zu erzielen. Wenn sich nach den Injektionen Fieberreaktionen einstellen, ist von einer Fortsetzung der Behandlung abzusehen. Entsprechend der Vorschrift sind Zulagen von Vitamin B und C angezeigt.

In diesem Zusammenhang sei daran erinnert, daß schon vor langer Zeit Stoffwechselprodukte mikrobiologischer Herkunft zur Behandlung neoplastischer Prozesse verwendet wurden. Auch bei myeloischen Leukämien wurde versucht, durch Uebertragung von Infektionen, vor allem von Erysipel, Remissionen des Verlaufes zu erreichen, wie sie durch Pneumonien öfter beobachtet werden konnten. Hierher gehören ferner die Arbeiten mit Filtraten und Sterilisaten aus Streptokokken und anderen Bakterien, die in neuerer Zeit wieder aufgenommen wurden, weil verschiedenen Mikroorganismen die Eigenschaft zukommt, im neoplastischen Gewebe eine hämorrhagische Reaktion auszulösen und damit das Wachstum der Geschwulst zu hemmen. Diesem Hämorrhagiefaktor liegen in der Regel Polysaccharide aus Bakterienkulturen zugrunde. Auch nicht vollkommen gereinigte Wirkstoffe aus Pilzkulturen, namentlich von Penicillium notatum, wurden bei experimentellen Tumoren erprobt. Aus Streptomyces-Kulturfiltraten wurde noch ein weiteres tumorhemmendes Antibiotikum, das A z a s e r i n, entwickelt. Auch das S a r k o m y c i n stellt ein Cytostaticum aus Streptomyceskulturen dar.

Das C y t o s t a t i c u m E 39 wird gleichfalls bei Leukämien und Lymphogranulomen empfohlen. Es handelt sich um ein synthetisches Präparat, eine Aethyleniminverbindung aus der Chinonreihe, die bei experimentellen Tumoren ausgezeichnete zytostatische Wirkungen entfaltete. Für die perorale Verwendung steht die ölige Lösung in darmlöslichen Gelatinkapseln (5 mg) zur Verfügung. Die Ampullen (10 mg) können intravenös oder intratumoral verabfolgt werden. Eine Gesamtdosis von 700 bis 800 mg soll in der Regel nicht überschritten werden. Von den Nebenwirkungen sind Uebelkeit, Erbrechen, Geschmacksparästhesien und toxisch bedingte Nervenlähmungen bekannt. Während der Behandlung sind Kontrollen des Blutbefundes, der Blutsenkung, des Harnbefundes und der Leberfunktion angezeigt. E 39 hat keinen Einfluß auf das rote Blutbild, Thrombozyten und Gerinnung. Während der Behandlung müssen alle anderen Cytostatica weggelassen werden.

Bei den myeloischen Leukämien kommt es zu einem Abfall der Leukozyten, zur Besserung des roten Blutbildes und zum Rückgang der vergrößerten Milz und Leber, einhergehend mit einer Hebung des Allgemeinbefindens innerhalb von 4 Wochen, wobei täglich 3 bis 4 Kapseln zu je 5 mg gegeben wurden. Aehnlich günstige Ergebnisse wurden bei Lymphogranulomen, Lymphosarkomen und Retikulosen erreicht. Wir selbst konnten bei Lymphogranulomen einen Rückgang der vergrößerten Lymphome nachweisen, wobei sich in den histologischen Schnitten diffuse Nekrosen mit einer eindeutigen Hemmung der Proliferationstendenz nachweisen ließen.

Neben den bisher erwähnten T e i l u n g s g i f t e n, die eine Störung der Spindelbildung oder eine Ruhekernschädigung hervorrufen und auf der Hemmung spezifischer Fermente des normalen Nukleoproteinstoffwechsels beruhen, finden A n t i w u c h s s t o f f e bei der Behandlung bösartiger Bluterkrankungen eine weitgehende Verwendung. Hier sind vor allem die F o l s ä u r e a n t a g o n i s t e n (Aminopterin, Amethopterin, Adenopterin u. a.) anzuführen,

die in den Zellstoffwechsel an Stelle der Folsäure eindringen und den Uebergang von Folsäure zur Folinsäure
blockieren. Die besten Erfolge sind bei den akuten Leukämien, insbesondere im Kindesalter, zu verzeichnen. Dosierung: 2 mg täglich, bei Kindern 1 mg täglich, intramuskulär oder per os. Nach 10 Tagen wird die Menge auf 1 mg
bis 0·5 mg täglich herabgesetzt, die auch als Erhaltungsdosis 2- bis 3mal wöchentlich gegeben wird. Leider haften
den Folsäureantagonisten, namentlich bei längerer Verabfolgung, unangenehme Nebenerscheinungen an, die sich in
Durchfällen, Erbrechen, Schleimhautgeschwüren, Thrombopenien, hämorrhagischen Exanthemen, aplastischen Kno-
chenmarksreaktionen und Azoospermien äußern und oft
ein Absetzen der Therapie erzwingen. Sicherlich kann ein
Teil der Beschwerden durch die Verabfolgung von Folinsäure (Citrovorum-Faktor) innerhalb weniger Tage gebessert werden, doch wird dadurch auch die Wirkung der
Folsäureantagonisten praktisch aufgehoben.

Besser hat sich P u r i n e t h o l (6-Merkaptopurin), ein
Purinantagonist, der gleichfalls in die Nukleinsäuresynthese
eingreift, bewährt. Es führt insbesondere bei den Myeloblastosen zu ausgezeichneten Remissionen. Chronische
myeloische Leukämien lassen meist nur im terminalen
Myeloblastenschub eine Besserung erkennen. Da die Purin-
antagonisten den Purinring, also Adenin und Hypoxanthin,
beim Nukleinsäureaufbau verdrängen, ihre Wirkung somit in
eine spätere Phase der Nukleinsäurebildung eingreift, kann
ihr Einfluß durch Folinsäure nicht behoben werden. Dosis:
2·5 mg/kg per os täglich. Die Wirkung stellt sich erst nach
3 bis 6 Wochen ein. Nach Erreichen der Remission soll
mit einer Erhaltungsdosis von 25 bis 75 mg täglich fortgesetzt werden. Die Nebenerscheinungen sind geringer als
bei den Folsäureantagonisten, es kommt nur in seltenen
Fällen zu Schleimhautläsionen, Nausea, Erbrechen und
Knochenmarkschädigungen, die ein Absetzen des Präparates
erzwingen.

Die vielseitigste Verwendung bei allen Neoplasien des
unreifen lymphatischen, myeloischen und mesenchymalen
Gewebes haben die Hormone A C T H und C o r t i s o n sowie
die synthetischen Cortisonabkömmlinge P r e d n i s o n (De-
hydrocortison) und P r e d n i s o l o n (Dehydrohydrocorti-
son) gefunden. Es sind tumorhemmende Stoffe, die außerdem eine protektive Wirkung auf die normalen Knochenmarkzellen entfalten. Abgesehen von den M y e l o b l a s t o-
s e n, bei denen sich die Standardbehandlung in Form einer

Kombination von Folsäureantagonisten oder besser Purinethol mit Prednison oder Prednisolon herauskristallisiert hat, werden die Hormone und die von ihnen abgeleiteten synthetischen Präparate bei fortgeschrittenen L y m p h o g r a n u l o m e n, l y m p h a t i s c h e n L e u k ä m i e n und R e t i k u l o s e n ihres lymphoklastischen Effektes wegen, meist zusammen mit anderen Cytostaticis, Antiwuchsstoffen oder Röntgenbestrahlungen, verwendet. Sie führen außerdem noch zu einer Hebung des Allgemeinbefindens und setzen die Toxizität der anderen therapeutischen Maßnahmen herab, während die angestrebte Wirkung gesteigert wird. Dosis: 200 bis 300 mg Cortison zu Beginn der Behandlung. Wenn der Effekt erreicht wird, soll die Dosis allmählich auf die eben noch wirksame herabgesetzt werden. Es erweist sich als zweckmäßig, bei jeder längeren Behandlung sobald als möglich auf Prednison oder Prednisolon (15 bis 30 mg) umzustellen oder von vornherein mit diesen Präparaten zu beginnen, da ihnen kaum unangenehme Nebenwirkungen zukommen und somit eine monatelange Verabreichung möglich ist. Die Behandlung mit Cortisonpräparaten darf nicht plötzlich abgesetzt werden, sondern muß langsam durch allmähliche Verminderung der Dosis beendet werden, wobei sich zum Abschluß einige Injektionen von ACTH zur Anregung der darniederliegenden Nebennierenrindenfunktion als notwendig erweisen. Auch während der Cortisonbehandlung sind intermittierende Injektionen, am besten mit einem Depot-ACTH-Präparat, angezeigt.

Schließlich wäre noch auf die r a d i o a k t i v e n I s o t o p e zu verweisen, unter denen sich Radiophosphor (P^{32}) und Radiogold (Au^{198}) bewährt haben.

Wenn wir die Auswirkungen der Chemotherapie bei den Neoplasien der Blutbildung überblicken, zeigt sich leider, daß die Lebensdauer der Patienten dadurch kaum verlängert wird. Bei zweckmäßiger Behandlung und Ausnutzung aller therapeutischen Möglichkeiten, unter denen reichliche Transfusionen hervorzuheben sind, gelingt es aber, eine weitgehende Beschwerdefreiheit bis in das Terminalstadium zu erreichen. Die bisher erzielten Ergebnisse lassen die Hoffnung berechtigt erscheinen, daß es in absehbarer Zeit möglich sein wird, nicht nur vorübergehende Stillstände im Verlaufe dieser schwersten Erkrankungen zu erzwingen, sondern auch dauernde Erfolge zu erzielen.

Chemotherapie zur Rezidivprophylaxe des Karzinoms

Von

W. Denk und **K. Karrer**

Wien

In weiten ärztlichen Kreisen ist die Meinung verbreitet, daß mit der Operation und Strahlenbehandlung eines malignen Tumors alles oder zumindest das Wesentlichste getan ist, was gegen ein derartiges Leiden anzuwenden sei. Dieser Standpunkt wird deutlich illustriert durch einen Satz, der vor kurzem von einem erfahrenen Arzt geschrieben wurde und der besagt, daß alle Bemühungen, eine erfolgreiche Chemotherapie der malignen Geschwülste zu kreieren, sich bis heute als nutzlos erwiesen haben.

Diese pessimistische, ja negativistische Einstellung der Chemotherapie gegenüber ist bis zu einem gewissen Grad verständlich, da es noch kein gleich wirksames Präparat gibt, wie etwa die Antibiotika gegen die Infektionskrankheiten. Es ist aber gerade in Anbetracht der jüngsten experimentellen und klinischen Arbeiten (Lettré, Domagk, Druckrey, Larionow u. a.) nicht berechtigt, über die Chemotherapie den Stab zu brechen und damit ihre praktische Anwendung zu erschweren oder zu verhindern. Die Chemotherapie ist wahrscheinlich die Karzinomtherapie der Zukunft, besonders in Kombination mit den bisher bewährten Behandlungsmethoden, der Operation und Strahlentherapie, es ist aber noch sehr viel Arbeit erforderlich, bis sie für die allgemeine Praxis anwendbar sein wird.

Da derzeit chemotherapeutische Erprobungen am Menschen vorwiegend bei inoperablen Tumoren oder bei ausgedehnten Rezidiven und Metastasen vorgenommen werden, ist es klar, daß Erfolge, auch solche vorübergehender

Art, nur Einzelerscheinungen sind. Je kleiner aber ein Tumor oder je geringer die Zahl der im Körper vorhandenen Krebszellen ist, um so wirksamer wird ein Präparat sein. Wir haben vor 3/4 Jahren in der Wiener Gesellschaft der Aerzte über unsere Versuche am Krebsforschungsinstitut berichtet, welche das Ziel hatten, die Zahl der Rezidive und Metastasen nach Radikaloperationen von malignen Tumoren zu verringern. Im Tierversuch wurde durch intravenöse Injektion einer Zellsuspension verschiedener maligner Tumoren die Ausschwemmung von Tumorzellen vom Primärtumor her imitiert und das Angehen der „Metastasen" durch Chemotherapie zu verhindern versucht. Unsere Versuchsanordnung gab damals keinen eindeutigen Erfolg mit dem angewandten Präparat Mitomen*. Wir haben inzwischen diese Versuche modifiziert und höhere Dosen des gleichen Präparates angewendet. Die Versuchsanordnung und deren Ergebnisse waren folgende:

53 Ratten wurden je 0.3 ml Yoshida-Ascitestumor in einer Verdünnung 1 : 10 HCl-Lösung in die Schwanzvene injiziert. In 1 cmm der Aufschwemmung befanden sich im Durchschnitt 13.000 Tumorzellen, so daß jedem Tier zirka 4 Millionen Tumorzellen intravenös injiziert wurden. Von diesen Tieren erhielten 43 teils intravenös, teils intraperitoneal Mitomen in der Dosis von je 10 mg/kg Tier pro dosi durch je 4 Tage hindurch, und zwar beginnend je Gruppe am 1. bis 4. Tag nach der Tumorimplantation.

Die restlichen 10 Tiere wurden als Kontrollen unbehandelt belassen. Von diesen 10 Kontrollen sind 8 Tiere zwischen dem 24. und 87. Tag nach der Tumorimplantation an Tumoren in den verschiedensten Organen eingegangen. 2 Tiere sind am 39. und 94. Tag verendet und zeigten keinen Tumorbefall. Bei der intravenösen Injektion unverdünnten Tumorascites war das positive Impfergebnis noch höher und erreichte in mehreren, voneinander unabhängigen Versuchen 96%.

Von den 43 tumorgeimpften und mit Mitomen behandelten Ratten konnte in keinem Fall ein Tumor festgestellt werden. 12 von diesen Tieren sind vorzeitig eingegangen und

---

* Mitomen, das jetzt von den Asta-Werken (Brackwede, Westfalen) erzeugt wird, ist ein Aminoxyd des Stickstofflost und wurde von J s h i d a t e und Y o s h i d a unter dem Namen Nitromin in die experimentelle und klinische Therapie maligner Neoplasmen eingeführt. Es ist nach den Untersuchungen der japanischen Autoren und den eingehenden pharmakologischen Prüfungen durch D r u c k r e y zehnmal weniger toxisch als Stickstofflost und besitzt eine viel größere therapeutische Breite als andere Stickstofflostverbindungen.

kommen daher für die Beurteilung nicht in Betracht. Von den restlichen 31 Tieren sind 22 spontan zwischen dem 11. und 37. Tag eingegangen, die 9 übrigen wurden nach 92 Tagen getötet. Keines dieser Tiere hatte einen Tumor, auch die histologische Untersuchung der Organe ergab nirgends Tumorgewebe.

Daß dieser tumorhemmende Effekt dem verwendeten Präparat zuzuschreiben ist, geht auch aus einer anderen Versuchsserie Karrers hervor. 100 Ratten wurden intraperitoneal mit 0·5 ml unverdünntem Yoshida-Ascitestumor geimpft. 75 davon wurden mit Mitomen vom 1. bis 4. Tag nach der Impfung teils intravenös, teils intraperitoneal oder subkutan mit der oben angegebenen Dosis behandelt. Von diesen Tieren bekamen bei einer Beobachtungsdauer von 4 Wochen nur 2 einen Tumor, während von den 25 unbehandelten Kontrollen 20 zwischen 3. und 27. Tag, die meisten um den 10. Tag herum, am Tumor eingegangen waren.

Die Voraussetzung der Verwertbarkeit dieser Versuche ist ein hoher Prozentsatz positiver Impfungen mit Tumorzellenaufschwemmungen. Dieser beträgt nach den großen Versuchsserien Karrers, über die er im nächsten Vortrag berichten wird, im Durchschnitt 96%. Unsere Ergebnisse einer Rezidivprophylaxe im Modellversuch sind also positiv zu beurteilen.

Alle bisherigen Erfahrungen lassen erkennen, daß bei derartigen Versuchen die Artspezifität sowohl des Tumors als auch der verwendeten Tiergattung und wahrscheinlich auch des Tierstammes eine sehr große Rolle spielt. Weiter haben Burchenal, Law und deren Mitarbeiter schon 1951 das Auftreten einer Resistenz gegen vorher wirksame Chemotherapeutika festgestellt, was von verschiedenen anderen Autoren bestätigt wurde. Es hat sich daher als notwendig erwiesen, Testmethoden auszuarbeiten, welche erkennen lassen, welches Präparat im speziellen Fall die beste Wirkung entfaltet. Diese Arbeiten sind noch nicht abgeschlossen.

Die spezifische Wirkung der Chemotherapeutika auf bestimmte Tier- und Tumorarten ist erklärlich, wenn man berücksichtigt, daß der Tumor nicht allein vorhanden ist, sondern in Wechselwirkung mit dem gesamten Organismus steht, die, wie die klinische und experimentelle Erfahrung immer wieder lehrt, sehr variabel sein kann.

Wie schon früher erwähnt, wird ein Chemotherapeutikum um so wirksamer sein, je geringer die Zahl der im Körper vorhandenen Krebszellen ist. Die Chemotherapie wird daher zweifellos am wirksamsten sein bei Mikroherden, wie sie nach einer Radikaloperation eines Neoplasmas häufig zurückbleiben oder in Form von Mikro-

metastasen schon vorhanden sind. Die Erfolge einer „Schutztherapie", wie dies D r u c k r e y genannt hat, werden sich
am Verlauf der Absterbenskurve infolge von Rezidiven
oder Metastasen nach Radikaloperationen erkennen lassen.

Wir haben im Herbst vorigen Jahres Herrn Dr. Wur-
n i g an der II. Chirurgischen Klinik gebeten, Mitomen
zur Nachbehandlung radikal operierter Bronchuskarzi-
nome anzuwenden und zur Kontrolle gleichartige Fälle
der gleichen Stadien A 1—2 (der S a l z e r schen Einteilung), die schon in früheren Jahren radikal operiert worden waren, heranzuziehen. Die Untersuchungen W u r n i g s
am Krankengut der II. Chirurgischen Klinik haben ergeben, daß 45% der wegen Bronchuskarzinom radikal operierten Kranken innerhalb des ersten postoperativen Jahres
an Karzinom gestorben waren. Weiter haben W e n z e l
und Mitarbeiter nachgewiesen, daß 27% der wegen Bronchuskarzinom radikal Operierten innerhalb von 6 Wochen
nach der Operation Metastasen hatten, die erst durch
die Obduktion festgestellt wurden. Alle diese, bereits zum
Zeitpunkt der Operation im Körper verstreuten und in
der Mehrzahl der Fälle wahrscheinlich noch kleinen Krebs-
herde chemotherapeutisch anzugreifen, muß doch viel eher
erfolgreich sein als der Versuch, primär inoperable Tumoren oder ausgedehnte Rezidive und Metastasen zu beeinflussen.

Die bisherige klinische Erprobung des Mitomen im
Sinne einer postoperativen Schutztherapie läßt wegen der
Kürze der Beobachtungszeit und der noch geringen Zahl
der behandelten Kranken natürlich kein Urteil zu. Nur eine
mehrjährige Verfolgung der Absterbenskurven wird dieses
ermöglichen. Von 65 radikaloperierten Bronchuskarzinomen
der Stadien A 1—2, die als Kontrollfälle dienten, sind
innerhalb des ersten postoperativen Halbjahres 21 gestorben, davon mindestens 17 sicher an ihrem Karzinom in
Form von Rezidiven oder Metastasen (26%). 9 Radikal-
operierte wurden prophylaktisch mit Mitomen behandelt,
und zwar wurden, beginnend am Ende 'der 1. oder anfangs der 2. Woche nach der Operation, durch 10 aufein-
anderfolgende Tage je 50 bis 75 mg Mitomen intravenös
injiziert*. Nur bei 2 Kranken trat nach der Injektion leichte
Uebelkeit auf. In keinem Fall ging die Leukozytenzahl zurück. Von diesen 9 postoperativ Behandelten, die für die

---

* Anmerkung bei der Korrektur: Diese Injektionskur wurde
nach 6 und 12 Wochen wiederholt.

Beurteilung in Frage kommen, ist innerhalb der ersten 6 Monate nach der Pneumektomie oder Lobektomie nur ein Patient, und zwar am Karzinom, ad exitum gekommen; es handelte sich in diesem Fall um die maligneste Form des Bronchuskarzinoms, um ein kleinzelliges Karzinom. Von den Kontrollfällen sind also bisher im ersten Halbjahr nach der Operation verhältnismäßig mehr als doppelt so viele Kranke am Karzinom gestorben als prophylaktisch mit Mitomen Behandelte. Ob dieser Effekt der Schutztherapie mit einer gewissen Regelmäßigkeit eintreten wird, ob er anhaltend oder nur vorübergehend ist, kann erst durch die weiteren Versuche und Beobachtungen geklärt werden. Eine Wiederholung der Schutztherapie in halbjährigen Intervallen wird die Chance einer Rezidivfreiheit vermutlich wesentlich verbessern.

Es ist heute schon eine Reihe von Präparaten bekannt, welche sich im Tierversuch und am Kranken, hier allerdings nur in Einzelfällen, bewährt haben. Es besteht daher die berechtigte Hoffnung, daß sich Rezidive und Metastasen nach Radikaloperationen maligner Neoplasmen in naher Zukunft wesentlich einschränken lassen werden, besonders dann, wenn ein verläßliches Testverfahren gefunden ist. Im übrigen ist die experimentelle Krebsforschung unablässig bemüht, wirksamere Präparate zu finden, als sie bisher zur Verfügung stehen.

Die Hilferufe nach einem der in der Tagespresse sensationell angekündigten Heilmittel seitens so vieler Krebskranker und deren behandelnder Aerzte sind sehr begreiflich. Es muß aber unmißverständlich betont werden, daß sich die Chemotherapie des Karzinoms noch in Entwicklung und im Stadium der Erprobung befindet. Die Präparate sind in Oesterreich noch nicht erhältlich, um einen Mißbrauch zu verhindern. Wir stehen aber, wenn nicht alles trügt, am Anfang einer Epoche der Heilkunde, die der Menschheit zum Segen gereichen wird.

Literatur: Burchenal, T. H. F. und Mitarbeiter: Zit. nach Hirono. — Denk, W. und Karrer, K.: Wien. klin. Wschr. (1955), S. 986. — Domagk, G.: Dtsch. med. Wschr. (1956), S. 801. — Druckrey, H.: Dtsch. med. Wschr. (1954), S. 1667, u. Klin. Wschr. (1955), S. 784. — Hirono, J.: Nagoya Journ. of Medic. Science, 17, No. 2, 1954. — Larionov, L. F.: British J. Cancer, X, 26, 1956. — Law, L. W. und Mitarbeiter: Zit. nach Hirono. — Wenzel, M. und Mitarbeiter: Thoraxchirurgie, Bd. 4 (1956), S. 101. — Wurnig, P.: Thoraxchirurgie, Bd. 2 (1954), S. 281.

Ergebnisse der intravenösen Implantation von Impftumoren

Von

K. Karrer

Wien

Wie die Erfahrung zeigt, kann man auch bei der sogenannten Radikaloperation von Tumorkranken nie sicher sein, wirklich alle Tumorzellen entfernt zu haben; es können schon kleinste Tochterabsiedlungen in tumorfernen Organen vorhanden sein oder es kann durch die Manipulation der Operation selbst eine Propagation gefördert werden (Borrmann, Dick, Knox, Mayo, Smith, Tyzzer). Eine Kombination der chirurgischen Behandlung mit Chemotherapeutika könnte vielleicht die Erfolgsaussichten bessern.

Um die Möglichkeit einer Rezidivprophylaxe mittels Chemotherapeutika zu prüfen, wurden Modellversuche an Ratten und Mäusen unternommen unter Versuchsbedingungen, die geeignet erscheinen, die Situation bei der Verschleppung von Tumorzellen und darauffolgender Metastasierung wenigstens annähernd nachzuahmen.

Weiter war beabsichtigt, Tiere mit allgemeiner hämatogener Tumoraussaat mit einem Chemotherapeutikum zu behandeln zu einer Zeit, da die Tumorherde noch klein und gut mit Blut versorgt sind. Die Brauchbarkeit eines Mittels wäre gegeben, wenn sich im reproduzierbaren Versuch ein großer Unterschied im Tumorbefall der behandelten gegenüber den unbehandelten Tieren ergeben würde. Dann wäre eine Empfehlung zur klinischen Erprobung gerechtfertigt, der allein die endgültige Entscheidung zukommt.

Das Studium der uns zugänglichen Literatur brachte uns zu wenig konkrete Anhaltspunkte für eine Methode, wie sie unserer besonderen Zielsetzung entspricht [3, 4, 6, 12, 10, 14, 21, 22, 24, 27, 28, 32, 36, 38, 39, 43, 44, 45, 49, 51, 52, 54, 56, 57, 65, 67, 69, 73]. Wir sahen uns deshalb veranlaßt, eine geeignete Methode auszuarbeiten.

Da differente Tumoren auf ein Chemotherapeutikum verschieden ansprechen, mußten wir bestrebt sein — so weit uns das aus technischen Gründen möglich war —, verschiedene Tumoren zu verwenden und deren Angehrate zu prüfen. Es waren auch die jeweils geeigneten Impfmethoden festzulegen. Zur Verfügung standen uns an soliden Impftumoren: Yoshida-Sarkom der Ratte, Jensen-Sarkom der Ratte, Tumor 8 Guérin der Ratte und an Impftumoren in Aszitesform: Yoshida-Sarkom der Ratte, Ehrlich-Karzinom der Maus.

Wir gingen dabei so vor, daß wir in Vorversuchen die bestimmenden Faktoren variierten — die Präparation des Impfmaterials, Suspensionsmedium, injizierte Menge, Zellzahl, Alter, Geschlecht des Spenders bzw. Empfängers, Ort der Injektion, um die wichtigsten zu nennen. Den Erfolg der besten Kombination versuchten wir dann mehrmals zu reproduzieren. Wir verwendeten für diese Versuche 4000 Wistarratten und 1250 Mäuse unserer eigenen Zucht.

Den vorgeschriebenen Tumorspendern wurden 2—3 Wochen vor dem Versuch in üblicher Technik Tumorstücke subkutan implantiert. Die entstandenen soliden Tumoren wurden unter sterilen Kautelen entnommen, von nekrotischen Anteilen befreit und die zerkleinerten Stücke in einer physiologischen Salzlösung (Fleisch'sche Lösung) gewaschen, dann in frischer Lösung in einem Glashomogenisator nach Potter homogenisiert. Noch zweimal gewaschen und je 10 Minuten bei 2000 Umdrehungen zentrifugiert, die Zellzahl in der Zählkammer bestimmt. Wir trachteten auf eine Suspension zu kommen, die nicht weniger als 10.000 Tumorzellen pro mm^3 enthielt und injizierten davon 0·5 bzw. bei kleinen Tieren 0·3 ml in die Vena jugularis oder in die Schwanzvene. Die Vena jugularis wurde in Aethernarkose durch Hautschnitt freigelegt und nach der Injektion ligiert. Zur Injektion in die Schwanzvene wurden die Schwänze der nicht narkotisierten Ratten in einem Wasserbad 1—2 Minuten gehalten*. Die Tiere waren gruppenweise in Käfigen bei einer standardisierten Kost. Eingegangene Tiere wurden möglichst bald seziert, nach der makroskopischen Befundung die Organe herauspräpariert, in 5%igem Formol fixiert, von den fraglichen Organen histologische Schnitte angefertigt, daran das Impfergebnis beurteilt. Ueberlebende Tiere

---

* Wichtige Hinweise verdanken wir einer persönlichen Mitteilung Herrn Professor Druckreys.

wurden nach 4—5 Wochen getötet und ebenso weiter zur histologischen Beurteilung vorbereitet. (Insgesamt zirka 8000 histologische Schnitte.)

Bei Verwendung von Homogenisaten von s o l i d e n Tumoren hatten wir zwar in mehreren Versuchsgruppen gute Impferfolge, doch ging immer noch ein Teil der Tiere vorzeitig ein (Infarkte, Pneumonien) und außerdem ließen sich schlecht Prognosen auf die Impferfolge stellen, kurz: die Reproduzierbarkeit war unbefriedigend.

Viel bessere Erfolge erzielten wir bei Verwendung von Yoshida-Sarkom-Aszites, bei dem ja die Tumorzellen schon suspendiert vorliegen und die Klippe des Homogenisierens entfällt. Bei Injektion von 0·5 ml eines 5 Tage alten nativen Aszites von nicht viel weniger als 80.000 Tumorzellen pro Kubikmillimeter war der Impferfolg befriedigend hoch und gut reproduzierbar. In 4 voneinander unabhängigen Versuchen mit 252 Ratten gingen 52 Tiere verloren — die Kadaver waren von den Käfiggenossen aufgefressen —, von den beurteilbaren 200 war bei 8 Fällen auch bei eingehender histologischer Untersuchung kein Tumor nachweisbar. Alle übrigen 192 Tiere waren tumorpositiv mit zum Teil massiver Tumoraussaat und gingen zum Großteil um den zehnten Tag herum ein. Betroffen waren der Häufigkeit nach: Myokard linkes Herz, Lunge, Nieren-Nebennierenlager, Nebenniere (Einwucherungen, nach den histologischen Schnitten zu beurteilen, meist von außen her), Niere (meist multiple Tumorinfiltrate mit dem Zentrum der einzelnen an der Rindenmarkgrenze), Myokard rechtes Herz, paraaortal entlang der Brustwirbelsäule —· offenbar entlang des Ductus thoracicus —, Pleura costalis, vorderes Mediastinum in der Gegend des Thymus, häufig in diesen infiltrierend, in einer geringeren Anzahl Muscularis und Mucosa des Duodenum und Jejunum. In einzelnen Fällen auch lokal am Ort der Injektion.

Bei der Auswertung der Ergebnisse fielen noch einige Besonderheiten auf, die von Interesse sein könnten. Folgen wir der Einteilung W a l t h e r s[64] in Metastasierungstypen, so hätten wir in unseren Experimenten künstlich einen Typ III, also einen Cava-Typ, erzeugt; d. h. wir injizieren Tumorzellen ins Stromgebiet der Vena cava, diese gelangen über das rechte Herz in die Lunge. Zu einer Propagation über den arteriellen Blutweg könne es nur kommen, wenn das Lungenfilter versage. Kommt es in der Lunge zur Absiedlung der eingeschwemmten Tumorzellen und zur Bildung einer sekundären Geschwulst, so werden im Verlaufe des infiltrierenden Wachstums nach Einbruch in einen Ast der Vena pulmonalis Tumorzellen über das linke Herz in den arteriellen großen Kreislauf gelangen.

Nun sind unter den untersuchten Tieren 19 Fälle, bei denen die Lungen frei von Metastasen waren, in anderen Organen, vor allem im linken Herzen, paraaortal entlang der Brustwirbelsäule, Hilus Niere-Nebenniere, Pleura jedoch Tumoren nachweisbar waren. Es gibt dafür zwei Erklärungsmöglichkeiten:

a) einzelne Tumorzellen vermochten das Filter der Lunge zu passieren, oder

b) es gelangten Tumorzellen entgegen der Stromrichtung via Vene oder Lymphe zum Ort der Absiedlung.

Oder beides.

Für die prinzipielle Möglichkeit der ersten Annahme sprechen sich verschiedene Autoren zum Teil auf Grund von Experimenten aus (A r n o l d, K o r p a s s y, S c h w e - d e n b e r g, T a k a h a s c h i, Z e i d m a n n[71]); es fehlt aber auch nicht an absoluten Gegnern (Z e n k e r). Die Lokalisation im linken Herzen in unseren Fällen spricht unseres Erachtens dafür.

Was den retrograden Transport in Vene oder Lymphstrom angeht, so wird diese Erklärungsmöglichkeit wohl auch durch die Lokalisation — paraaortale Brustwirbelsäule — Ductus thoracicus, Nierenlager nahegelegt. Es existiert auch eine Reihe von zum Teil experimentellen Arbeiten mit dem Ziel, speziell diese Fragestellung zu klären, von denen überzeugend der Möglichkeit das Wort geredet wird (A r n o l d, B a t s o n, C h i a r i, M a i e r, R e c k l i n g - h a u s e n, W i n k l e r). Vielfach, vor allem für pathologische Druckverhältnisse — auch vorübergehend bei Hustenstoß, Brustpresse usw. (T h o m a y e r) — wird die Umkehr der Stromrichtung angenommen, auch war in diesem Zusammenhang von Pendelströmen die Rede. Andere glauben nicht so sehr an eine Stromumkehr, wohl aber an den ruckweisen Transport korpuskulärer Elemente entlang der Gefäßwand entgegen der Stromrichtung (R i b - b e r t), ein Vorgang, der für größere Strecken auch längere Zeit in Anspruch nehmen würde (E r n s t). Den Einwand, in unseren Fällen wäre durch die Injektion in die Vena jugularis durch besonders große Druckzunahme ein Einpressen in den Ductus thoracicus erfolgt, möchten wir gleich entkräften: es wurden nämlich von den 19 Fällen nur in 6 in die Vena jugularis, aber in 13 Fällen in die Schwanzvene injiziert. Unsere Versuche waren nicht darnach abgestimmt, eine schlüssige Aussage in dieser Fragestellung zu geben, wir haben diese Beobachtung sozusagen am Rande festgehalten. Immerhin sprechen unseres Erachtens die Fakten für die Möglichkeit eines retrograden Transportes.

Zum zweiten mußte auffallen, daß es bei Dosierung von intravenös injizierten Tumorzellen unter 1,000.000 kaum gelingt, ein positives Impfresultat zu erzielen, während wir doch intraperitoneal, subkutan oder intramuskulär mit viel weniger Zellen noch Erfolge haben (De Ropp, Schmähl). Auch ist schon mehreren Autoren die erfolgreiche Impfung mit einer einzigen Tumorzelle gelungen (Lettré, Schleich). Welche besonderen Abwehrvorgänge dabei eine Rolle spielen, ist wohl zur Zeit kaum zu sagen (Besredka, Calò, Falk, Fischer, Flaks, Hirtzler, Larinow, Walther[63]). Am ehesten denken wir an eine besonders hohe zellzerstörende Kraft des Blutes.

Da die Verteilung des Impfmaterials mit dem Blut erfolgt, wäre der Tumorbefall der Organe entsprechend der relativen Durchblutungsmenge zu erwarten. Es waren jedoch vielfach Tumorlokalisationen zu beobachten, die, wenn die relative Blutmenge die Hauptrolle spielte, nicht im Vordergrund stehen konnten. Man müßte wohl eine mehr oder weniger stark ausgeprägte Gewebsaffinität einzelner Tumorarten in Erwägung ziehen.

Auch wir konnten bei diesen Untersuchungsreihen Beobachtungen machen, die für langes Latentbleiben von Tumorzellherden sprechen (Baserga[2]). Man wird im Experiment und am Krankenbett immer mit der Möglichkeit zu rechnen haben, daß Tumorkeime lange dahinvegetieren, ohne dem Organismus nennenswert zu schaden, um dann eines Tages diesen doch durch schrankenloses Wachstum zu vernichten. Ob für dieses zeitweilige labile Gleichgewicht eine besonders geringe Wachstumstendenz des Tumors oder eine besonders günstige Abwehrlage des Organismus die Hauptrolle spielt, ist eines der vielen Probleme, die noch zu lösen bleiben.

Zusammenfassung: Bericht über Versuche zu einer Methode der intravenösen Implantation von Impftumoren bei Ratten und Mäusen. Bei Homogenisation solider Tumoren (Yoshida-Sarkom, Jensen-Sarkom, T 8 Guérin) war die

Reproduzierbarkeit schlecht, bei Tumor-Aszites (Yoshida-Sarkom der Ratte, Ehrlich-Karzinom der Maus) war die Reproduzierbarkeit befriedigend. Für diese Art der Tumorimpfung scheinen uns nur Aszitesformen geeignet. Die Verwendung möglichst vieler verschiedener Tumoren ist anzustreben, um die generelle Wirksamkeit von Chemotherapeutika auf Impftumoren im Tierversuch beurteilen zu können. Auf einige allgemeine Probleme wird kurz hingewiesen: retrograder Transport in Vene und Lymphe, Versagen des Lungenfilters, hohe Potenz des strömenden Blutes Tumorzellen zu zerstören, mögliche Gewebsaffinität einzelner Tumorarten, latente Tumorzellherde.

Literatur: [1] Arnold, J.: Virchows Arch. path. Anat., 124 (1891), S. 385. — [2] Baserga, R. B., Shubik und Baum, J.: Science, 121 (1955), S. 100. — [3] Baserga, R. B. und Baum, J.: Cancer Research, 15 (1955), S. 52. — [4] Baserga, R. B.: Arch. Path. (Chic.), 59, 1 (1955), S. 26. — [5] Batson, O. V.: Ann. surg., 112 (1940), S. 138. — [6] Bauer, E.: Klin. Wschr., 4 (1925), S. 395. — [7] Beitzke: Verh. d. dtsch. path. Ges. 12. Tagung, 12 (1908), S. 237. — [8] Besredka und Gross: Wien. med. Wschr., 2 (1935), S. 1161. — [9] Borrmann, R.: Virchows Arch.. 284 (1932), S. 623. — [10] Calò, A.: Zschr. Krebsforsch.. 37 (1932), S. 151. — [11] Chiari, H.: Wien. klin. Wschr., 26 (1930). S. 807. — [12] Christen, R., Agosin, M. und Pizarro. O.: Ref. in Ber. über allg. u. spez. Path., 28, 1/2 (1955). S. 29. — [13] Coman, D. R., Reisenberg, R. und McCutcheon. M.: Cancer Research. 9 (1949). S. 649. — [14] Coman. D. R.. Long, R. P. de und McCutcheon, M.: Cancer Research. 11 (1951), S. 648. — [15] Dick. W.: Langenbecks Arch. u. Dtsch. Zschr. Chir.. 280 (1955), S. 196. — [16] Ernst, P.: Virchows Arch., 151 (1898), S. 69. — [17] Falk, F.: Zschr. ges. exper. Med., 124 (1954), S. 524. — [18] Fischer. W.: Zbl. allg. path. Anat.. 91 (1954), S. 301. — [19] Flaks, J.: Zschr. Krebsforsch.. 37 (1932). S. 504. — [20] Frohberg, H. und Mathies. E.: Zschr. Krebsforsch.. 61 (1956), S. 31. — [21] Gaetani, G. F. de: Boll. d. Soc. Ital. di Biol. Sperim., 22, 7 (1946). S. 1. — [22] Derselbe: Boll. d. Soc. Ital. di Biol. Sperim., 25, 6 (1949), S. 1. — [23] Gallico, E. und Pizzetti, F.: Tumori, 41 (1955). S. 205. — [24] Gross, L.: Zschr. Krebsforsch., 37 (1932). S. 562. — [25] Hanes, M. und Lambert, R. R.: Virchows Arch.. 209 (1912). S. 12. — [26] Hirtzler, R.: Zschr. Krebsforsch., 59 (1953), S. 552. — [27] Iwasaki Tokumatsu: J. Path. a. Bact., 20 (1915), S. 85. — [28] Kanzaki, K.: Ref. in Ber. über allg. u. spez. Path.. 25 (1955), S. 28. — [29] Knox, L. Ch.: Ann. surg., 75 (1922), S. 129. — [30] Korpassy, B., Kovacs, K. und Tiboldi, T.: Ref. in Ber. über allg. u. spez. Path., 27, 1/2 (1955), S. 34. — [31] Kutzsche, A.: Med. Mschr.. 1949, S. 493. — [32] Lacour, F., Oberling, Ch.

und Guérin, M.: Bulletin du Cancer, 46 (1955), S. 42. — [33] Larionow, Th. L.: Zschr. Krebsforsch., 37 (1932), S. 523. — [34] Lettré, Hans: Zschr. Krebsforsch., 59 (1953), S. 287. — [35] Maier, G.: Schweiz. Zschr. allg. Path. u. Bakt., 3 (1941), S. 106. — [36] Martinez, C., Miroff, G. und Bittner, J. J.: Cancer Research, 16 (1956), S. 113. — [37] Mayo, W. J.: J. Amer. med. Assoc., 60 (1913), S. 512. — [38] Polissar, M. und Shimkin, M.: Ref. in Ber. über allg. u. spez. Path., 26 (1955), S. 12. — [39] Pomeroy, T. C.: Ref. in Ber. über allg. u. spez. Path., 25 (1955), S. 29. — [40] Recklinghausen, F. v.: Virchows Arch., 100 (1885), S. 503. — [41] Ribbert, H.: Zbl. Pathol., 8 (1897), S. 435. — [42] De Ropp, R. und McKenzie, D.: Cancer Research, 14 (1954), S. 588. — [43] Russo, G. und Terranova, T.: Boll. Soc. Ital. Path., 3, 2 (1953), S. 1. — [44] Russo. G.: Boll. Soc. Ital. Path., 2 (1951), S. 1. — [45] Saturu Watanahe: Cancer, 7 (1954), S. 2. — [46] Schleich, A.: Naturwissensch., 42, 2 (1955), S. 50. — [47] Schmähl, D. und Mecke. R.: Zschr. Krehsfosch., 60 (1955). S. 711. — [48] Schwedenberg, Th.: Virchows Arch., 181 (1905), S. 295. — [49] Seley, H.: J. Nat. Cancer Inst., 15, 5 (1955). S. 1291. — [50] Smith, R. und Hillberg, A.: J. Nat. Cancer Inst., 16, 3 (1955). S. 645. — [51] Stassi, M.: Athena, 20 (1954), S. 5. — [52] Stern, P.: Ref. in Excerpta Medica, 3, 11 (1955), S. 959. — [53] Stern, A.: Virchows Arch., 241 (1923), S. 219. — [54] Sugarbaker, E. D.: Cancer, 5 (1952), S. 606. — [55] Takahashi, M.: J. Path. a. Bakt., 20 (1915), S. 1. — [56] Terranova, T.: Boll. d. Soc. Ital. di Biol. Sperim., 28, 6 (1952), S. 1222. — [57] Terranova, T. und Chiossone, F.: Boll. d. Soc. Ital. di Biol. Sperim., 28, 6 (1952), S. 1224. — [58] Thomayer, J.: Virchows Arch., 125 (1891), S. 205. — [59] Thumm, W.: Zschr. Krebsforsch., 60 (1954), S. 91. — [60] Tyzzer, E. E.: J. Med. Res.. 23 (1913), S. 309. — [61] Unger, E.: Virchows Arch., 145 (1896). S. 581. — [62] Vierth, K.: Beitr. path. Anat., 18 (1895), S. 515. — [63] Walther, H. E.: Schweiz. med. Wschr., 73 (1943), S. 907. — [64] Derselbe: Krebsmetastasen. Basel: Schwabe & Co. 1948. — [65] Warren, S. und Gates, O.: Amer. J. Cancer, 27 (1936), S. 485. — [66] Weigert, C.: Virchows Arch., 79 (1880), S. 387. — [67] Weil, R.: J. Med. Res., 28 (1913), S. 497. — [68] Winkler, K.: Virchows Arch., 151 (1898), S. 195. — [69] Wood, J.: Cancer, 7, 3 (1954), S. 437. — [70] Zeidman, I., McCutcheon, M. und Coman, D. R.: Cancer Research, 10 (1950), S. 357. — [71] Zeidman, I., Gamble, W. und Clovis, W.: Ref. in Proc. of the Amer. Ass. f. Cancer Res., 2, 2 (1956), S. 160. — [72] Zenker, K.: Virchows Arch., 120 (1890), S. 68. — [73] Ziegler, K.: Zschr. exp. Med., 24 (1921), S. 223.

Aktuelle diagnostische und therapeutische Probleme

Zur Therapie mit Nebennierenrindensubstanzen

Von

E. Rissel

Wien

M. D. u. H.! Es ist mir die schöne, aber etwas undankbare Aufgabe gestellt worden, über die Therapie mit Nebennierenrindenhormon (NNR) zu sprechen. Undankbar ist diese Aufgabe deshalb, weil die mir zur Verfügung stehende Zeit nur einen flüchtigen Ueberblick gestattet und auch interessante Probleme nur kurz berührt werden können. An und für sich soll ich alle Sparten der Medizin berühren und dabei auf das breite Anwendungsgebiet der NNR-Therapie hinweisen; es wird sich aber wohl als zweckmäßig erweisen, wenn ich die Ausführungen über das Anwendungsgebiet der NNR in der internen Medizin etwas in den Vordergrund stelle.

Therapeutische Versuche mit NNR-Extrakten sind nichts Neues und gehen in ihren Anfängen schon einige Jahrzehnte zurück. Ursprünglich war die therapeutische Verwendung der NNR-Extrakte auf Versuche beim Morbus Addison beschränkt, also jene relativ seltene Erkrankung, bei welcher es zu einer Zerstörung der Nebenniere, meist auf tuberkulöser Basis, kommt und bei der die Ausfallserscheinungen des NNR-Systems am sinnfälligsten zu beobachten sind. Bei dieser Erkrankung fanden auch die ersten Studien über den Funktionsausfall der Nebenniere statt, man stellte fest, daß die Nebenniere eine der wichtigsten endokrinen Drüsen ist, wobei die Rinde den unentbehrlichsten Teil darstellt. Das Nebennierenmark scheint bis zu einem gewissen Grade entbehrlich, offenbar deswegen, weil die darin gebildeten Hormone auch an anderen Körperstellen synthetisiert werden können.

Ich möchte nur ganz kurz einiges über die Pathophysiologie des Funktionsausfalles der NNR erwähnen. Bei einem Funktionsausfall der NNR wird die Kaliumausscheidung herabgesetzt, die Natriumausscheidung sowie die Chlorausscheidung im Harn nehmen zu, im Blut kommt es dadurch zu einer Herabsetzung des Kochsalz- und Natriumkarbonatgehaltes und zu einer Erhöhung des Kaliumspiegels.

Diese Störungen im Elektrolytstoffwechsel bedingen eine Herabsetzung der Wasserresorption aus dem Darm und schwere Störungen im gesamten Wasserhaushalt. Durch die Aenderungen der osmotischen Druckverhältnisse im Blut kommt es zu einer Abwanderung von Flüssigkeit in das Interstitium, das Blut wird durch den Flüssigkeitsverlust eingedickt, der Hämatokritwert steigt an und es kommt zur Polyglobulie und Hyperproteinämie.

Weitere Stoffwechselstörungen sind die Verminderung der Resorption der Glukose aus dem Darm und die Unfähigkeit des Organismus, Eiweiß in Kohlehydrate umzuwandeln, der Kohlehydratverbrauch steigt an. Dadurch wird die Stickstoffausscheidung im Harn herabgesetzt und die Glykogenvorräte von Muskel und Leber vermindert, blutchemisch macht sich das durch eine Herabsetzung des Blutzuckerspiegels bemerkbar, wodurch die erhöhte Empfindlichkeit gegen Insulin, ferner die geringe gegenregulatorische Erhöhung des Blutzuckerspiegels nach Adrenalin erklärt ist.

Die klinischen charakteristischen Symptome einer NNR-Insuffizienz sind die Adynamie und die Pigmentation der Haut und der sichtbaren Schleimhäute. Der Organismus wird allen Belastungen gegenüber empfindlich, besonders gegen Infektionen, Temperaturschwankungen, Sauerstoffmangel und Medikamente.

Es ist hier nicht der Ort, ausführlich über den Chemismus der NNR-Stoffe zu sprechen. Sie wissen alle, daß es gelungen ist, aus den früheren Gesamtextrakten einzelne stark wirksame Stoffe aus der NNR zu isolieren, so das Corticosteron, die Substanz S nach

R e i c h s t e i n, das Cortison und in letzter Zeit das Aldosteron, um nur einige zu nennen. Es ist eine ganze Reihe von Stoffen bei der chemischen Aufarbeitung von NNR gefunden worden. Es muß bis heute aber noch als unsicher betrachtet werden, welche dieser Stoffe im biologischen Milieu tatsächlich vorhanden sind, weil die Möglichkeit besteht, daß chemisch nahe verwandte Stoffe, wie sie bei der chemischen Aufarbeitung gefunden werden, ähnliche physiologische Effekte zeigen, ohne daß damit gesagt werden kann, daß sie im menschlichen Organismus vorkommen oder im Stoffwechsel aktiv eingreifen.

Die Erforschung dieser Substanzen ist noch keineswegs abgeschlossen und erst vor kurzer Zeit konnten W e t t s t e i n und Mitarbeiter noch 10 bisher nicht bekannte Hormone der NNR isolieren.

Man hat sich bemüht, die bisher gefundenen Substanzen, je nach ihrer Wirkung, in zwei große Gruppen einzuteilen, nämlich in die Mineralocorticoide und in die Glucocorticoide. Also in eine Gruppe, die vorwiegend den Mineralstoffwechsel und in eine, die vorwiegend den Kohlehydratstoffwechsel beeinflußt. Es muß aber gleich gesagt werden, daß diese Einteilung nicht streng aufrechterhalten werden kann, da sich die Wirkung dieser Stoffe überschneidet, daß also Mineralo- und Glucocorticoide stoffwechselmäßig nicht streng getrennt werden können.

Die Mineralocorticoide, zu dessen Hauptvertretern man das 11-Desoxycorticosteron, das 17-Oxy-11-desoxycorticosteron und das Aldosteron zählen kann, regulieren den Natrium- und Kaliumstoffwechsel sowie den Wasserhaushalt. Sie bewirken eine starke Retention von Kochsalz und fördern die Kaliumausscheidung. Bei Ueberdosierungen kann es zu Blutdrucksteigerungen und Oedembildung kommen; allerdings nur dann, wenn kochsalzreiche Nahrung angeboten wird. Das Aldosteron ist eine der jüngsten Entdeckungen der NNR-Forschung. Es wurde von R e i c h s t e i n, W e t t s t e i n und Mitarbeitern eingehend erforscht.

Das Aldosteron hat eine 25mal höhere natrium- und chlorretinierende und eine 5mal stärkere kaliumausscheidende Wirkung als das Desoxycorticosteron. Der Glykogengehalt der Leber wird im Verhältnis zum Desoxycorticosteron fast 30mal so stark erhöht. Es macht keine wesentliche Wasserretention, keinen Blutdruckanstieg und keine nachweisbaren Nierenschäden, hat aber eine geringe granulombildungfördernde Wirkung. Aldosteron macht keine Verminderung der Eosinophilen, vermutlich deshalb, weil es am C_{17} keine Hydroxylgruppe hat. Es ist die einzige Substanz, die nicht nur die NNR-Insuffizienz beim Morbus Addison in wenigen Stunden beheben kann, sondern auch die Pigmentation beeinflussen soll, also einen Effekt erzielt, der bisher unbekannt war. Allerdings wird die Beeinflussung der Pigmentation durch Aldosteron in letzter Zeit von einigen Autoren bezweifelt.

Wir haben noch keine Ueberprüfung dieser Angaben durchführen können, da uns Aldosteron nicht zur Verfügung steht. Das Aldosteron entsteht wahrscheinlich aus dem Desoxycorticosteron durch enzymatische Umwandlung, es wird in der Zona glomerulosa der NNR gebildet und wird bei der Lipoidnephrose, bei der Leberzirrhose, bei kardialen Oedemen, bei Hypertonie und der Virushepatitis vermehrt ausgeschieden. Von einigen Autoren ist die Möglichkeit erwogen worden, daß eine mäßige aber ständige Mehrausscheidung von Aldosteron die Ursache der essentiellen Hypertonie sein könnte. Bei Lebererkrankungen ist wahrscheinlich der Aldosteronabbau in der Leber verzögert, wodurch es zu Wasserretentionen kommt.

In neuester Zeit hat man in dem sogenannten Amphenon eine Substanz, welche die Hormonproduktion der NNR hemmt und die auch vermehrte Aldosteronausscheidung einschränken kann; klinisch wäre das beim primären und sekundären Hyperaldosteronismus und vielleicht auch bei der Hypertonie therapeutisch anwendbar. Zu dem primären Hyperaldosteronismus kann man die Hypokaliämie und die primäre Oligurie rechnen, wie sie J u n g h a n s und L a u d a vor Jahrzehnten beschrieben haben. Neben der hohen Wirkung auf die Elektrolyt- und Wasserausscheidung hat das Aldosteron aber auch eine Kohlehydrataktivität. W e t t - s t e i n und Mitarbeitern ist es auch gelungen, synthetisches Aldosteron darzustellen. Man kann mit gutem Gewissen diese Synthese als eine der Großtaten der biologischen Forschung der letzten Jahre bezeichnen.

Es besteht die Möglichkeit, daß noch Substanzen gefunden werden, die, isoliert, den Kalium- und Wasserstoffwechsel beeinflussen.

Die Glucocorticoide, zu deren Hauptvertretern das Cortison und das Hydrocortison gehörten, werden in der Zona fasciculata der NNR gebidet, sie spielen eine wichtige Rolle im Eiweiß- und Kohlehydratstoffwechsel, fördern die Umwandlung von Aminosäuren in Traubenzucker und die Speicherung großer Kohlehydratmengen in der

Leber. Der Verbrauch von Kohlehydraten wird durch sie herabgesetzt.

Das Hydrocortison wird in manchen wissenschaftlichen Arbeiten auch als Cortisol bezeichnet, das Desoxycorticosteron als Cortexon (lt. internationaler Nomenklatur). Das Cortison und Hydrocortison setzen wahrscheinlich antidiuretische Substanzen frei, Aldosteron und Desoxycorticosteron tun dies nicht. Das Fehlen von Hydrocortison begünstigt wahrscheinlich das Eindringen von Kochsalz in die Gewebe beim Morbus Addison, weshalb diese Patienten so empfindlich gegen eine Ueberdosierung von Desoxycorticosteron sind.

Die Glucocorticoide forcieren die Umwandlung von Eiweiß in Kohlehydrate so weit, daß es bei Ueberdosierungen zur Hyperglykämie und Glykosurie kommen kann. Sie haben aber auch einen geringen Einfluß auf den Mineral- und Wasserhaushalt.

Auffallend ist die Wirkung der Glucocorticoide auf das lymphatische Gewebe. Sie bewirken eine Involution der Thymusdrüse und eine Atrophie der lymphatischen Gewebe. Im Blut kommt es dabei zu einer charakteristischen Abnahme der Eosinophilen, welche 50% und mehr betragen kann, und zu einer Lymphozytensenkung.

Zwischen den Mineralo- und den Glucocorticoiden bestehen antagonistische Beziehungen. Das Cortison, also ein Vertreter der Glucocorticoide, hat eine ausgesprochen hemmende Wirkung auf das mesenchymale Gewebe und seine Funktion. Es schränkt die Bindegewebsneubildung ein, praktisch bedeutet dies, daß Cortison ein Hemmschuh für die Wundheilung ist. Es soll daher bei Prozessen, bei denen eine Narbenbildung erforderlich ist, nur unter besonderen Umständen verwendet werden. Cortison hemmt ferner den natürlichen Abwehrmechanismus des Körpers und soll daher mit einer antibiotischen Abschirmung kombiniert werden.

Die Glucocorticoide haben eine hemmende Wirkung auf die Entzündungsvorgänge, wodurch ihr therapeutischer Effekt teilweise verständlich wird. Bei der Therapie mit den verschiedenen NNR-Hormonen muß man nach Weissbecker zwischen einem rein substitutiven und einem pharmakodynamischen Wirkungseffekt unterscheiden. Jede hormonale Therapie stört die normalen Korrelationen und setzt so Schädigungen, die gegenüber dem zu erwartenden therapeutischen Effekt sorgfältig abzuwägen sind.

Trotz der großen Fortschritte, die man in den letzten Jahren in der Erforschung der NNR-Hormone gemacht hat, wissen wir noch relativ wenig über den Stoffwechsel dieser Substanzen. Sie werden im Körper offenbar rasch inaktiviert und abgebaut, wie dies im einzelnen geschieht, ist noch ziemlich unbekannt, wie in so vielen Stoffwechselprozessen scheint dabei die Leber eine Hauptrolle zu spielen. Es ist vielleicht noch interessant, darauf hinzuweisen, daß die Hormonsynthese in der Nebenniere durch Pantothensäuremangel gestört wird. Durch Zufuhr von Pantothensäure lassen sich diese Störungen wieder beheben und gleichzeitig Erhöhungen des Vitamin C-Spiegels im Blut erzielen. Offenbar kommt es zu einer Coenzym A-Synthese im Gewebe, durch deren Einfluß auf den oxydativen Stoffwechsel die Nebennierenfunktion gebessert wird.

Für den Kliniker ist die Feststellung einer ausgeprägten NNR-Insuffizienz nicht schwierig. Wesentliche Schwierigkeiten treten nur dann auf, wenn Unterfunktionszustände der NNR festgestellt werden sollen, und es mag sein, daß in dieser Hinsicht mit der Diagnose „relative NNR-Insuffizienz" manchmal Mißbrauch getrieben wird.

Wohl gibt es eine Reihe von Testmethoden, die ich hier nur nennen, aber nicht näher ausführen will, so den Eosinophilentest, also den sogenannten Thorn-Test. Den Wassertest nach R o b i n s o n - K e p p l e r und die Bestimmung der 17-Ketosteroidausscheidung, die eine gewisse Rückschlußmöglichkeit auf die Funktionstüchtigkeit der NNR gibt. Es gibt auch noch Toleranzteste, so den Hypoglykämietest und den Kettler-Bauer-Wilder-Test, der sich auf eine Beobachtung des Elektrolytstoffwechsels stützt. Man muß aber dabei berücksichtigen, daß die Streuungsbreite der Normalwerte dieser Teste ziemlich groß ist, so daß sie nicht mit apodiktischer Sicherheit ausgelegt werden dürfen.

Schließlich und endlich bleiben, wie bei allen Testmethoden noch die rein klinischen Teste übrig, also die Beurteilung des Ansprechens eines Patienten auf eine Medikation mit NNR-Hormonen.

Wenn ich nun versuchen will, die therapeutischen Möglichkeiten, die mit NNR-Substanzen in der Medizin gegeben sind, anzuführen, so möchte ich aus historischen Gründen mit dem Morbus Addison beginnen, wenn dies auch bei der relativen Seltenheit des Leidens praktisch nur wenig Bedeutung hat. Lange Zeit hindurch, vor der Auffindung des Cortisons, ist es gelungen, mit Desoxycorticosteron allein die Addison-Patienten in eine erträgliche Situation zu bringen. Man ist dabei so vorgegangen, daß man durch Injektion öliger Lösungen, später mit Depotpräparaten — zum Teil in Kristallsuspensionen, zum Teil in Spezialölen mit langer Resorptionszeit — den ungefähren Tagesbedarf an Desoxycorticosteron, der 2 bis 3 mg betragen dürfte, zugeführt hat. Durch die entsprechende Depotmedikation, durch Injektionen oder auch durch Implantation von Preßlingen kann man einen Wirkungseffekt über 4 bis 6 Wochen erzielen, wenn man die entsprechende Menge auf einmal verabreicht.

Früher hat man den Kochsalzverlust der Addison-Patienten durch reichliche Kochsalzzufuhr auszugleichen versucht und zum Teil wurde auch nach der Einführung der NNR-Therapie diese Angewohnheit beibehalten. Es muß aber besonders darauf hingewiesen werden, daß man die Kochsalzmenge beim Addison-Patienten unter NNR-Therapie auf den Bedarf abstimmen muß, weil es sonst sehr leicht zu Wasserretention, Hypertensionen und Oedemen kommen kann. Bei einem Teil der Addison-Patienten kann man mit Desoxycorticosteron fast alle Ausfallserscheinungen beheben.

Aber es können dabei doch immer noch Restsymptome bestehen bleiben. In diesen Fällen soll man Cortison zuführen, es genügen meist schon geringe Mengen von 15 bis 25 mg täglich. Man kann Cortison sowohl per os als auch parenteral zuführen. Heute ist die Kombination von Desoxycorticosteron und Cortison die Therapie der Wahl beim Morbus Addison, da uns das Aldosteron ja praktisch noch nicht zur Verfügung steht. In der Addisonkrise spritzt man am besten Desoxycorticosteron in wasserlöslicher Form intravenös, dazu 100 mg Cortison intramuskulär, und muß je nach der Lage des Falles sowohl das Desoxycorticosteron als auch das Cortison weiter geben.

Schwierig ist, wirklich begründete Vorschläge für die Therapie einer relativen NNR-Insuffizienz zu geben, denn wir wissen, daß bei verschiedenen Momenten, so vor allem bei den akuten Infektionskrankheiten, eine relative Mehrbelastung der NNR auftritt, hat man vor 15 bis 20 Jahren ganz allgemein als zusätzliche Therapie bei allen Infektionskrankheiten Desoxycorticosteron empfohlen, ist aber später davon wieder abgekommen, schon deshalb, weil sich im Verhältnis zu den relativ hohen Kosten ein fühlbarer therapeutischer Effekt nicht realisieren ließ.

Die zusätzliche Verabreichung von Desoxycorticosteron bei den verschiedensten Infektionskrankheiten, wie beim Fleckfieber, Typhus, Paratyphus, Pneumonien, Diphtherie, septischen Prozessen usw., wird noch von manchen Autoren vertreten und läßt sich vielleicht bei den schweren konsumierenden Infektionskrankheiten am ehesten begründen. Besonders bei den toxischen Diphtherieformen und bei Hypochlorämien nach schweren Durchfällen und Erbrechen sind sie am ehesten am Platze.

Man hat dieser Therapie eine Verbesserung der Kreislaufleistung, eine Steigerung des Muskeltonus und damit eine Verbesserung der Blutzufuhr zum Herzen zugeschrieben. Beim Typhus ist in ausgedehnten Versuchen die günstige Wirkung des Desoxycorticosterons beschrieben worden, ebenso bei der Meningokokkenmeningitis und bei infektiösen Enterocolitiden. Auch bei der Tuberkulose verwenden viele Autoren Desoxycorticosteron als zusätzliche therapeutische Maßnahme.

Bei der an und für sich selten indizierten Adrenalektomie bei bösartigen Tumoren hat man mit der Substitutionstherapie durch NNR-Substanzen begreiflicherweise gute Erfolge.

Die relativ seltenen Fälle von Waterhouse-Friderichssenschem Syndrom, der sogenannten NNR-Apoplexie durch Blutungen in die Nebennieren, sind eine unbedingte Indikation für die Zuführung von Desoxycorticosteron und Cortison.

Wir haben uns bisher hauptsächlich mit Krankheitszuständen beschäftigt, bei welchen die fehlende oder gestörte Funktion des NNR-Systems klar erkenntlich schien; es sollen aber nun klinische Zustände Erwähnung finden, die zunächst mit einer Störung des NNR-Systems offenbar nichts oder wenigstens nicht unmittelbar etwas zu tun haben.

Wenn ich nun versuchen soll, die therapeutischen Anwendungsmöglichkeiten von Desoxycorticosteron auf andere interne Krankheiten zu erwähnen, so könnte man noch die Leberkrankheiten hier anführen. Wir haben uns in ausgedehnten Versuchen bemüht, die Wirkung von Desoxycorticosteron bei Lebererkrankungen zu studieren. In Uebereinstimmung mit zahlreichen Autoren kann man dem Desoxycorticosteron eine Besserung des bei den akuten Hepatitiden gestörten Mineralstoffwechsels zuschreiben. Es muß aber dabei eine kochsalzarme Diät eingehalten werden, und man kann ganz allgemein sagen, daß das Des-

oxycorticosteron den gestörten Elektrolythaushalt zu normalisieren vermag, vielleicht auch dadurch, daß der gestörte Abbau des antidiuretischen Hormons wieder in
Gang kommt.

Aus ganz anderen Ueberlegungen heraus hat man bei
den Leberkrankheiten Cortison verwendet. Das Cortison
kann in manchen Fällen zu einem überraschenden schnellen Abblassen des Ikterus führen. Es scheint, daß dieser
Effekt lediglich auf die Bilirubinstoffwechselstörung zu
beziehen ist und daß das Cortison die Fähigkeit hat, die
gestörten Ausscheidungsverhältnisse für Bilirubin zu normalisieren, wie H a n s o n in seinen schönen fluoreszenz-
mikroskopischen Untersuchungen gezeigt hat.

Nach dem Absetzen der Cortisontherapie bei der Hepatitis sind Rezidive möglich. Dem Cortison haftet oben-
drein der Nachteil an, daß es zu beträchtlichen Wasserretentionen führen kann, die oft hohe Grade erreichen können. Man muß daher z. B. bei den Leberzirrhosen, bei denen
an und für sich schon eine Neigung zu Wasserretention besteht, das Cortison als kontraindiziert bezeichnen. Der
Hauptgrund, warum Cortison bei den Lebererkrankungen
versucht wurde, war die Ueberlegung, die posthepatitische
Bindegewebsvermehrung hintanzuhalten, eine Prämisse, die
sicher sehr schön wäre, die aber nach den letzten Erfahrungen nur bis zu einem gewissen Teil als zutreffend zu
bezeichnen ist.

So muß man heute sagen, daß die Beurteilung des Cor-
tisoneffektes bei den Hepatitiden je nach Autor sehr verschieden ist. Einig sind sich die Autoren darüber, daß die
Cortisontherapie der Hepatitiden nicht als allgemeine Therapie empfohlen werden kann, daß es relativ häufig zu
Rückschlägen kommen kann, daß diese Rezidive oft sehr
schwer verlaufen, ja daß man vielleicht auch manches Koma
hepaticum diesem Therapieversuch zur Last legen muß.

Eine der dramatischesten Erfolge der NNR-Therapie
war wohl die Therapie des Gelenkrheumatismus mit Cortison. Bei dem ersten Bekanntwerden dieser therapeutischen Möglichkeit wurden bis an Wunderheilungen gren-
zende Erfolgsberichte in der Weltliteratur angegeben. Aber
bald zeigten sich die ersten Wermutstropfen, die in die
Wogen der überschäumenden Begeisterung fielen.

Man machte die Ihnen schon bekannte traurige Erfahrung, daß das Cortison die allgemeine Abwehrbereitschaft
des Organismus so weit hemmt, daß Infektionskrankheiten,
vor allem die Tuberkulose, unbemerkt aus ruhender Phase

heraus ihr Zerstörungswerk wieder aufnehmen können. Im Anfang der Cortisonära haben wir an der I. Medizinischen Klinik bei einem Fall von subakutem Rheumatismus fibrosus eine akute tuberkulöse Spondylitis auftreten sehen, die erst durch langwierige therapeutische Maßnahmen wieder beherrscht werden konnte. Auch von vielen anderen Stellen sind Komplikationen berichtet worden. Aber ungeachtet dessen muß die Cortisontherapie als eine wertvolle Bereicherung der antirheumatischen Möglichkeiten anerkannt werden, vor deren Anwendung man nicht wegen einer eventuell möglichen Komplikation zurückschrecken soll, da diese nach unserem heutigen Wissen beherrschbar und vermeidbar sind. Cortison erzeugt auch psychische Veränderungen, die eine gewisse Euphorie entstehen lassen und das Gesundheitsgefühl und den Appetit des Patienten heben. Die Gelenke, die jahrelang fast unbeweglich waren, können ihre Beweglichkeit wiedergewinnen, das Fieber kann verschwinden, die erhöhte Blutsenkungsgeschwindigkeit normalisiert sich.

Zu diesem Zeitpunkt der relativen Schmerzfreiheit und der erhöhten Beweglichkeit der erkrankten Gelenke hat die physikalische Therapie die beste Möglichkeit, erfolgreich angewendet zu werden. Man darf aber nicht vergessen, daß nach dem Aufhören der Cortisonmedikation relativ rasch wieder Verschlimmerungen eintreten, welche eine nicht zu unterschätzende psychische Belastung für den Patienten darstellen.

Um den Cortisoneffekt möglichst lange hinauszuziehen, ist man heute dazu übergegangen, fortlaufend kleine Erhaltungsdosen zu geben. Man bemüht sich, schon mit relativ kleinen Dosen von 75 bis 100 mg das Auslangen zu finden und diese Dosis langsam abzubauen. Bei einem neuen Gelenkschub erhöht man die Dosis und baut dann wieder etwas ab. Tritt beim Senken der Dosis Verschlimmerung auf, so erhöht man um 5 bis 15 mg, um dann später die Dosis wieder zu reduzieren.

Auf diese Weise kann man unter den entsprechenden Vorsichtsmaßregeln die Cortisontherapie über viele Monate hinziehen. Nach dem Absetzen der Cortisontherapie muß immer ACTH gegeben werden.

Nicht nur bei den rheumatischen Gelenkerkrankungen, auch bei den rheumatischen Herzerkrankungen, bei der rheumatischen Pancarditis, aber auch bei rheumatischen Gefäßerkrankungen, bei rheumatischen Hautmanifestationen kann Cortison Wesentliches leisten. Bei der rheumatischen

Myocarditis sprechen die Fieberzustände, die sich durch andere Medikationen kaum beeinflussen lassen, auf die Cortisonmedikation oft schlagartig an und können durch sie endgültig beherrscht werden.

Bei isoliert auftretenden Gelenkerkrankungen rheumatischer Genese, aber auch bei solchen entzündlicher Genese, hat sich für die lokale Anwendung das Hydrocortison gut bewährt. Man kann kleinere Dosen verwenden, und das Hydrocortison eignet sich besonders für die periarthrikuläre und interarthrikuläre lokale Therapie. Die Indikation für die lokale Hydrocortisonmedikation ist besonders dann gegeben, wenn allgemeine Erkrankungen, wie Tuberkulose, dekompensierte Herzinsuffizienzen usw., eine allgemeine Cortisontherapie verbieten. Cortison und Hydrocortison sind auch bei der Arthritis psoriatica und bei Psoriasis empfohlen worden.

Eine weitere interne Erkrankung, die man heute als Indikationsgebiet für die Cortisontherapie ansprechen kann, ist das Asthma bronchiale und darüber hinaus eine Reihe von Zuständen allergischer Genese. Unter Cortison kann der Status asthmaticus oft in überraschender Weise beherrscht werden. Man muß im schweren Anfall relativ hohe Dosen von 200 bis 400 mg verwenden. Für die chronische Behandlung des Asthmas erscheint das Cortison allerdings weniger geeignet.

Von den allergischen Zuständen sind beim Heuschnupfen, bei der Serumanaphylaxie, bei Idiosynkrasien verschiedenster Art, bei Unverträglichkeitserscheinungen nach Bluttransfusionen, bei Schockzuständen und bei Verbrennungen Cortison empfohlen worden. Bei Verbrennungen ist auch die lokale Anwendung als Salbe sehr propagiert worden.

W e i s s b e c k e r empfiehlt das Cortison bei der Colitis ulcerosa und beschreibt einige Fälle mit gutem Erfolg. Manche Autoren lehnen das Cortison bei der Colitis ulcerosa wegen der Gefahr einer Perforation ab. An der Klinik haben wir keinerlei wesentliche Erfolge, allerdings auch keine Komplikationen bei Colitis ulcerosa-Patienten gesehen.

Cortison wurde auch bei der nichteitrigen akuten Thyreoiditis empfohlen.

Bei den Blutkrankheiten hat sich das Cortison ebenfalls bewährt. Erfolge sieht man bei den hämolytischen Anämien, welche durch Antikörperbildung hervorgerufen sind. Die Immunoleukopenien sprechen sehr gut an, neigen aber zu Rückfällen, wenn zu früh in der Therapie abgebrochen wird. Auch Fälle von zyklischen Agranulozytosen lassen sich günstig beeinflussen. Chronische idiopathische Thrombopenien sprechen gut an, akute Myeloblastosen besonders im Kindesalter, Lymphomatosen, Lymphogranulom, großfollikuläre Lymphomatose und Retikulosen sprechen gleichfalls gut auf Cortison an.

Das Cortison ist mit gutem Erfolg auch bei Infektionskrankheiten verwendet worden. Eine Indikation, die man früher abgelehnt hätte. Heute wird das Cortison unter der entsprechenden Abschirmung mit Antibiotika bei der Tuberkulose, beim tuberkulösen Pleuraempyem, beim Typhus, auch bei septischen Zuständen verwendet. Bei der Mumpsorchitis, die man als eine allergische Reaktion des Hodenparenchyms deuten kann, ist Cortison empfohlen worden. Bei der Wirkung des Cortisons bei Infektionskrankheiten muß man bedenken, daß hier nur eine überschießende, oft deletäre Gewebsreaktion gehemmt wird, im antiphlogistischen, antigranulomatösen und antitoxischen Sinne, je nachdem die NNR-Substanzen an schon verändertem Gewebe angreifen oder die Empfindlichkeit des noch normalen Gewebes gegen pathogene Reize herabsetzen. Die Hemmung der humoralen und zellulären Infektionsabwehr läßt eine solche Therapie aber nur unter besonderen Kautelen bei einer beschränkten Anzahl von Krankheiten empfehlenswert erscheinen.

Das Cortison ist ferner versucht worden beim Böckschen Sarkoid, beim nephrotischen Syndrom, bei der Sklerodermie, bei der Periarteriitis nodosa, bei der Encephalitis, besonders bei der Impfencephalitis, beim generalisierten Pruritus und auch bei Schlangenbissen.

Auch in der Augenheilkunde hat Cortison Eingang gefunden, es wird bei akuten nichtinfektiösen Konjunktividen, also bei der allergischen Konjunktivitis, bei der Frühjahrskonjunktivitis, aber auch bei den Skleritiden und bei der akuten und chronischen Iridocyclitis und besonders bei der Keratitis parenchymatosa verwendet. Ich würde aber glauben, daß diese Anwendung der NNR-Hormone dem Ophthalmologen vorbehalten sein muß, so daß eine Vertiefung dieses Themas im Rahmen unserer Betrachtungen nicht zweckmäßig erscheint.

Bei Schwangerschaften kann Cortison im Tierversuch zu Fehlgeburten, zu Mißbildungen und zu Atrophien der Nebennieren der Früchte führen. Die meisten Autoren lehnen eine Schädigung der Frucht durch Cortison wenigstens bei fortgeschrittener Schwangerschaft ab. Zur Cortisontherapie empfohlen worden sind die Hyperemesis gravidarum, der geburtshilfliche Schock und der Herpes gestationis. Nach der allgemeinen Ansicht wird man aber mit der Cortisonmedikation während einer Schwangerschaft eher zurückhaltend sein.

Günstige Wirkungen von Cortison wurden bei den verschiedensten Hauterkrankungen beschrieben, bei Dermatosen, Dermatitiden, beim Pemphigus, beim Quinckeschen Oedem, bei Psoriasis und akuter Erythrodermie, beim Erythema nodosum und begreiflicherweise bei jenen Hauterkrankungen, die in den rheumatischen Formenkreis einzubeziehen sind. Auch beim Lupus erythematodes und Libman-Sackschen Syndrom ist Cortison empfohlen worden.

In der Laryngologie wird Cortison bei Oesophagusverätzungen mit gutem Erfolg angewendet.

Auch in der Urologie haben sich Cortison und Hydrocortison als gut verwendbar gezeigt. Man sieht sehr gute Erfolge bei der Osteitis pubis, jener unangenehmen Komplikation, die nach Operationen im Blasenbereich, besonders nach Prostataektomien, aber auch nach schweren Zangengeburten oder anderen Traumen im Beckenbereich auftreten. Wie Sie wissen, war die Aetiologie dieser Erkrankung lange nicht geklärt, sie wurde zum Teil als Verletzungsfolge des Knorpelbelages bei der Operation gedeutet, zum Teil als Infekt, nach den letzten Erkenntnissen muß sie als eine Form der Sudekschen Knochenatrophie betrachtet werden. Die schweren, oft monatelangen Schmerzen können durch Cortison meistens überraschend behoben werden. Ebenso lohnend, aber sehr umständlich ist die Behandlung der Induratio penis plastica. In der Urologie findet das Cortison auch bei Harnröhrenstrikturen, bei der tuberkulösen Schrumpfblase und zum Teil auch beim Prostatakarzinom Anwendung, wenn eine Orchiektomie oder eine andere Hormonbehandlung nicht mehr möglich ist. Nach den Angaben der Literatur werden auch die Schmerzen bei Prostatakarzinommetastasen wesentlich gebessert.

Das Cortison wurde ferner bei Lähmungs- und Spasmenzuständen nach Cerebralthrombosen empfohlen. Die Gelenkschmerzen nehmen ab und die Muskelspasmen verlieren an Intensität.

Meine Ausführungen, denen durch Zeitmangel sowieso nur der Wert eines flüchtigen Uebersichtsreferates zukommt, wären nicht vollständig, wenn ich nicht noch auf zwei in neuerer Zeit verwendete Substanzen aufmerksam machen würde. Und zwar auf das Prednison und das Prednisolon. Man gewinnt diese Substanzen durch Dehydrierung von Cortison und Hydrocortison. Diese Substanzen kommen unter verschiedenen Namen, Decortin (Deutschland) (Prednison) oder Dacortin und Dacortin H (Prednisolon) in den Handel. Die Indikationsgebiete dieser beiden Substanzen decken sich im wesentlichen mit denen für Cortison und Hydrocortison.

Beide Substanzen führen zu einem Eosinophilensturz und zu einem Wiederanstieg des Leberglykogens bei der hungernden Ratte. Das Prednison hat am Ueberlebenstest der adrenalektomierten Ratte eine dreifach stärkere Wirkung als Cortison. Klinisch erscheint wichtig, daß diese beiden Substanzen bei einer niederen Dosierung den gleichen Wirkungseffekt und weniger Nebenerscheinungen als das Cortison zeigen.

An und für sich sind die Erfahrungen mit diesen beiden Substanzen noch lange nicht so groß wie die mit Cortison und Hydrocortison. Es scheint, daß die Wirkung in manchen Fällen nicht ganz die des Cortisons erreicht. Der wasserretinierende Effekt ist geringer, die Appetitsteigerung und die Euphorie sollen höher als die beim Cortison sein. Bisher kann man also sagen, daß Dacortin und Dacortin H nicht so ohneweiters mit Cortison verglichen werden kann, sondern daß doch gewisse Unterschiede zu verzeichnen sind. Im Vordergrund der Wirkung beider Substanzen steht die Bremsung der mesenchymalen Gewebsreaktion, während ihre Eiweiß- und Kohlehydrataktivität nicht besonders ausgeprägt sind.

Beide Substanzen haben einen sehr großen Substitutionseffekt, ohne wesentliche Nebenerscheinung. Erst bei ganz massiven Ueberdosierungen kommt es bei den Dacortinsubstanzen zur Wasser- und Natriumretention. Ich möchte also noch einmal hervorheben, daß das Indikationsgebiet ungefähr das gleiche ist, und daß nach den bisherigen Erfahrungen gewisse Unterschiede gegenüber dem Cortison bestehen. Es sollen leichter Magen-Darmstörungen und Ulkusentstehungen vorkommen. Bei vielen Indikationen scheinen die Dacortinsubstanzen rascher zu wirken als das Cortison.

Soweit man die bisherigen noch geringen Ergebnisse beurteilen kann, kann man für die Therapie der rheumatischen Erkrankungen diesen Substanzen den Vorzug geben, weil die Erhaltungsdosen unbesorgter fortgesetzt werden können. Die Nebenwirkungen sind aber die gleichen wie beim Cortison, so daß also Hochdruck, Schwitzen, Schlafstörungen, Steroiddiabetes, Vollmondgesicht, Ulcera und psychische Veränderungen entstehen können. Die therapeutische Breite dieser Substanzen scheint geringer zu sein, die entzündungshemmende Wirkung aber größer als die des Cortisons.

Das Prednison hat sich bei der Behandlung nephrotischer Syndrome sehr gut bewährt und hat den Vorteil, daß es in der üblichen Dosierung nicht zu einer negativen Stickstoffbilanz führt. Außerdem besteht eine geringere Neigung zu Wasser- und Kochsalzretention und zu Kaliumverlusten. Besonders in der Pädiatrie sind gute Erfolge verzeichnet worden. Die Umstellung nach Cortison- oder Hydrocortisonmedikation auf Prednison führt sogar zu gesteigerter Diurese, die man übrigens auch bei kardialen Oedemen beobachten kann. Hat sich nämlich eine Wasseransammlung ausgebildet, so wird durch die Störung des osmotischen Gleichgewichtes eine vermehrte Sekretion des natriumretinierenden NNR-Hormons Aldosteron und der hypophysären antidiuretischen Faktoren angeregt. Es unterhält sich also gewissermaßen das Oedem selbst. Durch Prednisongaben kann man offenbar die Aldosteronproduktion hemmen, ebenso die Rückresorption von Wasser in den Tubuli.

Bei der Cortisontherapie kann es zu negativen Stickstoffbilanzen und dadurch zu Osteoporosen kommen. Es muß immer wieder betont werden, daß Cortison eventuell mit antibiotischer Abschirmung kombiniert werden soll. Bei der Cortisonmedikation muß eine kochsalzarme Kost, die besonders bei längeren Kuren eiweiß- und kalorienreich sein soll, eingehalten werden. Nach jeder Cortisonkur muß zum Abschluß ACTH zur Rindenstimulierung gegeben werden. Der Kaliumverlust bei der Cortisonmedikation muß eventuell durch orale Kaliumzufuhr ausgeglichen werden. Unter Cortison kann es zu myalgischen Beschwerden kommen, die besonders bei der Therapie des Rheumatismus für rheumatische Schübe gehalten werden können, man muß dann die Dosis reduzieren, die Gelenkschmerzen verschlimmern sich dabei nicht! Als Kontraindikationen der Cortisontherapie sind Ulkuserkrankungen, schwere Herz- und Niereninsuffizienz und akute Psychosen anzusehen. Praktisch besonders wichtig erscheint mir noch die Frage einer Operation während einer Cortisontherapie. Muß ein Patient, der unter einer Cortisontherapie steht, aus irgend welchen Gründen zur Operation gebracht werden, so darf die Cortisontherapie nicht unterbrochen werden, weil es sonst postoperativ zu einer akuten tödlichen Nebennierenrindeninsuffizienz kommen kann, da ja die Cortison-Eigenproduktion des Patienten durch die Cortisontherapie gehemmt wurde.

Man soll eher eine höhere Cortisondosis vor der Operation geben und nach der Operation wieder langsam abbauen. Wenn man noch etwas Zeit verstreichen lassen kann, wird am besten auf ACTH umgestellt. Muß man ohne eine Vorbereitungsmöglichkeit operieren, so kann man eine Tagesdosis bis 600 mg vor dem Eingriff intravenös geben mit Glukose oder verdünnter Kochsalzlösung. Es ist sogar vorgeschlagen worden, den Patienten, die eine längere Cortisontherapie ambulant mitmachen, eine Taschenkarte zu geben für Unfälle, Schocks oder Bewußtlosigkeit, auf der vermerkt ist, daß der Patient Cortison erhält und was bei einer plötzlich notwendigen Operation geschehen soll.

Als Abschluß meiner Ausführungen möchte ich noch einmal darauf hinweisen, daß man jede Cortisontherapie nur nach reiflicher Ueberlegung an gut durchuntersuchten Patienten beginnen soll.

M. D. u. H.! Es war mir in der zur Verfügung stehenden Zeit nur ein lückenhafter Bericht über den heutigen Stand der Therapie mit NNR möglich, ich hoffe aber doch, daß Sie die eine oder andere Angabe verwenden können.

Möglichkeiten, Ziele und Grenzen der Schlaftherapie

Von

G. Harrer

Salzburg

Das Wissen um die Heilkraft des Schlafes ist uralt. So ist es nicht verwunderlich, daß man immer wieder versucht hat, sich dieser Heilkraft zu bedienen und den Schlaf als Therapeutikum nutzbar zu machen.

Bevor wir im einzelnen auf diese Versuche und Möglichkeiten eingehen, seien zum besseren Verständnis des Folgenden einige Bemerkungen über die Physiologie des Schlafes erlaubt.

Der Schlaf gehört zu den unabdingbaren Notwendigkeiten des Lebens. Ein 75jähriger Mensch verbringt zirka 25 Jahre, somit etwa ein Drittel seines Lebens, im Schlaf. Der Schlaf ist für den Menschen ebenso wichtig wie das Atmen, die Nahrungs- und Flüssigkeitsaufnahme. Während man aber z. B. 30 Tage und länger ohne Nahrung leben kann, ist es nicht möglich, länger als 7 Tage und 7 Nächte ohne jeden Schlaf zu existieren. Der Schlaf ist eine positive Leistung und nicht etwa — wie man bei oberflächlicher Betrachtung meinen könnte — das Negativum des Wachens. Er dient nach unseren Vorstellungen über Organisation und Aufbau des vegetativen Systems der Erreichung eines bestimmten Zieles, nämlich der Erholung und der Bereitstellung neuer Reserven für kommende Leistungen. Die Tätigkeit der einzelnen Organsysteme ist im Schlaf keineswegs generell herabgesetzt oder aufgehoben, sondern wird nur in einer nach bestimmten Funktionszielen ausgerichteten Weise aufeinander abgestimmt. So schließt sich z. B. beim Einschlafen die Lidspalte durch einen Tonusverlust der Lidöffner, während es gleichzeitig im

Orbicularis oculi zu einer Tonuserhöhung kommt. Gerade diese leistungsorientierte Koordination von Spannung und Entspannung kennzeichnet den Schlaf als einen „geordneten Zustand". Der Schlafende ist auch nicht völlig von seiner Umgebung losgelöst, seine Aufmerksamkeit keineswegs aufgehoben; es bleibt vielmehr stets eine auf die jeweiligen äußeren Gegebenheiten abgestimmte Beziehung zur Außenwelt erhalten; so führen bestimmte Reize je nach ihrer Bedeutung einmal zum Aufwachen des Schlafenden, ein anderes Mal wieder nicht. Es bleibt somit eine gewisse Fähigkeit, die von außen kommenden Reize zu zensurieren, erhalten. Gewissen akustischen Reizen, die meist durch eine Gleichförmigkeit und Monotonie gekennzeichnet sind, wie z. B. leises Surren, Rauschen, das Geräusch des Regens usw., kommt eine ausgesprochen schlaffördernde Wirkung zu, wovon auch, wie wir später hören werden, in der Schlaftherapie Gebrauch gemacht wird. Umgekehrt aber fördert auch die Abschaltung von sämtlichen Reizen der Außenwelt den Schlaf. Es sei in diesem Zusammenhang an den oft zitierten Kranken von Strümpell erinnert, der offenbar als Folge einer Encephalitis eine allgemeine Herabsetzung der Sensibilität hatte und auf einer Seite erblindet und ertaubt war. Verschloß man nun auf der anderen Seite Ohr und Auge, so schlief er, wie berichtet wird, jedesmal prompt ein. Auch Tiere, bei denen operativ Seh- und Gehörorgan gleichzeitig ausgeschaltet wurden, versinken nach Speransky in einen fast 24stündigen Schlaf, der nur zum Zweck der Nahrungsaufnahme und Defäkation kurz unterbrochen wird.

Im physiologischen Schlaf sinken Blutdruck und Pulsfrequenz sowie Sauerstoffverbrauch etwas ab, während z. B. die Hirndurchblutung nach den Untersuchungen von Kety und Mitarbeitern im Schlaf sogar etwas ansteigt. Vielfach kommt es im Schlaf zu einer Normalisierung krankhaft veränderter Funktionen. Darin unterscheidet sich der Schlaf — neben anderem — von der Narkose. Dies konnten wir z. B. durch Untersuchungen des Energiestoffwechsels an wachen, schlafenden und narkotisierten Patienten zeigen. So konnten wir beobachten, wie bei einem Hirnverletzten mit einem exzeptionell stark ausgeprägten sympathikotonen Reizzustand der erhöhte Blutdruck, die gesteigerte Pulsfrequenz und der maximal erhöhte Sauerstoffverbrauch (RNU: $+140\%$) durch eine intravenöse Kurznarkose, die in einen normalen, physiologischen Schlaf einmündete, auf normale Werte absank. Durch eine tiefe

Narkose gelang es dann sogar, subnormale Werte von Blutdruck und Sauerstoffverbrauch zu erreichen. Umgekehrt konnten wir in vereinzelten Fällen bei Patienten, bei denen wir auf Grund des Ergebnisses verschiedener vegetativer Funktionsprüfungen einen parasympathikotonen Reizzustand annahmen und die primär erniedrigte Werte von Blutdruck und Sauerstoffverbrauch aufwiesen, durch Ueberführung in den Schlafzustand einen Anstieg dieser biologischen Größen, d. h. eine Normalisierung erzielen. In Narkose hingegen kam es bei diesen Patienten noch zu einem weiteren Absinken der ohnehin schon erniedrigten Ausgangswerte.

Auch die bioelektrische Tätigkeit des Gehirns weist charakteristische Unterschiede auf, je nachdem, ob sich der Untersuchte im Wach- oder Schlafzustand oder in Narkose befindet. Es ist hier nicht der Ort, auf diese und andere, an sich sehr interessanten Befunde, die die prinzipiellen Unterschiede dieser verschiedenen Funktionszustände zu demonstrieren vermögen, einzugehen. Auch eine Aufzählung und Kritik der verschiedenen Schlaftheorien, von denen bis heute noch keine recht befriedigen kann, erübrigt sich in diesem Zusammenhang. Das gleiche gilt schließlich für die Probleme bezüglich der Lokalisation der den Schlaf- bzw. Wachzustand regulierenden Zentralstellen. Von Wichtigkeit für das Verständnis des Folgenden ist es jedoch, sich stets der erwähnten Unterschiede zwischen physiologischem Schlaf und Narkoseschlaf bewußt zu sein. Denn bei den meisten der heute gebräuchlichen Methoden bedient man sich — zumindest anfänglich — schlafmachender Pharmaka. Diese führen aber fast alle bei entsprechend hoher Dosierung zu einem narkotischen Zustand, d. h. zu einer Beeinträchtigung und schließlich zu einer Lähmung der verschiedenen Zellfunktionen, einschließlich natürlich auch derer, die der Erholung und Regeneration dienen. Somit kann der reine Schlafmittelschlaf — wenn er nicht in einen physiologischen Schlaf übergeht — ebensowenig wie eine Narkose wirklich erholend sein. Die Faustregel Schlafmenge = Produkt aus Schlaftiefe und Schlafdauer ist hierfür nicht anwendbar. Der Versuch, durch die Einnahme eines Schlafmittels eine größere Schlaftiefe zu erzielen und damit Schlafzeit einzusparen, ist zum Mißlingen verurteilt. Der Schlaf wird zwar vertieft sein, aber deswegen nicht erholsamer.

Zur Herbeiführung eines therapeutisch nutzbaren Schlafes stehen uns prinzipiell folgende Möglichkeiten zur Verfügung:

1. Der ausschließlich oder zumindest vorwiegend medikamentös, durch Hypnotika (Barbiturate, Alkaloide, Chloralhydrat usw.) herbeigeführte Dauerschlaf.

2. Der sogenannte „künstliche Winterschlaf" mittels Phenothiazinen oder Reserpin.

3. Die Herbeiführung eines Schlafes durch ausschließlich vom Psychischen her einwirkende Maßnahmen, d. h. durch Hypnose, Suggestionsmethoden und durch die Anwendung schlaffördernder bedingter Reflexe.

4. Eine Kombination dieser verschiedenen Methoden.

Die erste Mitteilung über die systematische Durchführung von Dauerschlafkuren aus neuerer Zeit stammt von dem Schweizer Psychiater K l a e s i aus dem Jahre 1922. Es handelte sich damals im wesentlichen um die Behandlung erregter Geisteskranker. Diese erhielten Somnifen in einer Dosierung, die zu einem fast ununterbrochenen Schlafzustand führte, der bis zu einigen Wochen ausgedehnt werden konnte. In mitigierter Form wurden auch Dämmerschlafkuren durchgeführt, bei denen die Patienten bis zu 18 Stunden schliefen und in der Zwischenzeit dösig waren. Trotzdem dieser Dauerschlaf mehr einer prolongierten Narkose oder, wie B a e r sich ausdrückt, einer dosierten chronischen Schlafmittelintoxikation gleicht, wurden damit auf psychiatrischem Gebiet günstige Erfolge erzielt, so daß man sich auch noch nach Einführung der Schockmethoden, der Leukotomie, Lobotomie usw., bis in die jüngste Zeit um eine Verbesserung dieser Methode bemühte, vor allem durch Anwendung verschiedener Schlafmittelkombinationen (z. B. Plexonal).

Die Hauptgefahren des mittels Barbituraten herbeigeführten Dauerschlafes bestehen vor allem in der Eigenschaft dieser Präparate, zu kumulieren; dadurch kann es zu nicht mehr überblickbaren toxischen Organschädigungen kommen, die dann zu einem Circulus vitiosus und in weiterer Folge sogar zum Exitus führen können. Besondere Schwierigkeiten ergeben sich auch dadurch, daß die Barbiturate neben ihrem hypnotischen auch einen antidiuretischen Effekt aufweisen, der meist nach wenigen Tagen den ersten Gipfelpunkt erreicht. Da anderseits die Barbituratausscheidung weitgehend vom Ausmaß der Diurese abhängt, ergibt sich dadurch eine weitere Barbituratanreicherung im Gewebe. Dazu kommt, daß zu diesem Zeitpunkt vielfach durch eine Gewöhnung an das Mittel ein Nachlassen des hypnotischen Effektes eintritt, das zu einer weiteren Erhöhung der Schlafmittelzufuhr zwingt und damit zu einer neuerlichen verstärkten Anreicherung der Barbiturate in den Geweben führt. Es muß deshalb an diesen kritischen Tagen besonderes Augenmerk auf die Diurese gerichtet werden. Im übrigen lassen die Patienten während der Kur nicht selten unter sich, auch besteht fast immer eine vollkommene Amnesie für die Dauer der Schlaftherapie.

Was nun die Therapie der Komplikationen anbelangt, so kann als Faustregel gelten, daß — besonders in der ersten Woche der Kur auftretende — Temperaturerhöhungen meist auf Störungen des Wasserhaushaltes zurückzuführen sind und sich durch verstärkte Flüssigkeitszufuhr in Form von Infusionen meist schlagartig beseitigen lassen. Kommt es nicht sofort danach zur Normalisierung der Körpertemperatur, muß die Kur sogleich unterbrochen werden, da dann meist pulmonale Affektionen Ursache der Temperatursteigerungen sind. Beim Auftreten eines komatösen Zustandes mit Analgesie, Areflexie, Pupillenstörungen sowie bedrohlicher Atem- oder Kreislaufstörungen sind sofort entsprechende Gegenmaßnahmen einzuleiten: Infusionen mit 5%iger Traubenzuckerlösung, ev. Strophanthin, in schwereren Fällen rasche intravenöse Injektion (Geschwindigkeit und Dosierung knapp unter der Schockgrenze halten!) von Cardiazol (10 bis 20 ccm!), Pervitin (5 bis 10 ccm!) oder Strychnin (20 mg!), Bronchialtoilette, ev. Intubation und künstliche Beatmung; bei Kreislaufkollaps: Noradrenalin-Infusionen. Mit Megimid, einem spezifischen Antidot der Barbiturate, erscheint eine wesentliche Bereicherung unserer therapeutischen Möglichkeiten bei der Beeinflussung von Barbituratintoxikationen gegeben, doch haben wir damit noch keine eigenen Erfahrungen.

Als absolute Kontraindikationen der Kur müssen dekompensierte Kreislaufverhältnisse, Erkrankungen des Respirationstraktes sowie sämtliche Nieren- und Lebererkrankungen sowie schwere Diabetesformen angesehen werden.

Wir selbst haben uns früher des Somnifen-Dauerschlafes vor allem zur Durchführung von Entziehungs- und Entwöhnungskuren häufig bedient und dabei die Beobachtung machen können, daß es durch gleichzeitige Zufuhr hoher Dosen von Vitamin B-Komplex und von Leberextrakten gelingt, die Toxizität des Mittels erheblich herabzusetzen. Wir hatten zwar dabei den Eindruck, daß die Kombination mit hochdosiertem Vitamin B zur Erreichung der gleichen Schlaftiefe eine weitere Erhöhung der Dosis erforderlich machte, daß aber die Intoxikationserscheinungen, vor allem der Nystagmus, die Ataxie usw. dadurch deutlich vermindert werden konnten. Nicht selten treten nach der Kur — dies gilt übrigens für alle Formen der medikamentösen Schlaftherapie — Störungen der geistigen Fähigkeiten, vor allem eine Herabsetzung der Aufmerksamkeit, des Konzentrationsvermögens sowie Merkfähigkeitsstörungen auf, die wir durch Injektionen von Cerebrolysin (Fa. Ebewe, Unterach am Attersee), einem Hydrolysat aus Gehirngewebe, praktisch immer in kürzester Zeit beseitigen konnten.

In der letzten Zeit haben wir auch Schlafbehandlungen mit Plexonal forte und Plexonal-Suppositorien durchgeführt und damit ausgezeichnete Erfahrungen, besonders was die Verträglichkeit, das Fehlen von Nebenerscheinungen und das Erreichen einer gleichmäßigen Schlaftiefe anbelangt, machen können. Trotzdem handelt es sich nach wie vor um eine nicht ungefährliche und einen erheblichen Aufwand an Zeit, pflegerischer Betreuung usw. erfordernde Behandlungsmethode, die vor allem für die Behandlung von Psychosen, aber auch zur Durchführung von Entziehungs- und Entwöhnungskuren, besonders dann, wenn die Anwendung von Phenothiazin oder Reserpin aus irgend einem Grunde nicht angezeigt erscheint, in Frage kommt. Die häufig so lästigen Abstinenzerscheinungen werden „verschlafen", es wird eine Zäsur gesetzt und für den Patienten beginnt nach der Kur sozusagen ein „neues Leben".

Auf Grund verschiedener Beobachtungen möchten wir die Dauerschlaftherapie aber auch im Anschluß an neurochirurgische Eingriffe empfehlen, die zum Zweck einer Schmerzausschaltung vorgenommen werden. Es hat sich nämlich gezeigt, daß offenbar durch sie ein Circulus vitiosus unterbrochen werden kann, der sonst allzu leicht dazu führt, daß die Schmerzbeseitigung trotz Ausschaltung des Primärherdes oder Unterbrechung der Schmerzleitung nur von vorübergehender Dauer ist. Dies stellt unseres Erachtens eine bisher viel zu wenig beachtete Indikation zur Durchführung eines Dauerschlafes dar.

Trotz aller Bemühungen und Versuche, die Barbiturate durch andersartige Hypnotika (Chloralhydrat, Paraldehyd usw.) zu ersetzen, ist diese Form der Dauerschlaftherapie noch immer mit einer Mortalität von etwa 5% behaftet, so daß man sich heute vielfach der Phenothiazin- und Reserpinabkömmlinge bedient. Wir selbst geben aber im allgemeinen vor allem wegen der bei längerer Schlafdauer leichter zu erreichenden gleichmäßigen Schlaftiefe immer noch dem Dämmerschlaf mittels Plexonal den Vorzug. Wir sind auch der Ueberzeugung, daß durch strenge Beachtung der Kontraindikationen, durch die Anwendung der modernen Erfahrungen bei der Bekämpfung der Schlafmittelvergiftung (s. o.) und vor allem durch die Anwendung des Megimids, einem auf dem Prinzip der kompetitiven Hemmung arbeitenden spezifischen Barbiturat-Antidot, die Mortalität noch weiter gesenkt werden kann.

Seit der Einführung der Phenothiazine sind über die Probleme des sogenannten „künstlichen Winterschlafes" unzählige Arbeiten publiziert worden. Ich darf in diesem Zusammenhang auf die in Wien erschienene Monographie von Hift, Lembeck und Steinbereithner hinweisen, die eine Zusammenfassung aller bisherigen Erfahrungen enthält. Beim Phenothiazinschlaf wird Largactil, Megaphen, Atosil u. dgl. verabfolgt und die potenzierende Wirkung dieser Präparate auf bestimmte Pharmaka durch die gleichzeitige Verabreichung von Schlafmitteln ausgenützt. So gelingt es vielfach, mit einer relativ sehr geringen Dosis von Barbituraten das Auslangen zu finden. Auf eine gleichzeitige Unterkühlung wird im Rahmen der Dauerschlaftherapie im allgemeinen verzichtet. Die Phenothiazine und das Reserpin führen zu einer gewissen Desinteressiertheit an der Umgebung, zu einer Lösung von Angst- und Spannungszuständen und zu einer Gleichgültigkeit, die das Auftreten eines Schlafes weiter erleichtern. Beide Präparate unterscheiden sich hinsichtlich ihrer pharmakologischen Wirkung grundsätzlich von den Barbituraten und den anderen bisher angewandten Hypnoticis. So ist die Art der zentralen Dämpfung bei diesen Pharmaka eine ganz andere, dazu kommt vor allem beim Chlorpromazin seine ganglioplegische Wirkung, sein antiemetischer Effekt und weitere Eigenschaften, auf die wir jedoch hier nicht näher eingehen können. Der Chlorpromazindauerschlaf führt somit zu einer Ruhigstellung von Zentrum und Peripherie sowie zu einer Stabilisierung der vegetativen Funktionen im physiologischen Bereich.

Bezüglich der Dosierung können keine allgemein gültigen Aussagen gemacht werden. Sie muß streng individuell erfolgen, teils weil die Ansprechbarkeit auf diese Präparate individuell sehr verschieden ist, teils weil nicht selten Zeichen einer psychomotorischen Unruhe und Erregungszustände auftreten, die dann eine weitere Erhöhung, manchmal aber auch eine Verminderung der Dosierung erfordern. Die Dosierung wie überhaupt die komplikationslose Durchführung einer solchen Kur setzt eine gewisse Erfahrung voraus. Besonders beim Chlorpromazin ist wegen seiner relativ schlechten lokalen Verträglichkeit auf das Auftreten von Infiltrationen und Abszessen im Bereich der Injektionsstelle zu achten. Laufende Kreislaufüberwachung ist wegen der Blutdrucksenkung und Neigung zu orthostatischen Kollapszuständen unbedingt erforderlich. Die Kuren können sowohl mit Chlorpromazin oder Reserpin allein bzw. in Verbindung mit Barbituraten oder auch mit einer Kombination von Chlorpromazin und Reserpin durchgeführt werden. Indikationen und Wirkungsbereiche dieser beiden Medikamente überschneiden sich; über die Unterschiede ihrer Wirkung hat erst unlängst B l e u l e r auf der Tagung der Nervenärzte in Igls eingehend berichtet.

Zu den Indikationen dieser Schlaftherapie zählen vor allem neben den bekannten psychiatrischen Erkrankungen Schmerzzustände jeder Art. Darüber hinaus wurden gute Erfolge beim Herzinfarkt, bei akuten Thrombosen, zur Unterstützung der Fastenkuren bei dekompensierten Kreislaufkranken, bei Asthma bronchiale, Thyreotoxikose und vor allem bei der Sklerodermie mitgeteilt. Obgleich auch über gute Erfolge bei Ulcus ventriculi et duodeni berichtet wurde (B r o g l i e und Mitarbeiter), bestehen diesbezüglich gewisse Bedenken, da jede Blutungsbereitschaft und Neigung vor allem zu inneren Blutungen als Kontraindikation der Chlorpromazinbehandlung angesehen werden muß. Weitere Kontraindikationen sind alle Krankheitszustände, bei denen eine Verlangsamung der Lebensvorgänge zu einer weiteren Verschlechterung bereits geschädigter Gewebe führen könnte, also vor allem schwere organische Durchblutungsstörungen. Auch bei Nierenschäden scheint eine gewisse Vorsicht am Platze. Die in den ersten Tagen nach Abbrechen der Kur geklagten Beschwerden im Sinne von Kopfschmerzen, Benommenheit, Katerstimmung usw. verschwinden fast immer von selbst und machen einer oft eindrucksvollen Lösung psychischer Spannungen und einer „Harmonisierung der Persönlichkeit" (F l ü g e l) Platz.

Wir selbst haben gute Erfolge vor allem bei der Durchführung von Entziehungskuren, bei Erregungs- und

Schmerzzuständen verschiedenster Genese sowie auch bei leichteren zerebralen Durchblutungsstörungen auf arteriosklerotischer Basis, wobei wir gleichzeitig Infusionen von Ronicol und Hydergin verabreichten, gesehen.

Kommen wir nun zu jenen Methoden, bei denen der Schlaf durch vorwiegend im Bereich des Psychischen angreifende Maßnahmen erzielt wird. W e t t e r s t r a n d berichtete schon 1893 über Versuche, mittels Hypnose lang anhaltende Schlafzustände herbeizuführen. Diese Bemühungen wurden später von O. V o g t u. a. fortgesetzt, ohne daß sich jedoch dieses Vorgehen durchsetzen konnte. Größere praktische Bedeutung kommt der Hypnose jedoch in Form der „Ablationshypnose" (K l u m b i e s) zu. Sie findet vor allem im Rahmen von Schlafkuren, die auf der Herbeiführung des Schlafes durch Schaffung schlaffördernder bedingter Reflexe basieren, vielfach Anwendung. Es hat sich dabei das von K l u m b i e s empfohlene Vorgehen am besten bewährt, bei dem allgemein beruhigende Suggestionen, zum Teil verbunden mit einer Geräuschkulisse schlaffördernder akustischer Reize, auf einem Tonband aufgenommen werden. Dieses wird dann in den Krankenzimmern zu bestimmten Zeiten, vor allem in den Pausen, die der Einnahme der Mahlzeiten usw. dienen, zum Zweck des Wiedereinschlafens abgespielt. Voraussetzung dafür ist allerdings eine entsprechende Vorbereitungszeit, während der die Patienten mit dem Therapeuten in eingehenden Aussprachen Fühlung aufgenommen, sich an ihn und seine Stimme gewöhnt und Vertrauen zu ihm gewonnen haben. Während dieser Vorbereitungszeit wird bereits mit den ersten Hypnosen begonnen. Diese Therapieform läßt sich jedoch im Rahmen einer gewöhnlichen neurologischen oder internen Krankenabteilung nicht ohneweiters realisieren. So ist es erforderlich, daß eine weitgehende akustische Abschirmung der Krankenzimmer von der Umgebung durchgeführt wird; zu diesem Zweck sind z. B. doppelte Polstertüren, Teppiche auf den Gängen, Ausstattung des Personals mit Filzpantoffeln usw. notwendig. In manchen Kliniken hat es sich als praktisch erwiesen, solche Abteilungen als „Flüsterstationen" aufzuziehen, wo jedes laute Wort und jeder Lärm streng verboten sind. Es muß ferner die Möglichkeit bestehen, die Krankenzimmer zu verdunkeln, ohne daß die Lüftung darunter leidet, und vieles andere mehr.

Das Um und Auf eines solchen Betriebes ist jedoch die peinlich genaue Einhaltung des Tagesplanes. Die Patienten müssen stets pünktlich genau zur selben Tageszeit geweckt werden. Morgens werden sie nach Oeffnen des Vorhanges und des Fensters, nach Temperatur-, Pulsmessung und Waschen zum Absetzen von Stuhl und Harn aufgefordert, anschließend bekommen sie nach kurzen gymnastischen Uebungen zum Zweck einer besseren Durchlüftung der Lunge und Anregung der Darmperistaltik ein kleines Frühstück. Dann wird peroral, rektal oder per injectionem ein Schlafmittel verabreicht, das später — wenn bereits ein bedingter Reflex aufgebaut ist — durch ein indifferentes Mittel ersetzt werden kann. Dann wird der Vorhang wieder zugezogen und die Tonbandsendung eingeschaltet. Im Prinzip das gleiche spielt sich zur Zeit des Mittag- und Abendessens ab; vielfach wird abends noch ein Bad — gegebenenfalls mit verschiedenen sedativ wirksamen Zusätzen — angeordnet.

So geistreich und wohldurchdacht ein solcher Therapieplan auch sein mag, so hat die Praxis doch gezeigt, daß das gesteckte Ziel, nämlich die Herbeiführung eines ausreichenden Tiefschlafes ohne Anwendung größerer Schlafmitteldosen nur bei einem relativ kleinen Patientenkreis erreicht werden kann. Uns selbst fehlen Erfahrungen mit der Ablationshypnose, doch haben wir dieses Verfahren studiert und die entsprechenden Einrichtungen beim Neubau unserer Abteilung vorgesehen. Wir können jedoch auch auf Grund unserer Erfahrungen bestätigen, wie außerordentlich wichtig die — ich möchte sagen — rituelle Einhaltung des Tagesplanes und die Schaffung einer optimalen Gesamtkonstellation schlaffördernder Bedingungen ist, und daß es so tatsächlich in den meisten Fällen durch die Schaffung eines bedingten Reflexes gelingt, die verabreichten Schlafmittelmengen ganz wesentlich zu reduzieren.

Während das oben dargestellte Verfahren in Anlehnung an russische Autoren vor allem in der deutschen demokratischen Republik (B a u m a n n, M ü l l e r - H e g e m a n n, K l e i n s o r g e u. a.) durchgeführt wird, hat, unabhängig davon, W e i d n e r in Passau seit 1941 einen „Zwei-Phasen-Heilschlaf" ausgearbeitet. Er bedient sich dabei ebenfalls der Herbeiführung eines bedingten Reflexes. Der Zwei-Phasen-Heilschlaf, der meist nur etwa 4 Tage, höchstens aber 1 (2) Woche lang durchgeführt wird, wird mit der Injektion einer Ampulle Pantopon (0.04)-Scopolamin (0.0006) der Firma Hoffmann-La Roche eingeleitet. Vorher muß, wie bei allen Schlafkuren, der Darm durch ein

Klysma ausgiebig entleert werden. Beim Bestehen stärkerer Schmerzen kann eventuell noch zusätzlich Novalgin intravenös verabreicht werden. Der Patient schläft daraufhin innerhalb von etwa 20 Minuten ein. Die nächste Injektion bekommt er, wenn er wieder aufwacht, also meist innerhalb der nächsten 12 Stunden. Am nächsten Morgen ist dann meist eine neuerliche Injektion erforderlich und am gleichen Tag noch eine 4. Injektion von Pantopon-Scopolamin; in den nächsten 1 bis 2 Tagen genügt fast immer die Injektion von physiologischer Kochsalzlösung, bis dann — der Zeitpunkt ist bei den einzelnen Patienten verschieden — eine neuerliche Bahnung des bedingten Reflexes durch Pantopon-Scopolamin erforderlich wird. Wenn primär süchtige Patienten und Psychopathen von der Behandlung ausgeschlossen werden, dürfte die Suchtgefahr tatsächlich gering sein, da die Patienten ja niemals wirklich in den Genuß des Alkaloids kommen — während dieser Zeit schlafen sie ja —, und nach dem Aufwachen sind sie im allgemeinen bereits wieder 1 bis 2 Tage alkaloidfrei.

Als Kontraindikationen dieses Zwei-Phasen-Heilschlafes werden lediglich schwerere Beeinträchtigungen des Kreislaufes und des Respirationstraktes angesehen. Als Indikation kommen nach W e i d n e r vor allem Erkrankungen des allergischen Formenkreises, wie Asthma, Migräne, Quincke-Oedem und Urtikaria, ferner akute Infektionen, vor allem Poliomyelitis, Encephalitis, Influenza, Pertussis und Viruspneumonien sowie frische Endokarditiden und schließlich auch Fälle von akuter Polyarthritis, Pleuritis und Glomerulonephritis, in Betracht. Der Zwei-Phasen-Heilschlaf kann auch als Basistherapie angewandt und mit der Verabreichung von Sulfonamiden und Antibiotika kombiniert werden.

H e y m a c h empfiehlt den Zwei-Phasen-Heilschlaf auch zur Behandlung vegetativer Betriebsstörungen und therapieresistenter Fälle von Adnexitis und Parametritis.

Fassen wir zusammen, so haben wir im gegebenen Rahmen versucht, die Möglichkeiten und Grenzen einer Behandlung mittels künstlich herbeigeführten Schlafes aufzuzeigen. Auf technische Einzelheiten, die auch kaum gelehrt werden können, sondern sich nur durch die Erfahrung erarbeiten lassen, konnte hier nicht eingegangen werden. Jede der beschriebenen Methoden hat ihre Vor- und Nachteile; welcher Methode man sich im Einzelfall bedient, wird teils vom Patienten und seiner Erkrankung, teils von den dem Therapeuten zur Verfügung stehenden Möglichkeiten abhängen.

Mit dem Vorschlag, eine Schlafbehandlung durchführen zu wollen, werden wir übrigens bei unseren Kranken auf größte Bereitwilligkeit und Verständnis stoßen, gilt doch der Schlaf im Volksglauben und in der Dichtung als eine „Quelle der Erneuerung" (D a n t e).

Literaturverzeichnis kann beim Verfasser angefordert werden.

Die Röntgenvorbestrahlung in der Therapie der malignen Tumoren

Von

A. Leb

Graz

Ein Karzinom ist fast immer ausgedehnter, als es klinisch diagnostiziert werden kann.

Kleine, gut abgrenzbare und verschiebliche Tumoren, die als Anfangsstadien imponieren, sind in etwa 90% der Fälle bereits in die regionären Lymphabflußbahnen vorgedrungen und der Chirurg operiert, ohne es zu wissen, in einem mit karzinominfiltrierten Lymphgefäßen durchsetzten Gebiet.

Diese durch patho-anatomische Kontrolluntersuchungen bewiesene frühzeitige lymphvaskulare Ausbreitung der malignen Geschwülste zwingt jetzt zur Revision der bisherigen, zu wenig ausgreifenden Behandlungsmethoden.

Die erste Reaktion der Chirurgen bestand darin, durch eine Ausweitung des operativen Vorgehens und durch eine Exstirpation nicht nur des Primärtumors, sondern auch der regionären Drüsen und Lymphgefäße, der Forderung nach einer vollständigen Elimination der malignen Zellwucherungen gerecht zu werden.

Die Belastung der Patienten wurde durch diese erweiterten Operationen vergrößert, ohne eine Gewähr für eine Radikalität zu gewinnen.

Das daraus resultierende entgegengesetzte Vorgehen besteht darin, die zur lokalen Entfernung des Tumors notwendigen operativen Eingriffe in gut erträglichen Grenzen zu halten, den Umfang der Operation sogar zu verkleinern und die Behandlung der peripheren Ausläufer der Geschwulst und eventuell metastatischer Drüsen einer räumlich ausgreifenden Strahlentherapie zu überantworten.

Es ist heute auf Grund zuverlässiger Statistiken bereits feststehend, daß durch diese Summation und Koordination der Strahlentherapie mit den chirurgischen Möglichkeiten die Dauerheilresultate gesteigert und die letzten wirklichen Fortschritte in der Behandlung maligner Tumoren erzielt wurden.

Der weitere methodische Ausbau einer kombinierten radiochirurgischen Therapie der malignen Tumoren ist aussichtsreich und heute eine andauernd aktuelle Aufgabe.

Das Mammakarzinom ist der klinischen Untersuchung am leichtesten zugänglich und sind die bei dieser Lokalisation des Karzinoms bestehenden Verhältnisse am genauesten überprüft.

Aus der Gesamtzahl der Mammakarzinome gehören nach den Erfahrungen von Anschütz, Bier und Claus nur etwa 6 bis 10% zu den lokalisierten Anfangsstadien, ein Prozentsatz, der durch eine in Schweden gut organisierte Früherfassung der malignen Tumoren auf 37% gesteigert werden konnte (Berven).

Im übrigen erfolgt eine rasche Ausbreitung der malignen Gewebswucherung durch vielgestaltige, axillare, interpektorale und supraklavikulare Lymphbahnen, eine intrathorakale, lymphvaskulare Ausbreitung längs der Blutgefäße aus der Arteria mammaria interna und längs der die Thoraxwand perforierenden Interkostalgefäße.

Es bestehen quere Anastomosen der Mammaria-Lymphstränge nach der Gegenseite und Verbindungen mit dem subpleuralen Lymphraum und dem Mediastinum.

Tatsächlich wurden schon im Frühstadium des Brustkrebses, im Stadium Steinthal I, klinisch nicht nachweisbare, axillare Drüsen in 28 bis 50% patho-anatomisch nachgewiesen (O'Brien, Wanke) und desgleichen auch frühzeitige Absiedlungen in die parasternalen Drüsen in 5 bis 20% (Mörl, Handley und Margotini).

Nach der Ansicht von Baclesse und McWhirter ist bei dem Vorhandensein axillarer, metastatischer Drüsen auch ein Befallensein der supraklavikularen und substernalen Lymphgebiete anzunehmen.

Bei dieser klinisch nicht sicher übersehbaren Ausbreitung auch der Frühformen des Brustkrebses ist es nur eine logische Folgerung, wenn Kohler das Steinthalsche Einteilungsschema für das Mammakarzinom heute ablehnt.

Therapeutisch kann nun der Versuch unternommen werden, durch eine räumliche Ausweitung des operativen Eingriffes, durch eine Freilegung des parasternalen und

retrosternalen Thoraxraumes, durch Resektionen der Brust-
wand und durch eine regelmäßige Ausräumung der supraklavikularen Drüsenregion die vom Karzinom ergriffenen
Lymphstränge auszuräumen (Halsted, Wangen-
steen, Handley-Thakrey, Arndt, Mörl, Wanke,
Urban, Sugarbeker, Rosenauer). Es bleibt aber
immer der Eindruck zurück, daß eine Vollradikalität auch
damit nicht erreicht wird.

Die Rotter-Halstedsche Radikaloperation des
Brustkrebses, die nur die Entfernung des Mammatumors und
Drüsenausräumung der Axilla vorsieht, kann in der Mehr-
zahl der Fälle nur ein Anschneiden des Karzinoms bedeu-
ten und Rezidive in der supraklavikularen und substernalen
Region nicht verhindern.

Bei der geringen Wahrscheinlichkeit, alle peripheren
Geschwulstausläufer operativ erfassen zu können, ist
das Vorgehen jener Chirurgen begründet, die von vornherein auf eine voraussichtlich unvollständige Exstirpation der metastatischen, regionären Lymphdrüsen verzichten, die Operation auf den lokal entfernbaren Tumor oder
auf eine einfache Mastektomie einengen. Ein Zurückgehen
eventueller axillarer, supraklavikularer oder sub- und para-
sternaler Drüsen und karzinomatös infiltrierter Lymphstränge im Bereich der Mammariagefäße wird von einer
intensiven Röntgentherapie erwartet (McWhirter,
Keynes, Mustakallio, Remold-Siegert).

Die zeitliche Koordination der Röntgentherapie mit
der Operation kann in der Form der präoperativen Strahlenbehandlung wie auch in der Form der postoperativen
Nachbestrahlung sowie in der Summation beider Methoden
erfolgen. Die vor der Operation durchgeführte Röntgentherapie trifft auf einen ungeschädigten, durch keinen
vorangegangenen operativen Eingriff beeinträchtigten Gefäßapparat, der noch zu einer vollen Heilreaktion befähigt ist. Gegenüber der postoperativen Strahlentherapie
bedeutet dies für die Vorbestrahlung eine therapeutisch
aussichtsreichere strahlenbiologische Ausgangssituation.

Das Zielfeld der Röntgenbestrahlung sind in erster
Linie die lymphovaskularen Ausbreitungszonen des Karzinoms, während der Bestrahlung des Primärtumors, der
ohnehin operativ entfernt wird, eine nachgeordnete Bedeutung zukommt. Die Bestrahlungsfelder sind groß und aus-
greifend; in unserem Zentral-Röntgeninstitut wird die
Röntgentherapie des Brustkrebses in 4 großen Feldern verabfolgt. Das sternale Bestrahlungsfeld reicht über den

gegenüberliegenden Rand des Sternums und umfaßt die kontralateral reichenden Verbindungen und Anastomosen der Mammarialymphbahnen, die substernalen, parasternalen und mediastinalen Drüsenregionen. Anschließend ein mediales, gleichseitiges Thoraxfeld, das den Primärtumor medialwärts und die interpektoralen Drüsen einbezieht; ein 3. Feld ist senkrecht auf die Axilla und den Mammatumor von lateralwärts her gerichtet und ein 4. Bestrahlungsfeld liegt über den supraklavikularen Drüsenstationen.

Der Primärtumor wird also unter Einschluß der vorderen Thoraxwand tangential von lateral und medialwärts her unter Summation der Strahlenintensität getroffen. Die Bestrahlungsdosis wird bis zur Grenze der Hauttoleranz und bis zum Auftreten einer exfoliativen Strahlendermatitis gesteigert. Diese Hautreaktion wird bei den in meinem Institut angewendeten großen und ausgreifenden Bestrahlungsfeldern und bei dem dadurch bedingten hohen Streustrahlenzusatz mit 2400 bis 3000 r Oberflächendosis, bei einer Fraktionierung von täglich 2×200 r in 3 bis 4 Wochen erreicht. Die gleiche Hautreaktion (exfoliative Dermatitis) konnte mit verschiedener Fraktionierung und verschiedener zeitlicher Verteilung erreicht werden, so von Wintz mit einer Einzeitbestrahlung mit 800 r, von Berven mit 5×350 r (1750 r) und von Kohler mit 20×200 r innerhalb 4 bis 5 Wochen (4000 r). Diese exfoliative Strahlenhautreaktion heilt innerhalb 4 Wochen unter einer Dauerepilation der Axilla ab.

Der Zeitabstand, der vom Ende der Bestrahlungsserie bis zur Operation einzuschalten ist, also die präoperative Pause, kann nicht nach freiem Ermessen, sondern nur nach dem bekannten gesetzmäßigen Ablauf der Strahlenwirkung bestimmt werden.

Die molekularen und physikochemischen Umsetzungen in der Zellstruktur erfolgen schon während der Bestrahlung. Das anschließende Stadium der Zelldegeneration wird nach 2 bis 3 Wochen histologisch manifest. Die aktive Heilreaktion des Gefäßmesenchyms und die volle Gewebsabwehr gegen das Karzinom wird jedoch erst nach 2 Monaten wirksam.

Nach den Untersuchungen von Ricker, Bostroem, Leupold, Mahnert-Ratzenhofer, Moser kommt dem Gefäßbindegewebsapparat für die Karzinomentstehung eine besondere Bedeutung zu. Die Störung des Blutumlaufes führt nach Warburg auch zu einer Einschränkung der Sauerstoffatmung der Zelle, zu einem Gärungsersatzstoffwechsel und zur Entwicklung von atypischen und ungeordneten Zellwucherungen. Diese pathologischen Durchblutungsverhältnisse sind bei den der Inspektion zugänglichen malignen Tumoren in der Form erweiterter Gefäße, livider Verfärbung und venöser Stasen, insbesondere auch in der Umgebung des Mammakarzinoms zu sehen.

In unserem Institut konnte V o g l e r bei den gefäßreichen malignen Knochentumoren venöse Stasen und arterio-venöse Fistelbildungen nachweisen.

Die Normalisierung des gestörten Blutumlaufes ist nun entscheidend für einen Erfolg der Strahlenbehandlung (H o l t h u s e n, N ö d l) und bildet die Voraussetzung für den ungestörten Abtransport von Zellnekrosen und für die Neubildung von Bindegewebe.

Daß durch die Röntgenbestrahlung eine derartig günstige Steuerung der Blutzirkulation bei malignen Tumoren möglich ist, möchte ich hiermit erstmalig an der Hand der serienvasographischen Darstellung des Blutdurchströmungsvorganges vor und nach der Röntgenbestrahlung am Beispiel eines fibroplastischen Sarkoms demonstrieren:

Es handelt sich um eine zweimannsfaustgroße Geschwulst, ausgehend vom Periost des Femur. Der Tumor ist gefäßreich, vermehrt durchblutet, zeigt aber eine Störung der Blutverteilung, wobei es bereits in der arteriellen Durchströmungsphase zu einem vorzeitigen Blutübertritt in die Venen durch arterio-venöse Kurzschlüsse kommt. In der venösen Phase erfolgt durch die Füllung zahlreicher pathologisch erweiterter Venen eine verstärkte Anfärbung des Tumors mit Kontrastmittel. Es entstehen venöse Stasen und Peristasen im Tumorbereich mit einer pathologisch verlängerten Verweildauer in den dilatierten Venen. 8 Wochen nach Beendigung der Röntgenvorbestrahlung, die von 3 Feldern aus mit je 12×200 r, also mit 2400 r auf jedes Einzelfeld erfolgte, ist die Geschwulst auf die Hälfte verkleinert und die Durchblutung normalisiert. Die Wiederholung der Vasographie von der Arteria femoralis aus und der Vergleich der 3-Sekunden-Arteriogramme zeigt nach der Röntgenvorbestrahlung keine vorzeitigen Blutübertritte in die Venen mehr. Am 6- und 9-Sekunden-Vasogramm bestehen auch keine Verzögerungen der venösen Durchströmungsphasen, keine Venenerweiterungen und keine Stasen mehr. Die Durchblutung erfolgt jetzt in normaler Zeit.

Auch nach intensiver Röntgen- und Radiumvorbestrahlung von Karzinomen des Gebärmutterhalses, von ulze-

rierten Hautkarzinomen, kann im Anschluß an die Bestrahlung ein Farbenumschlag, ein Uebergehen der blau-
roten lividen in eine hellrote Farbe beobachtet werden. Es
ist dies ebenfalls ein Hinweis für eine gebesserte Arteriali-
sation der Durchblutung nach Röntgentherapie. Damit sind
zirkulatorisch die Grundlagen für eine aktive Heilreaktion,
für eine Aktivierung des Bindegewebes als Abwehr gegen
die malignen Zellwucherungen gegeben, wie sie von Kohler und Schober angenommen wird.

Die histologische Untersuchung des exstirpierten und
verkleinerten Resttumors ergab auch in diesem Beispiel
neben Zellnekrosen und Hyalinisierung das Geschwulstgewebe von Bindegewebszügen durchsetzt.

Die Ausbildung dieser durch die Röntgentherapie ein-
geleiteten histologischen Abwehrreaktion des Bindegewebes
dauert mehrere Wochen, und je nach der verabfolgten
Bestrahlungsdosis werden von den verschiedenen Röntgen-
instituten (Berven, Kohler, Gietzelt, Oelss-
ner, Scherer) bis zur nachfolgenden Operation Pausen
von 4 bis 8 und 12 Wochen eingeschaltet, in unserem Institut 6 bis 8 Wochen.

An 124 röntgenvorbestrahlten Mammakarzinomen
konnten wir regelmäßig eine Verkleinerung, zum Teil auch
ein histologisch nachweisbares Verschwinden des Karzinoms
aus der Brustdrüse und aus den regionären Lymphdrüsen
erzielen. Der Prozentsatz der karzinomfrei gewordenen bestrahlten Geschwülste vermindert sich jedoch mit der Ge-
nauigkeit der histologischen Untersuchung und mit der Zahl
der durchprüften Serienschnitte. Meist werden doch noch
Karzinomzellen gefunden, die die Ablatio der Mamma und
die Exstirpation der erreichbaren Drüsen erfordern.

Auffällig ist die schon von Kohler bekanntgegebene
und auch in unserem Institut gemachte Beobachtung, daß
Lungenmetastasen nicht an der bestrahlten Seite, sondern
auf der nicht bestrahlten Lunge auftreten. Wesentlich seltener sind nach der Röntgenvorbestrahlung die lokalen Tu-
morrezidive und Impfmetastasen in der Operationsnarbe
geworden. Sie sind von 20 bis 30% auf 7 bis 9% und nach
Berven sogar auf 3% gesunken.

Der therapeutische Gewinn, der in der Röntgenvorbestrahlung gelegen ist, besteht vor allem darin, daß sie
räumlich ausgreifender gestaltet werden kann, als dies der
Operation technisch möglich ist.

Wenn auch bei den generalisierten und allgemein metastasierenden Krebsformen bei dem heutigen Stand der

Karzinomtherapie noch keine kurativen Erfolge zu erwarten sind, so kann doch durch eine ausgreifende Röntgentherapie noch die regionäre, lymphovaskulare Absiedlung räumlich erfaßt werden. Es konnte nach einer Statistik von B e r v e n bei Mammakarzinom mit bereits bestehender pluriglandularer Infiltration der Axilla durch die präoperative Röntgentherapie eine 5-Jahres-Ueberlebensquote von 32% gegenüber nur 7% nach alleiniger Röntgennachbestrahlung erzielt werden. Erfolgreicher wird die Röntgennnachbestrahlung dann, wenn bei einfacher Tumorexstirpation aus der Brustdrüse oder einfacher Mastektomie der Gefäßapparat, besonders in der Axilla, kaum beeinträchtigt und damit die Grundlage der Heilreaktionsfähigkeit des Gefäßapparates erhalten bleibt. Bei dieser Operationsmethodik und in Kombination mit der Röntgennachbestrahlung konnte M c W h i r t e r eine 5-Jahres-Ueberlebenszeit von 43% und M u s t a c a l l i o von 84% erzielen.

Die günstigen Resultate bei der präoperativen Röntgentherapie des Brustkrebses veranlaßte uns, wie auch andere Röntgeninstitute, dieses Verfahren auch bei den übrigen malignen Tumoren mit bisher sehr befriedigenden Anfangsresultaten anzuwenden.

Beim Krebs des Mundbodens und der Schilddrüse, bei den äußeren Larynx- und Hypopharynxkarzinomen mit ihrer Neigung zu frühzeitigen Lymphdrüsenmetastasen gelang es regelmäßig, den Primärtumor und die Drüsenmetastasen zu verkleinern und für einen nachfolgenden operativen Eingriff eine günstigere Situation zu schaffen.

Ueberraschend ist es, daß die Röntgenvorbestrahlung von Tumoren des Magen- und Darmtraktes sich nicht so unwirksam erweist, wie vielfach angenommen wird. Ausgedehnte Karzinome des Magens und der Oesophagusregion sowie des Colons konnten wir durch die Röntgenvorbestrahlung teilweise zum Rückgang bringen und inoperable Tumoren auf ein operables Ausmaß reduzieren.

Bei den prognostisch bisher infausten malignen Knochentumoren erzielt die Röntgenvorbestrahlung eine bessere Abgrenzung, die Ausbildung demarkierender Knochenschalen und damit die Möglichkeit einer radikalen Operation mit gebesserten Heilaussichten.

Die Röntgen- und Radiumbestrahlung des Gebärmutterhalses führt nach den Mitteilungen von A. M a y e r, R e i c h e n m ü l l e r, K o t t m e i e r und von H e i s s aus der Klinik N a v r a t i l zu einem Rückgang der peritumo-

ralen Entzündung und Jauchung, zu einer Minderung der
Peritonitisgefahr und Operationssterblichkeit, zu einer De-
vitalisation der Krebszellen und Blockade der Lymphbahnen sowie zur Tumorverkleinerung und Besserung der
Heilerfolge.

Der zuverlässige statistische Beweis für eine Steigerung
der Dauerheilresultate bei malignen Tumoren durch die
präoperative Strahlentherapie ist bisher für das Mammakarzinom erbracht worden. D o m a n i g erzielte durch die
Kombination der Röntgenvorbestrahlung mit der Operation
eine Erhöhung der 5-Jahres-Ueberlebensquote von 30 auf
52%. Dabei wurde der chirurgische Eingriff in unmittel-
barem Anschluß an die Röntgenbestrahlungsserie durchgeführt. Diese Frühoperation trifft auf eine hyperämisierte
Haut in der Strahlenreaktion, sie belastet zusätzlich die
Patientin im Bestrahlungsschock und in der allgemeinen
Reaktion gegen den durch die Bestrahlung verursachten
Zellzerfall. Diese Frühoperation verzichtet auch auf die
Auswirkung der aktiven Heilreaktion des Gefäßbinde-
gewebsapparates, die eine präoperative Pause von 6 bis
8 Wochen beansprucht.

K o h l e r erreichte unter Einhaltung einer Pause von
8 Wochen eine Steigerung der Ueberlebenszeit von 30%
der nur operierten auf 64% der mit Röntgenvorbestrahlung behandelten Kranken.

Es ist also durch die präoperative Röntgentherapie
eine an einem großen Krankengut statistisch gesicherte
Verdoppelung der 5-Jahres-Heilergebnisse zunächst beim
Mammakarzinom erreicht worden.

Es werden nicht überall die gleich günstigen Heil-
resultate erzielt werden. Es ist aber heute erwiesen, daß
die Kombination der Strahlentherapie, besonders der
Röntgenvorbestrahlung mit dem chirurgischen Vorgehen
einen tatsächlichen Fortschritt in der Behandlung der malignen Tumoren darstellt und daß dort, wo diese Therapie
nicht durchgeführt wird, zum Schaden des Patienten auf
eine zusätzliche Heilmöglichkeit verzichtet wird.

Es liegt daher heute nicht mehr in unserem freien
Ermessen, ob die präoperative Strahlentherapie bei den
malignen Tumoren angewendet werden soll oder nicht.

Der Blutersatz in der allgemeinen Praxis

Von

E. Vonkilch

Wien

Infusionen und Transfusionen sind heute ein weitverbreitetes Allgemeingut der therapeutischen Medizin. Es gibt kaum noch ein medizinisches Fachgebiet, in welchem sie nicht in großem Ausmaß angewendet werden. Die Voraussetzungen für die routinemäßige Durchführung dieses Eingriffes sind im wesentlichen gegeben:

In ununterbrochener Forschungsarbeit wurden viele Erkenntnisse über die Physio-Pathologie aller mit einer Transfusion bzw. Infusion zusammenhängenden Fragen erarbeitet, das dazu notwendige Instrumentarium fortlaufend verbessert und durch die in der ärztlichen Ausbildung mitinbegriffene Spitalspraxis jedem Arzt die Möglichkeit geboten, sich die nötige Routine für die Durchführung dieses Eingriffes anzueignen.

Dennoch haben die auf diese Weise bis heute erarbeiteten Grundbedingungen für die in jeder Hinsicht gesicherte Durchführung einer Transfusion bzw. Infusion an der Bedeutung und Verantwortlichkeit dieser Behandlungsform nichts zu ändern vermocht.

Ihre vielfältige Anwendung unter den verschiedensten Voraussetzungen bedingt auch eine Vielfalt der zu treffenden Vorbereitungen, der möglichen Zwischenfälle und der eventuell zu ergreifenden Gegenmaßnahmen.

Es ergibt sich daher die Frage, ob die routinemäßige Ausführung einer Transfusion oder Infusion in der Praxis als ebenso durchführbar bezeichnet werden kann wie in einem Krankenhaus. Hat der praktische Arzt genügend Zeit für die Vorbereitung und Durchführung dieses Eingriffes, hat er genügend Personal, um die notwendige

Ueberwachung des Patienten während desselben zu gewährleisten, und erlauben schließlich seine räumlichen Verhältnisse, den Patienten nachher für einige Stunden — eine unbedingt zu fordernde Kontrollzeit — in seiner Obhut zu belassen, um bei etwa auftretenden Nachreaktionen gleich die notwendigen Gegenmaßnahmen ergreifen zu können?

Aus dem Transfusionsmaterial der Blutersatzstelle der I. Chirurgischen Universitätsklinik für das Jahr 1955 ist ersichtlich, daß bis auf ganz wenige Ausnahmen zumindest Bluttransfusionen nur in Spitälern durchgeführt wurden. Von 4000 Blut- bzw. Plasmatransfusionen wurden nur 10 von praktischen Aerzten ausgeführt.

Indikation	In der Ordination	In der Wohnung	Im Hotel
Akute Blutung:			
Oesoph. Varizen.......		2	
Ulcus duodeni		1	
Tubaria			1
Stichverletzung..........	1		
Karzinomanämie		2	
Leukämie...............		1	
Myasthenia grav.........		2	

Die Möglichkeiten eines Blutersatzes in der Praxis aufzuzeigen, scheint für gewisse Situationen bzw. Indikationen dennoch wünschenswert. In erster Linie kann sich die Notwendigkeit einer lebensrettenden Transfusion bei schweren Unfällen oder akuten Blutungen in abgelegenen Ortschaften oder Betrieben ergeben, wenn der Patient infolge des starken Blutverlustes bzw. Schockzustandes transportunfähig ist. Gelegentlich kann auch in Zeiten von Krankenhausüberfüllungen durch Epidemien oder jahreszeitlich bedingte Erkrankungen die erschwerte Unterbringung in einem Spital oder die vorzeitige Entlassung eines Patienten aus demselben dazu führen, daß eine ambulante Transfusion als Ueberbrückungshilfe notwendig wird. Schließlich gibt es Patienten, die aus übergroßer Scheu vor einem Krankenhausaufenthalt, manchmal auch aus finanziellen Gründen an ihren Arzt das Ansinnen stellen, die von ihm für notwendig erachtete Transfusion außerhalb des Spitales durchführen zu lassen.

Zur absoluten Notwendigkeit kann, wie schon erwähnt, der Blutersatz als vitale Indikation bei schwer ausgebluteten oder schockierten Patienten werden, und diese Situation soll etwas näher besprochen werden.

Der Schock als Sammelbegriff verschiedenster klinischer Erscheinungsformen wird heute übereinstimmend definiert als Mißverhältnis zwischen zirkulierender Blutmenge und Gefäßkapazität. In grundlegenden Arbeiten wurde das Schockproblem u. a. von Rein, Eppinger und Blalock untersucht und in weiterer Folge von zahlreichen Autoren (Oglivie, Schwiegk, Duesberg und Laborit) nach verschiedenen Gesichtspunkten dargestellt, was zwangsläufig zu einer gewissen Verwirrung in der Nomenklatur des Schocks geführt hat.

Prägnant und von praktischer Bedeutung für das Verständnis des Schockgeschehens ist dagegen sowohl für den Kliniker als auch für den Praktiker die kürzlich von Fuchsig in strenger Anlehnung an die heute allgemein gültige Definition des Schocks gegebene Darstellung der Aetiologie desselben.

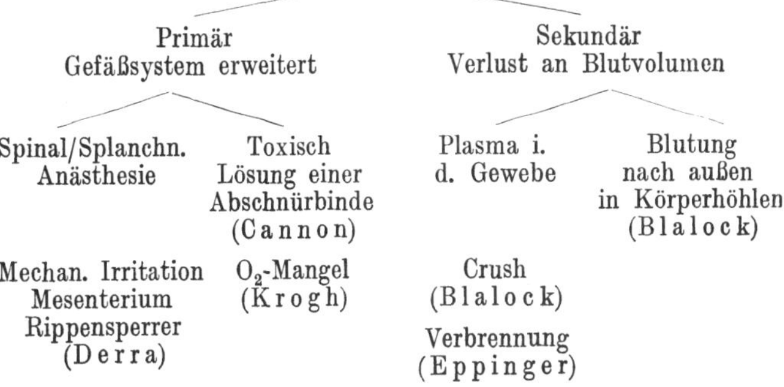

Während der bei Operationen durch mechanische Irritation oder bei der Spinal- bzw. Splanchnicusanästhesie gelegentlich auftretende, durch Gefäßdilatation bedingte primäre Schock ein den Kliniker befassendes Zustandsbild darstellt, kann der durch Blut- oder Plasmaverlust bedingte sekundäre Schock in gleicher Weise dem Kliniker wie auch dem Praktiker besonders bei den schon erwähnten dringlichen Fällen begegnen.

Der für den letzteren häufigste Anlaß zur Bekämpfung eines Schocks ist der Blutverlust nach außen oder in Körperhöhlen bzw. der Plasmaverlust in das Gewebe durch Crush oder schwere Verbrennungen. G o l t z hat schon 1864 nachgewiesen, daß hierbei weniger der Verlust an Erythrozyten als vielmehr der Flüssigkeitsverlust von ausschlaggebender Bedeutung für den Ablauf des Geschehens ist.

Die Notwendigkeit einer Schocktherapie wird zusätzlich betont durch die Bedeutung, welche dem Zeitpunkt für die zu ergreifenden Gegenmaßnahmen zugemessen wird.

Durch das Volumendefizit der Gefäßbahn kommt es zu einem verminderten Blutangebot an das Herz, damit zur Hypotonie und in weiterer Folge zu hypoxämischen Organschäden, von denen die letztlich erfolgende zentralnervöse Schädigung zum Zusammenbruch der noch vorhandenen Gegenregulationen führt. Dieses an sich gleichmäßige Geschehen am Kreislauf, die relative Oligämie, ist, wie S c h w i e g k in seiner ausführlichen Besprechung der Aetiologie und klinischen Ablaufformen des Schocks darlegt, allen Arten desselben gemeinsam.

Die Auffüllung des Kreislaufes eines schockierten Patienten ist also die zweckmäßigste und dringlichste Maßnahme, sei es nun, um eine unmittelbare Lebensgefahr zu bannen oder um den Patienten für die weitere Versorgung in einem Spital transportfähig zu machen.

Die früher in solchen Fällen angewandte Methode, durch pharmakologische Konstriktion das Gefäßsystem dem Blutvolumen anzupassen, wird heute auf Grund der neueren Erkenntnisse über die Pathologie des Schocks allgemein als wirkungslos, ja kontraindiziert betrachtet. Aus dem von F u c h s i g gezeigten Schema über die für den Schock charakteristischen körpereigenen Kreislaufregulationen ist dies sehr gut ersichtlich.

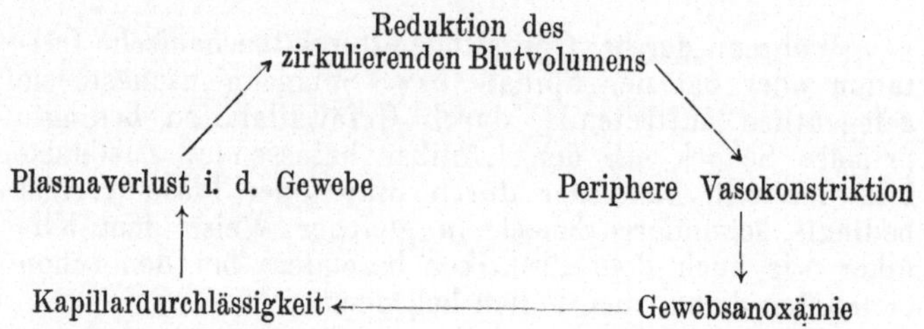

Wollte man, statt am Ausgangspunkt des Geschehens, also kreislauffüllend, einzugreifen, durch Pharmaka die Vasokonstriktion noch verstärken, so hätte diese Maßnahme lediglich, wie aus dem Schema ersichtlich ist, eine Vertiefung des Circulus vitiosus zur Folge.

Ist aber einmal die Auffüllung des Gefäßsystems erfolgt, können tonisierende Kreislaufmittel zur Stabilisierung des Kreislaufes nutzvoll angewendet werden.

Frey gibt in seiner therapeutischen Nomenklatur des Schocks Anhaltspunkte für die nicht immer leicht abzugrenzende Form und Therapie desselben:

1. Kompensierter Schock (systolischer Blutdruck nicht unter 100, Puls nicht über 100).

2. Dekompensierter Schock (Blutdruck unter 90 mm Hg, Puls über 120/Min.).

3. Akute Lebensgefahr (Blutdruck unter 80 mm Hg, Puls über 140/Min.).

4. Irreversibler Schock (wenn die akute Lebensgefahr länger als $\frac{1}{2}$ Stunde andauert).

Während schon die Aufrechterhaltung des kompensierten Schocks durch körpereigene Gegenregulationen nicht sicher für eine längere Zeitspanne gewährleistet ist und eine Infusionstherapie zur Stützung derselben erfolgen soll, bedarf der dekompensierte Schock unbedingt zusätzlicher therapeutischer Maßnahmen, die bei der akuten Lebensgefahr durch den Zeitpunkt ihres Einsetzens von entscheidender Bedeutung sind, wenn das Stadium des irreversiblen Schocks vermieden werden soll.

Schwierig ist die Berechnung der Transfusions- bzw. Infusionsmenge. Frey empfiehlt bei Notfallstransfusionen, besonders jenen, die durch eine schwere Blutung bedingt sind, mit der Infusion einzuhalten, wenn ein systolischer Blutdruck von 100 mm Hg erreicht ist. Die endgültige Normalisierung des Blutdruckes soll erst erfolgen, wenn durch die operative Versorgung des Blutungsherdes die mit dem Anstieg des Blutdruckes gegebene Gefahr einer neuerlichen Blutung gebannt ist.

Und nun einige Worte über die zur Verfügung stehenden Mittel zur Auffüllung des Kreislaufes. Für den Blutungsschock ist die Vollbluttransfusion uneingeschränkt das Mittel der Wahl. In zweiter Linie können hier auch Blutplasma, Serum oder Humanalbumin gute Dienste leisten, da diese Mittel nächst dem Vollblut den kolloid-osmotischen Druck am nachhaltigsten wiederherstellen. Für den Verbrennungsschock, gekennzeichnet durch eine starke Bluteindickung, ist der Plasma- bzw. Seruminfusion gegenüber Vollblut der Vorzug zu geben. Zu beachten ist, daß 100 ccm Humanalbumin in seiner Wirkung einer Flüssigkeitsmenge von 500 ccm Plasma entspricht, das zirkulierende Blutvolumen drastisch erhöht und daher unter Umständen zum Lungenödem führen kann. Da aber Blut bzw. seine Derivate nicht immer, noch weniger in Notfallssituationen, bei der Hand sind, hat man unermüdlich an der Beschaffung von Ersatzlösungen gearbeitet, aus deren großen Reihe die bekanntesten genannt seien:

1. Physiologische Kochsalzlösung,
2. Ringer-Lösung (Tutofusin),
3. Subsidon (Tutofusin + Rutin),
4. Kohlehydratlösungen (Glukose, Lävulose, Invertose).

Diesen Infusionsflüssigkeiten haftet der große Nachteil an, daß die als kristalloide bzw. niedermolekulare Lösungen das Gefäßsystem spätestens nach 2 Stunden wieder verlassen.

Daher hat man sich um die Entwicklung von wasserbindenden kolloidalen Ersatzflüssigkeiten bemüht, die uns heute in einer Molekulargröße zwischen 10.000 und 120.000 zur Verfügung stehen. Die gebräuchlichsten davon sind:

1. Polyvinylpyrrolidon (im Handel als Periston oder Kompensan),
2. Dextran (Macrodex) bzw. Hydrodextran.

Neben diesen auf künstlichem Wege erzeugten großmolekularen Lösungen ist das Adaequan bzw. Isoplasma als kolloidale Lösung tierischer Herkunft zu nennen.

Sämtliche kolloidale Lösungen sind körperfremd, in ihrer Wirkung als nachhaltig wirkendes Auffüllungsmittel anerkannt, bezüglich ihrer Verträglichkeit jedoch noch umstritten. Zahlreichen Publikationen, in denen das Periston und Dextran als einwandfrei verträglich bezeichnet werden, stehen andere gegenüber, in welchen bei wiederholter Anwendung dieser Präparate über Verschiebungen des roten Blutbildes im Sinne einer Hämoglobin- und Erythrozytenverminderung, über Leber- und Nierenparenchymnekrosen, über durch Speicherungen hervorgerufene Schaumzellenbildung und unterschiedliche Reaktionsziffern berichtet wird. Noch umstrittener sind die Präparate tierischer Herkunft. Während F i l a t o v tierisches Plasma, dem durch Hydrolyse seine Artspezifität genommen wurde, ohne Komplikationen im großen Umfang anwendete, warnen zahlreiche Autoren vor der antigenen und anaphylaktogenen Wirkung dieses Mittels.

Wenn auch die Ansichten über Verträglichkeit und Nebenwirkungen bei der Anwendung von Periston und Dextran noch divergieren, können diese Infusionslösungen doch auf Grund zahlloser klinischer Erprobungen und besonders auch auf Grund der mit ihnen während des zweiten Weltkrieges und während des Koreakrieges gesammelten Erfahrungen als gut verwendbar bezeichnet werden.

Als nächstes erhebt sich die Frage, ob heute die technischen Voraussetzungen für die Durchführung einer Notfallstransfusion bzw. -infusion gegeben sind. Für die Bluttransfusion ist hier eine Reihe von Faktoren zu berücksichtigen. Die Grundkenntnisse der Blutgruppenserologie können wohl bei jedem ärztlichen Helfer als bekannt vorausgesetzt werden. Hatte man jedoch bis vor nicht zu langer Zeit lediglich auf die Uebereinstimmung der Blutgruppen von Spender und Empfänger Wert gelegt und auch den sogenannten Universalspender (ein Spender der Blutgruppe 0) besonders für dringliche Transfusionen ohne Bedenken gelten lassen, ist heute im Gegensatz dazu die Beachtung des Rhesusfaktors und die Zurückhaltung bei der Verwendung eines Universalspenders eine allgemein anerkannte Forderung.

Der Rhesusfaktor soll nach Möglichkeit berücksichtigt werden, um eine Immunisierung rhesusnegativer Empfänger zu vermeiden bzw. um etwa schon durch Transfusionen oder Schwangerschaften rhesussensibilisierte Empfänger vor einem hämolytischen Transfusionsschaden zu bewahren. Gegen die Verwendung eines Spenders der Blutgruppe 0 als Universalspender haben in letzter Zeit u. a. W i l l e n e g g e r und H ä s s i g Bedenken erhoben. Hatte man früher angenommen, daß die natürlich vorhandenen Isoagglutinine des Universalspenderblutes von einer bestimmten Titerhöhe an die Empfängererythrozyten hämolysieren, vertreten diese Autoren den Standpunkt, daß es vielmehr die in 5 bis 10% des Universalspenderblutes vorhandenen Immunantikörper oder Isohämolysine sind, die zu einem hämolytischen Transfusionsschaden führen können. Es müßte daher das Blut des sogenannten Universalspenders auf das Vorhandensein dieser Faktoren voruntersucht sein oder vor der Transfusion durch die Blutgruppensubstanz von W i t e b s k y neutralisiert werden, was jedoch nur teilweise möglich ist. Diese Forderungen werden sich in einer Notfallssituation kaum berücksichtigen lassen, es sei denn, das zu transfundierende Blut kann von einer Blutspenderzentrale bezogen werden.

Die Möglichkeiten für die Beschaffung des benötigten Transfusionsblutes erscheinen besonders für dringliche Notfälle in abgelegenen Gebieten bis jetzt noch gering. Durch den ständig sich vergrößernden Aktionsradius bei den von den Blutspendezentralen durchgeführten Spendeaktionen werden aber immer weitere Bevölkerungsanteile blutgruppenmäßig erfaßt. Diese Entwicklung sowie der Umstand, daß heute auch schon zahlreiche Provinzspitäler eigene Blutersatzstellen bzw. Spenderkarteien führen, könnte unseres Erachtens dazu führen, daß auch für Notfallstransfusionen in entlegeneren Orten in absehbarer Zeit Blutkonserven oder geeignete Spender zur Verfügung stehen werden.

Schließlich wäre mangels derselben noch eine Möglichkeit zur Blutgruppenbestimmung durch die Einführung der Trockentestsera gegeben. Diese Testsera haben nach dem darüber existierenden Schrifttum den Vorteil langer Haltbarkeit, reagieren in 3 Minuten, sind für Einzelauswertungen von Blutgruppe und Rhesusfaktor eingerichtet und wären somit gerade für die Notfallssituationen sehr geeignet. Auf Grund unserer Erfahrungen damit müssen wir aber betonen, daß sie eine genaueste Beachtung der Untersuchungstechnik erfordern und in der Hand des weniger Geübten nicht immer als absolut eindeutig und leicht ablesbar zu bezeichnen sind.

Bis vor kurzem war es nicht möglich, daß jeder praktische Arzt über das mehr oder minder komplizierte technische Rüstzeug zur Durchführung einer Transfusion verfügen konnte. Die Uebertragung einer Blutkonserve oder die Infusion einer Blutersatzlösung ist seit der Erzeugung des sogenannten Einmalgerätes aber auch ihm ermöglicht. Dieses aus plastischem Material hergestellte Uebertragungsgerät zur einmaligen Transfusion bzw. Infusion wird in steriler Packung gebrauchsfertig geliefert und ist, wie wir uns an einer Serie von 250 Uebertragungen überzeugen konnten, in seiner Handhabung einwandfrei und denkbar einfach. Da es aus Deutschland stammt und hier teuer zu stehen kommt, hat inzwischen auf Grund unserer Initiative auch im Inland eine Firma mit der Erzeugung eines Einmalgerätes begonnen, das zwar noch einiger kleiner Verbesserungen bedarf, in finanzieller Hinsicht aber durchaus tragbar ist. Auch für Blutabnahmen und -infusionen wird bereits hier ein Einmalgerät erzeugt. Ist der praktische Arzt in einer dringlichen Situation mangels einer Konserve auf eine direkte Blutübertragung angewiesen, wäre diese, wenn nicht der bewährte Braunsche Apparat zur Verfügung steht, im Notfall auch mit Rekordspritzen zu bewerkstelligen.

Ueber die neben der exakten Blutgruppenauswertung vor einer Bluttransfusion zu treffenden Sicherheitsmaßnahmen bei den verschiedenen Dringlichkeitsstufen gibt das von F u c h s i g und S p e i s e r ausgearbeitete Schema einen guten Ueberblick:

| | A-B-0 | | A_1 A_2 | Rh | Anti-Rh | Direkte serologische Vorprobe | |
	Erythrozyten	Serum[1]				21^0 [3]	37^0 [4]
Norm	+	+	+	+	(+)[2]	+	(+)[5]
Dringlich I ..	+			+		+	+[5]
Dringlich II..	+			+[6]		(+)	

+ = ohne; (+) = mit Einschränkung erforderlich;
[1]) = auch Anti A bzw. Anti A_2;
[2]) = bei Rh-negativ je nach Anamnese;
[3]) = bezieht sich auch auf A_1 und A_2;
[4]) = bezieht sich auf Rh-Faktor;
[5]) = nicht in NaCl-Aufschwemmung;
[6]) = oder Rh-negatives Blut.

Auf die Besprechung der Einzelheiten bezüglich der Durchführung der Blutgruppenauswertung, des Kreuzversuches und der Oehleckerschen Vorprobe soll hier nicht näher eingegangen werden. Es ist auch zu hoffen, daß sie infolge der heute so häufigen Anwendung der Bluttransfusion sowie durch das darüber existierende, umfangreiche Schrifttum jedem Arzt bekannt sind. Wenn auch die biologische Vorprobe nach O e h l e c k e r eine Rhesusunverträglichkeit nicht erfaßt und bei einem nicht ansprechbaren Patienten versagt, sollte sie doch beim ansprechbaren Patienten in jedem Fall als letzte Sicherungsmaßnahme vor einer ABO-Unverträglichkeit durchgeführt werden.

Zusammenfassend kann gesagt werden, daß die für eine dringliche Transfusion benötigten Utensilien heute auch für den Arzt außerhalb des Krankenhauses relativ leicht zu beschaffen und erschwinglich sind, ja, daß sie jeder praktische Arzt, der fernab von einem Krankenhaus ist, besonders aber auch der Betriebsarzt in seinem ständigen Besitz haben könnte, um für Notfallssituationen gerüstet zu sein.

Noch zu ergreifenden organisatorischen Maßnahmen wäre es vorbehalten, Vorkehrungen zu treffen, daß die benötigten Blutkonserven, Infusionsmittel oder eventuell auch Blutspender auf schnellstem Wege, in unzugängliche Gebiete notfalls etwa mit Hubschraubern, zugestellt werden könnten.

Aus den schon eingangs angestellten Ueberlegungen wird unseres Erachtens die routinemäßige Transfusions- und Infusionstherapie den Krankenanstalten vorbehalten bleiben. Unser Anliegen war es, darzulegen, daß der praktische Arzt mit den aufgezeigten Möglichkeiten heute durchaus imstande ist, in Situationen, die bis vor kurzem als ausweglos gelten mußten, lebensrettend einzugreifen.

Es ist nur eine Frage der Zeit und Anpassung, daß er in Notfallssituationen diesen Eingriff dank der modernen Errungenschaften der Transfusionstherapie mit derselben Routine ausführen wird, wie heute viele andere Behandlungsmethoden, die früher in der Praxis als undurchführbar galten.

Literatur beim Verfasser.

Die Therapie des Lymphogranuloms

Von

Erich E. Reimer

Wien

Das Lymphogranulom (L. G.), das in seinem Wesen in vielfacher Hinsicht den neoplastischen Erkrankungen gleichkommt, in seinem histologischen Aufbau aber mehr entzündlichen Vorgängen entspricht, scheint an Häufigkeit eher zuzunehmen. Wenn z. B. F r a n k in Liverpool in letzter Zeit 19 Fälle auf eine Million Einwohner errechnet, so sind wir selbst, ebenso wie M o r a w i t z und andere Autoren, der Ansicht, daß diese Erkrankung mindestens ebenso häufig vorkommt wie die Leukämien.

Nicht nur die relative Häufigkeit dieser auch heute noch inkurablen Erkrankung, sondern auch die Vielfalt an neuen Therapeuticis, die im letzten Jahrzehnt angegeben wurden, rufen das Interesse für die kritische Beurteilung der zu erwartenden Erfolge hervor, um so mehr, als man bereits an Hand eines größeren Materials in der Lage ist, die Ergebnisse der einzelnen therapeutischen Maßnahmen gegeneinander abzuwägen.

Als vor 16 Jahren R a t k o c z y s Monographie über die Pathologie und Therapie des L. G. erschien, erschöpfte sich die wirksame Therapie in der Röntgenbestrahlung allein. Seit Einführung der Zytostatika bzw. der Kerngifte in die Therapie bei Blutkrankheiten und Malignomen haben die anfänglich überraschenden Erfolge zum Teil dazu geführt, nur zu diesen Mitteln überzugehen, und die erprobte Röntgentherapie trat vielfach in den Hintergrund. Später sah man dann in der Kombination beider Methoden einen wesentlichen Fortschritt, um so mehr, als durch die Nebennierenrindenhormonanwendung bzw. das

ACTH eine gewisse Unterstützung der Chemotherapie zur Vermeidung unausbleiblicher Schäden am blutbildenden Apparate gewonnen wurde.

Die Fortschritte in der Behandlung des L. G. spiegeln sich deutlich in den Ergebnissen der Literatur wider. Während noch vor 5 Jahren Heilmeyer im Handbuch bei seinen verstorbenen Fällen eine durchschnittliche Lebensdauer von 2 Jahren errechnete, sind aus derselben Klinik 2 Jahre später diese Zahlen fast auf das Doppelte angestiegen, und trotzdem weisen • immer wieder viele Autoren darauf hin, daß neben perakut verlaufenden L. G., die übrigens bei den meisten Statistiken außer acht gelassen werden, auch Fälle mit langsamer Progredienz und langen Intervallen vorkommen, bei denen auch Spontanremissionen nicht selten auftreten.

Es erhebt sich hier die Frage nach der durchschnittlichen Lebensdauer unbehandelter Fälle, da immer wieder die Erfahrung gemacht wurde, daß Spontanremissionen auftreten können (Johnston u. a.). Aus der Literatur ist uns u. a. ein Bericht aus der Vorröntgenära bekannt, in dem Ziegler eine durchschnittliche Lebenserwartung von 24 Monaten angibt.

Für die Indikation der einzuschlagenden Therapie, aber auch zur Beurteilung von Resultaten und Prognosis hat sich in den letzten Jahren bei vielen Autoren eine gewisse Einteilung der L. G. durchgesetzt, die sowohl vom klinischen als auch vom histologischen Standpunkte aus getroffen wurde. Für die klinische Einteilung hat sich uns die von Peters bzw. die in Anlehnung an Hohl und Mitarbeiter bewährt.

Stadium I: Befall einer Lymphdrüse bzw. einer Lymphdrüsengruppe ohne wesentliche Allgemeinsymptome, wie Fieber, Blut- bzw. Plasmaeiweißveränderungen.

Stadium II: Befall zweier oder mehrerer, örtlich verschiedener Lymphdrüsengruppen und deutlich faßbare Allgemeinerscheinungen, wie Fieber oder Hautjucken, sowie Plasmaeiweißveränderungen. Mediastinale Formen zählen wir ebenfalls zu dieser Gruppe.

Stadium III: Multiple Ausbreitung bzw. Generalisation, besonders abdominelle Lokalisation mit Organbefall unter schweren Allgemeinerscheinungen und deutlichen Blutveränderungen (Anämie, Plasmaeiweißveränderungen usw.).

Neben dieser rein klinischen Einteilung haben 1947 Jackson und Parker an Hand von 329 Patienten, die sie in Zusammenarbeit mit Klinikern und Pathologen untersuchten, eine histologische Einteilung getroffen, die auch heute noch trotz vieler Einwände Gültigkeit hat. Im wesentlichen werden 3 verschiedene Gruppen histologisch getrennt.

I. Paragranulome

Histologisch überwiegend Lymphozyten; polymorphkernige Leukozyten und Eosinophile fehlen; keine Retikulumzellvermehrung usw. Es sei darauf kurz verwiesen, daß die Einteilung in Paragranulome von zahlreichen Autoren aus naheliegenden Gründen kritisiert wurde.

II. Hodgkin-Granulome

Vollbild des L. G. mit Granulozyteninfiltration bzw. Eosinophilen und Sternberg-Paltaufschen Riesenzellen.

III. Hodgkin-Sarkome

Sarkomartige unreife Zellwucherung bzw. Riesenzellwucherung.

Zur Ergänzung der klinischen und histologischen Einteilung sei kurz auf die Diagnostik des Lymphogranuloms verwiesen. Auch heute noch sind wir auf die histologische Diagnostik bzw. auf die Untersuchung des Drüsenpunktates angewiesen; dies mag vielleicht auch die Ursache dafür sein, daß viele Statistiken auf Grund unsicherer histologischer Diagnosen, wie sie z. B. das Paragranulom nach Jackson und Parker darstellt bzw. durch irrtümliche Erfassung reaktiver Drüsenschwellungen günstigere Therapieergebnisse aufzuweisen haben als die Auswertung eines histologisch verifizierten einwandfreien Materials. Zahllos sind die Versuche, die das Lymphogranulom auf serologischem Wege nachweisen wollen und ebenso häufig die Publikationen, die sich mit dem Viruscharakter beschäftigen, von denen wir nur eine neuere von Bostick und Hanna sowie die elektronenmikroskopischen Ergebnisse von Uebertragungsversuchen bei Tieren von Zadek und Richter erwähnen wollen.

Die Diagnose muß auch heute noch klinisch gestellt werden und es sollte daher bei jeder derben, schmerzlosen Drüsengeschwulst, die länger als 4 Wochen besteht, an das L. G. gedacht und nach Blutbilduntersuchungen eine Punktion bzw. eine histologische Untersuchung veranlaßt werden. Die frühzeitige Erkennung und sofortige Behandlung ist heute nach der überwiegenden Mehrzahl der Autoren ein wesentlicher Bestandteil des Therapieerfolges, weil die Beeinflussung im Frühstadium zu wesentlich längeren Remissionen und daher günstigeren Ergebnissen in Hinsicht auf die durchschnittliche Lebenserwartung führt als der Therapiebeginn im Spätstadium bzw. bei Generalisation. Nicht nur das klinische Stadium, sondern auch das histologische Bild sind für die Beurteilung des Therapieerfolges von Bedeutung.

Die Einführung der Zytostatika und Hormone neben
der Röntgentherapie hat in den letzten Jahren auf Grund
großer Statistiken eine eindeutige Verlängerung der Lebenserwartung gebracht. Bevor wir auf die zweckmäßige
Anwendung der einzelnen therapeutischen Möglichkeiten
eingehen, seien noch kurz die chirurgischen Maßnahmen erwähnt. Immer wieder wird an den Kliniker
die Frage nach der Zweckmäßigkeit der chirurgischen Entfernung von erkrankten Drüsengruppen bzw. eines Organs
herangetragen.

Chirurgische Maßnahmen

Umfassende Angaben über die chirurgische Entfernung soli-
tärer L. G. sind verhältnismäßig selten. Häufig zitiert wird z. B.
ein Einzelfall von Klima, bei dem ein befallener Bauchlymph-
knoten im Rahmen einer Gallenoperation entfernt wurde; der Patient blieb einige Jahre symptomfrei. Wir selbst haben keine
größeren Erfahrungen, da nur 12 Fälle von 120 Patienten der
letzten 6 Jahre im Stadium I waren. Nur in diesem Stadium
kommt auf Grund der Literaturergebnisse der chirurgischen Behandlung eine gewisse Bedeutung zu. Bei beginnender Generalisation sahen wir in Einzelfällen eine rapide Verschlechterung. In
letzter Zeit hat sich Storti für die chirurgische Behandlung
eingesetzt und die Resultate nach Totalentfernung eines mediastinalen L. G. von Sauvage und Mitarbeiter sind noch zu kurz,
um Besonderes aussagen zu können.

Kurz verwiesen sei auf die Splenektomie, die nach
Sykes und Mitarbeiter nur beim solitären L. G. der Milz oder
bei begleitender schwerer hämolytischer Anämie oder Thrombopenie durchgeführt werden sollte, da sie keinen Einfluß auf den
Krankheitsverlauf selbst nimmt.

Die Strahlentherapie

Die Röntgentherapie hat trotz der Chemotherapeutika
noch immer ihre Berechtigung. Seit der Einführung der
Zytostatika sind einige Autoren zur Chemotherapie allein
übergegangen und haben an Hand von Statistiken nachzuweisen versucht, daß die Lebenserwartung mit dieser
Therapie weit höher sei (Linke und Ulmer u. a.). Im
Gegensatz dazu warnen andere Berichte vor der generellen
Therapie der Zytostatika und stellen die Röntgentherapie
an die Spitze jedes therapeutischen Handelns (Bauer
und Hartweg u. a.). Wie so häufig in der Medizin,
liegt die Wahrheit in der Mitte. In der richtigen Anwendung beider Methoden, die je nach der Lage des Falles
erwogen werden muß, erscheint bei kritischer Betrachtung
der wesentliche Fortschritt der letzten Jahre zu liegen.

Stadium	Basistherapie	Therapie der Nebenerscheinungen und Komplikationen
I	Röntgentherapie Sanamycin + + Röntgen Chirurg. Therapie	Bei Lungentbc.: Nitrogen mustard, Rö. Kontraindiz. Bei Gravidität: Keine Therapie oder nur Röntgen
II	Nitrogen mustard Röntgentherapie TEM (Intervall)	Siehe Stadium I Markschäden (Leukopenie usw.): Cortison, ACTH usw., Bluttransfusionen Hämolytische Anämie: Cortison, eventuell Splenektomie Fieber: Butazolidin Juckreiz: Urethan, Cortison, Largactil
III	Nitrogen mustard Cortison	Siehe Stadium I und II Organbefall: Röntgentherapie Knochenherde: Röntgen + Vitamin D

Die Röntgentherapie ist unserer Erfahrung nach in
erster Linie bei den lokalisierten Frühformen anzuwenden.
Im Stadium 1 bei oberflächlichem Drüsenbefall ist sie der
Chemotherapie insofern überlegen, als die erscheinungsfreien Intervalle nach den ersten Behandlungsserien nach
unserer Erfahrung im Durchschnitt doppelt so lange dauern. Auf technische Fragen wollen wir im Rahmen dieser Ausführungen nicht näher eingehen und verweisen auf
die zahlreichen diesbezüglichen Publikationen. Erwähnt sei
nur, daß auf eine Drüsengruppe 2000 r verabfolgt werden sollten, um ein Optimum an Therapieerfolg zu erreichen (N i c e und S t r e n s t r o m u. a.). Im Stadium II
bei Beteiligung des Mediastinums und weiterer Drüsengruppen sind wir von der Röntgentherapie abgekommen
und auf die humorale Beeinflussung mit Nitrogen mustard
(N. M.) übergegangen. Bei solitärem mediastinalem Befall
und klinisch gestellter Diagnose ist von der Röntgentherapie
allein ebenfalls ein gutes Resultat zu erwarten, vorausgesetzt, daß das klinische Bild nicht durch eine stärkere
Einflußstauung kompliziert wird. In diesen Fällen haben
wir mit der N. M.-Therapie und Nachbestrahlung mit Röntgen promptere Erfolge erzielt.

Bei generalisierten L. G. (Stadium III), besonders aber bei den abdominalen Formen, sind die Bestrahlungserfolge gering, insbesondere in vorbehandelten Fällen. Das Hodgkin-Sarkom ist nach den allgemeinen Erfahrungen strahlenresistent und die Lebensdauer des Patienten im Durchschnitt auf 12 Monate beschränkt.

Die Röntgentherapie sollte also in den Frühstadien mit lokalisiertem Befall versucht werden. Kontraindikationen für die Strahlentherapie stellen außer den bereits erwähnten Fällen schwere Kachexien, aktive tuberkulöse Lungenprozesse sowie schwere Knochenmarkschäden dar. Ueber die Indikation und Erfolge der Kombinationstherapie mit Zytostatika werden wir später berichten.

Radioisotope haben bisher noch keine breitere Anwendung gefunden. Während im Frühstadium radioaktiver Phosphor in den befallenen Lymphknoten gespeichert wird, geht diese Eigenschaft bei der Vorbehandlung mit Röntgen oder Zytostatika verloren (Low-Beer). Mallet und Mitarbeiter haben radioaktives Arsen mit passagerem Erfolge angewandt, es fehlen aber Angaben, die den Vorzug dieser Therapie aufzeigen würden.

Chemotherapie

Die Chemotherapie hat zweifellos die therapeutischen Möglichkeiten bei L. G. beträchtlich erweitert. In den letzten 10 Jahren sind zahllose neue Stoffe bzw. verschiedene Modifikationen von Chemotherapeutika versucht worden, die im Einzelfalle oft überraschende Erfolge zeitigten. Vielfach hat die kritiklose Anwendung oder die wahllose Kombination dieser neuen Mittel eine richtige Einschätzung erschwert. Erst dadurch, daß in letzter Zeit die Ergebnisse größerer Patientengruppen unter verschiedensten Therapien miteinander verglichen wurden, ist es möglich, über Wert und Indikation der Zytostatika etwas auszusagen. Diese Therapie ist in erster Linie für die generalisierte Form des L. G. geeignet und kann auch noch dann Erfolge erzielen, wenn die Röntgentherapie versagt hat. Unter diesen Umständen wird zweifellos eine Verlängerung der Lebenserwartung erreicht werden.

In den folgenden Kapiteln werden die verschiedenen Chemotherapeutika einer kurzen Kritik unterzogen werden.

Nitrogen mustard (N. M.)
[Stickstoff-Lost (N.-Lost)]

Wir haben dieses Zytostatikum deshalb an die Spitze gestellt, weil es als erstes bereits vor 10 Jahren von Jacobson und Mitarbeitern erprobt wurde und auch heute noch in teilweise modifizierter Form die stärkste humorale Waffe in der L. G.-Therapie darstellt.

Die Indikation für die N. M.-Therapie stellt das Stadium II bzw. die generalisierten L. G. dar. Es ist weiterhin dort angezeigt, wo die Röntgentherapie versagt oder zur Verschlechterung führen würde, z. B. bei Lungentuberkulosen. (Siehe Tabelle.)

Vergleiche mit der Röntgentherapie zeigen, daß die erscheinungsfreien Intervalle im Stadium I nach Röntgen beträchtlich höher sind, daß aber N. M. im generalisierten Stadium vielfach dort noch Erfolge zeigt, wo die Röntgenbestrahlung ohne jeden Einfluß geblieben ist.

Die Dosierung des hauptsächlich in Verwendung stehenden Methyl-bis-β-Chloräthylamin-Chlorhydrat wird nicht allgemein gleich durchgeführt. Während man sich auf eine Gesamtdosis von 20 bis 40 mg geeinigt hat, werden von einigen Autoren Einzeldosen zwischen 0·6 mg und 1·0 mg postuliert (Goldeck, Klima und Hornischer u. a.). Wir selbst sind nach umfänglichen Erfahrungen dazu übergegangen, je nach Verträglichkeit 2·5 mg bis maximal 7·5 mg als Tagesdosis zu verabreichen. Die fast immer auftretenden Uebelkeiten können durch die verschiedensten Verdünnungsmittel (Periston, Dextrose usw.) zumeist nicht vermindert werden; starke vagusdämpfende Medikamente, wie z. B. Antrenyl, die wir vor und nach der Infusion verabreichten, sind oft von gutem Erfolg.

Die Wirkung dieser Mittel, die Zellkern und Zellfermente auch der gesunden Zelle beeinflussen, zeigt sich in besonderer Weise an den blutbildenden Organen. Eine noch annähernd normale Knochenmarksfunktion ist daher die Bedingung, die vor jeder N. M.-Therapie gestellt werden muß. Die Erfahrungen der letzten Jahre haben gezeigt, daß die gleichzeitige Verabreichung von Cortison oder ACTH zwar nicht in der Lage ist, passagere Leukopenien und Thrombopenien zu verhindern, aber die Erholung des Knochenmarkes fördert und bleibende Schäden zu verhindern hilft (Fellinger und Mitarbeiter, Heilmeyer u. a.). Wiederholungskuren sollen unserer Erfahrung nach nicht vor 6 Wochen angesetzt werden.

Die hohe Toxizität des N. M. mit seinen unangenehmen Nebenwirkungen beim Patienten hat zu zahlreichen Versuchen geführt, durch neue Verbindungen eine bessere Verträglichkeit bei geringerem Schaden der Hämopoese zu erreichen. Am bemerkenswertesten erscheint uns das von I s h i d a t e und Mitarbeitern eingeführte N-oxyd-Lost zu sein, das in Japan als N i t r o m i n seit 5 Jahren angewandt wird und jetzt auch in Deutschland als M i t o m e n erzeugt wird. Bei einer Tagesdosis von 0·5—2·0 mg/kg und einer Gesamtdosis von mindestens 700 mg sind wesentlich geringere Allgemeinerscheinungen zu erwarten. Der Leukozytenabfall scheint dabei wesentlich geringer und schneller reversibel zu sein. Die Erfahrungen aus der Literatur, sowie unsere eigenen Ergebnisse sind noch nicht ausreichend, um Endgültiges auszusagen.

In den letzten Jahren wurde vielfach über die K o m - b i n a t i o n s b e h a n d l u n g von N. M. und R ö n t g e n berichtet. Wir selbst haben bei einem Teil unserer Patienten im Stadium II Nachbestrahlungen durchgeführt und nicht den Eindruck gewonnen, daß die Intervalle verlängert würden. Warnen wollen wir vor der gleichzeitigen Anwendung, da es zu schweren Knochenmarksschäden kommen kann. B a u e r und H a r t w e g haben Lost-Kuren nach Röntgenserien verabfolgt und glauben, daß die Rezidive dabei durchschnittlich früher aufgetreten sind. K l i m a kombiniert kleine Lost-Dosen mit Röntgen und hat bereits bei kleinen Strahlendosen Erfolge gesehen.

TEM - Triäthylenmelamin

Dieses in erster Linie peroral anzuwendende Zytostatikum leitet sich vom N. M. ab und wurde bereits 1950 von R h o a d s und Mitarbeitern bei L. G. erprobt. TEM hat den Vorteil, daß es in einer Tagesdosis von 1·0 bis 2·5 mg nüchtern verabfolgt wird und keine wesentlichen Magen-Darmerscheinungen auslöst. Von Nachteil ist die Frage der Gesamtdosis, da schon bei 20 mg schwerste Granulozytopenien auftreten können. K a r n o f s k y u. a. Autoren wenden TEM vor allem bei generalisierten Formen an; G o l d e c k u. a. empfehlen es zur Intervalltherapie und geben 0·5 mg durch mehrere Wochen lang. Wir selbst haben beim sonst therapieresistenten Hodgkin-Sarkom einen, wenn auch nur kurzen Erfolg erzielt.

In letzter Zeit wurde von D o m a g k ein A e t h y l e n - i m i n o c h i n o n entwickelt, das als E 39 derzeit klinisch erprobt wird. Wir haben bisher 5 Lymphogranulome der verschiedenen Stadien behandelt, über die noch berichtet werden wird, wenn größere Erfahrungen vorliegen werden.

Urethan

Die Urethantherapie beim L. G. hat im Einzelfalle überraschende, aber nur kurzzeitige Erfolge gebracht, so daß, abgesehen von Einzelberichten, davon abgegangen wurde; auch die Kombinationstherapie mit Röntgen hat sich nicht bewährt. Bei unseren klinischen Beobachtungen konnten wir mit W o l f r a m gelegentlich eine günstige Beeinflussung des lymphogranulomatösen Pruritus feststellen, der bekanntlich zu den therapieresistenten Formen zählt.

S a n a m y c i n (A k t i n o m y c i n - C)

Dieses Antibiotikum, das aus einer Nährlösung von Streptomyceen isoliert wird, zeigt eine deutliche zytostatische Wirkung (H a c k m a n n u. a. Autoren). Von S c h u l t e und L i n g s 1952 stammen die ersten Therapieerfolge bei L. G. und heute liegt bereits eine mehrjährige Erfahrung vor, die gewisse Schlüsse erlaubt. Sanamycin wird als intravenöse Infusion in Tagesdosen von 100·0 bis 300·0 γ und einer Gesamtdosis nach neueren Erfahrungen von 10.000·0 γ und mehr verabfolgt (S c h w e n c k e n b e c h e r und Hill- g e r u. a.). Als Nebenerscheinungen treten bei höheren Dosierungen Uebelkeiten, Stomatitiden und Darmschleimhautentzündungen auf (S c h u l t e n und P r i b i l l a u. a.). Trotzdem im allgemeinen Markschäden selten vorkommen, kann sich gelegentlich auch eine Markaplasie entwickeln (J a n b o n und Mitarbeiter u. a.).

Die Therapie ist im Frühstadium (Stadium I und Stadium II ohne schwere Allgemeinerscheinungen) angezeigt und soll von einer Röntgenbestrahlung gefolgt werden. Den anfangs sehr optimistischen Berichten der letzten Jahre ist jetzt eine eher zurückhaltende Beurteilung gefolgt, der auch wir uns anschließen, da es auf jeden Fall zur alleinigen Therapie nicht geeignet erscheint.

C o r t i s o n und ACTH

Mit der Hormontherapie allein werden Lymphdrüsenschwellungen oft schnell zum Rückgang gebracht, Fieber und Juckreiz verschwinden, aber die Remissionen betragen nur wenige Wochen (S t i c k n e y und Mitarbeiter u. a.). Die Wirkung auf die Granulopoese und den Gefäßapparat dieser Hormone haben eine Kombination mit N. M. nahegelegt, über die F e l l i n g e r und Mitarbeiter zuerst berichtet haben und die besonders in den letzten Jahren zur Vermeidung schwerer Knochenmarksschäden allgemein angewandt wird (H e i l m e y e r u. a. Autoren).

Bei generalisierten progressiven Fällen (Stadium III) wenden wir, ebenso wie K l i m a, seit Jahren eine hochdosierte Cortisonvorbereitung an, die meist erst die Basis für die Zytostatika schafft.

Butazolidin

Das bekannte Antirheumatikum, das eine komplexe Butyl-Pyrazolidinverbindung darstellt, hat bei L. G. nicht nur eine ausgezeichnete antipyretische Wirkung, sondern darüber hinaus konnte von Heilmeyer eine Hemmung des Fibroblastenwachstums im Punktat festgestellt werden (Klima und Mitarbeiter u. a.). Wir selbst konnten bei intravenöser Anwendung bei generalisierten, vorwiegend mediastinalen Formen einen passageren Rückgang von Einflußstauungen erzielen.

Therapie der Nebenerscheinungen bzw. Komplikationen

Knochenmarkschäden durch Röntgen oder Zytostatika können durch Cortison bzw. ACTH wohl nicht vermieden, aber rascher zu einem Rückgang gebracht werden. Fleischhacker und Klug empfahlen zur Behandlung der Lostleukopenie Folsäure, Pyridoxin und Cholinchlorid. Bei fortgeschrittenen Fällen werden Transfusionen benötigt werden.

Juckreiz bei L. G. ist oft schwer zu beeinflussen. Neben Kleiebädern werden von uns Urethan, in letzter Zeit auch Largactil und Cortison mit Erfolg versucht.

Interkurrente Infekte, die während einer Röntgentherapie oder Zytostatikaanwendung auftreten, werden eine besondere Betreuung und einen gerichteten Antibiotikaschirm erfordern. Die Häufigkeit von Infektionskrankheiten ist bei Strahlen- und Chemotherapie ungefähr gleich groß (Linke und Ulmer).

Tuberkulose bei L. G. kommt in ungefähr 15% vor; sie verbietet bei pulmonaler Lokalisation die Röntgentherapie; vom Nitrogen mustard sind uns ausgezeichnete Resultate auf das tuberkulöse Geschehen bekannt.

Gravidität ist verhältnismäßig selten und führt bei Frühstadien unserer Erfahrung nach zu keiner Verschlechterung. Die Unterbrechung ist den derzeitigen Ansichten nach kontraindiziert, ebenso ist die Anwendung von Zytostatika zu vermeiden. Uterusferne Lymphome können einer Röntgentherapie unterzogen werden (Bauer und Hartweg u. a.).

Die Erfahrungen in der Behandlung des L. G. haben gezeigt, daß in den modernen Therapeuticis ein wertvoller Helfer in der Beeinflussung dieser noch inkurablen Erkrankung erwachsen ist. Die Spezialisierung der Therapie bzw. die Anpassung an Form und Stadium der Erkrankung haben zu einer Verlängerung der Lebensdauer geführt. Die Lebenserwartung mit Röntgenbestrahlung allein betrug ungefähr 30 Monate, während sie durch die Chemotherapie bzw. durch die Kombinationstherapie auf über 40 Monate hinaufgesetzt werden konnte.

Diese kurzen Ausführungen, die bei weitem nicht allen therapeutischen Versuchen gerecht werden konnten, die heute unternommen werden, wie z. B. die Sulfonamidanwendung G ä n s s l e n s und Mitarbeiter oder die alterprobte Arsenmedikation, seien eine Uebersicht über derzeit angewandte therapeutische Wege zur Behandlung des L. G.

Literatur: B a u e r, R. und H a r t w e g, H.: Dtsch. med. Wschr., 41 (1953), S. 1389. — B e r t r a n d - F o n t a i n, J. und Mitarbeiter: Press. med., 62 (1954), S. 737. — B o s t i c k, W. und H a n n a, L.: Cancer Res., Chicago, 156 (1955), S. 650. — D r u c k r e y, H.: Dtsch. med. Wschr., 45 (1954), S. 1667. — D e r s e l b e: Klin. Wschr., 33 (1955), S. 784. — D e r s e l b e: Dtsch. med. Wschr., 1 (1954), S. 667. — F e l l i n g e r, K., B r a u n s t e i n e r, H., P a k e s c h, F. und R e i m e r, E. E.: Wien. klin. Wschr., 63 (1951), S. 572. — F e l l i n g e r, K. und R e i m e r, E. E.: Wien. klin. Wschr., 61 (1949), S. 42. — F i e - b e l k o r n, H. J. K., S c h e r e r, E. und K e r s t e n, W.: Aerztl. Wschr. (1954), S. 781. — F l e i s c h h a c k e r, H. und K l u g, H.: Wien. med. Wschr., 99 (1949), S. 509. — G ä n s s l e n, M. und M a r t i n, H.: Therap. Gegenw., 90 (1951), S. 201. — G o l d e c k, H.: Spezielle Therapie d. Blutkrankheiten. Stuttgart: Enke-Verlag. 1955. — H a c h n e r, E. und Mitarbeiter: Med. Klin., 21 (1954), S. 853. — H a c k m a n n, Chr.: Zschr. Krebsforsch., 58 (1952), S. 607. — H a r t w e g, H. und B r a u n, H.: Strahlenther., 94 (1954), S. 213. — H e i l m e y e r, L.: Bull. schweiz. Acad. med. Wiss., 10 (1954), S. 159. — H e i l m e y e r, L. und B e g e m a n n, H.: Blutkrankheiten, in Handb. inn. Med. Berlin: Springer-Verlag. 1951. — H e i l m e y e r, L. und Mitarbeiter: Arzneimittelforsch., 3 (1953), S. 161. — H o h l, K., S a r a s i n, Ph. und B e s s l e r, W.: Onkologia, 4 (1951), S. 1. — I s h i d a t e, S a k u r a i, S a t o und Y o s h i d a: Proc. Jap. Acad., 27 (1951), S. 413. — J a n b o n, M., B e r t r a n d, L. und C a r l i, G.: Presse méd. (1955), S. 1682. — J o h n s t o n, A. W.: Brit. med. J., 1 (1954), S. 916. — K a r n o f s k y, D. A.: Med. Clin. of North Amer., 38 (1954), S. 541. — K l i m a, R.: Wien. klin. Wschr., 47 (1954), S. 895. — K l i m a, R., B e y r e d e r, J. und H e r z o g, E.: Wien. med. Wschr., 1 (1954), S. 16. — K r a u s s, R.: Aerztl. Forsch., 5 (1951), S. 123. — L i n k e, A. und U l m e r, W.: Dtsch. Arch. klin. Med., 200 (1953), S. 264. — L o e w, M.: Dtsch. Arch. klin. Med., 202 (1956), S. 700. — L o w - B e e r, B. V. A.: Radioisotopes in Medicine, U. S. Atom. Energ. Comm., Washington, 45 (1955), S. 656. — M a l l e t, L. und Mitarbeiter: Acta hämatolog., 7 (1952), S. 27. — M a r t i n, C. R. und M u - n i e r, J. P.: Presse méd., 62 (1954), S. 741. — N i c e, C. M. und S t r e n s t r o m, K. W.: Radiology, 62 (1954), S. 641. —

Paterson, R. und Paterson, E.: Brit. med. J., 4900 (1954), S. 1315. — Peters, V.: Amer. J. Röntgenol., 63 (1950), S. 303. — Pribilla, W.: Dtsch. med. Wschr., 3 (1953), S. 95. — Ratkoczy, N.: Pathol. u. Therap. der Lymphogranulomatose. Leipzig: G. Thieme-Verlag. 1940. — Reimer, E. E.: In Fellingers Klin. Fortschritte „Innere Medizin“. Bd. I und II. Wien: Urban & Schwarzenberg. 1950 u. 1955. — Rhoads, C. P. und Mitarbeiter: Tr. A. Am. Physicians, 63 (1950), S. 136. — Sauvage, K., Merlier, M., Lautier, P.: Presse méd., 63 (1955), S. 1802. — Schulten, H. und Pribilla, W.: Med. Klin., 39 (1955), S. 1961. — Schwenkenbecher, H. und Hillger, H.: Med. Klin., 7 (1956), S. 263. — Stickney, Heck und Watkins: Proc. Staff Meet. Mayo Clin., 25 (1950), S. 488. — Sykes, M. P., Karnofsky, D. A., Meer, G. P. und Craver, L. F.: Blood, 9 (1954), S. 824. — Wengraf, G.: Wien. klin. Wschr., 51 (1954), S. 1031. — Wolfram, St. und Reimer, E. E.: Klin. Med., 17 (1948), S. 693. — Zadek, J. und Richter, H.: Verh. dtsch. Ges. inn. Med., 1953, S. 225.

Fortschritte in der Behandlung des Genitalkarzinoms

Von

Hubert Hartl

Göttingen

Mit 1 Abbildung

Der Kampf gegen das Genitalkarzinom der Frau steht in den letzten Jahrzehnten mehr denn je im Vordergrund des Interesses. Dies erklärt sich einerseits aus der Häufigkeit der Malignome des weiblichen Genitalapparates, anderseits aus den ermutigenden Heilungsaussichten, welche viel günstiger sind als bei den meisten anderen Krebslokalisationen, und damit zusammenhängend durch den Umstand, daß an der Portio optimale Bedingungen für eine Früherkennung bestehen, welche über die praktischen Konsequenzen hinaus höchst interessante und aufregende Einblicke in den formalen Entstehungsmechanismus der Krebserkrankung überhaupt ermöglichen. Erwähnt sei nur der durch moderne Untersuchungsmethoden aktuell gewordene Problemkreis des sogenannten Oberflächenkarzinoms, der neben seiner praktischen Bedeutung bis in die begrifflichen Grundlagen, ja, man möchte fast sagen, bis in die philosophischen Fundamente der allgemeinen pathologischen Anatomie hineinreicht.

In diesem Kampf gegen das Genitalkarzinom sind nun alle Möglichkeiten der operativen und radiologischen Behandlung in technischer Hinsicht bis zu einem gewissen Grad der Vollendung entwickelt worden, so daß grundsätzliche oder sprunghafte Verbesserungen der Erfolge nicht zu erwarten sind. Vielmehr herrscht im gegenwärtigen Stadium ein zähes Ringen, die Heilungsziffern allmählich um einige wenige Prozente zu erhöhen, und in jedem erreichten Prozent steckt eine Unsumme von umfangreicher klinischer und experimenteller Kleinarbeit. Ueberhaupt hat man den Eindruck, daß sich die Problematik einer Erfolgsverbesserung vom rein technischen Gebiet jetzt immer mehr nach der klinischen Seite hin verlagert (Martius).

I. Collumkarzinom

Die größte zahlenmäßige und praktische Bedeutung hat das Collumkarzinom. Hier geht der Kampf um eine Erfolgsverbesserung in 7 verschiedene Richtungen, welche im einzelnen kurz umrissen werden sollen:

1. Prophylaxe,
2. Früherkennung und Früherfassung,
3. Objektivierung der Prognose und Indikationsstellung,
4. Weiterentwicklung der Operationstechnik,
5. Verbesserung der Bestrahlungsmethoden,
6. Gezielte Allgemeinbehandlung,
7. Unspezifische Zusatzbehandlung und Nachsorge.

1. Solange die Frage nach der Ursache der Krebsentstehung nicht eindeutig beantwortet werden kann, müssen auch alle Vorschläge einer allgemeinen Krebsprophylaxe notwendigerweise als unbewiesene Hypothesen angesehen werden. Das gilt für die vagen Empfehlungen einer „natürlichen Lebensweise", einer „krebsfeindlichen Diät" u. dgl. m. Im Sonderfall des Collumkarzinoms werden neuerdings zwei Möglichkeiten einer gezielten Prophylaxe empfohlen, deren Berechtigung und Erfolgsaussichten man allerdings zunächst noch kritisch und mit großer Zurückhaltung beurteilen sollte. Es sind dies:

a) Die sogenannte Kosmetik der Portio (Runge). Man versteht darunter die sorgfältige Behandlung von Ektropien, Lazerationen, Erosionen und Cervixkatarrhen, wodurch der chronische Entzündungsreiz, der wahrscheinlich eine Rolle bei der Karzinogenese spielt, ausgeschaltet werden soll (Gares, Runge). Von Schmidt-Elmendorff stammt die höchst bemerkenswerte Beobachtung, daß sich bei 15.000 Frauen, deren Muttermund wegen der genannten Veränderungen mit dem Glühbrenner verschorft worden war, in der Folgezeit kein einziges Collumkarzinom entwickelt hat.

b) Die routinemäßige Beschneidung der männlichen Bevölkerung, wodurch der möglicherweise karzinogene Smegmafaktor ausgeschaltet werden soll (K. H. Bauer). Große amerikanische Statistiken sprechen dafür, daß die Zirkumzision dort, wo sie routinemäßig und frühzeitig genug durchgeführt wird, eine eindeutige Abnahme des Cervixkarzinoms bei den Ehefrauen zur Folge hat (Wynder, Burger, Dietz, Fischer, Herberger). Im gleichen Sinne spricht die Beobachtung, daß das Collumkarzinom in der jüdischen Bevölkung und auch bei Nonnen auffallend selten auftritt (Gagnon, Herberger, Schömig).

2. Eine optimale Früherfassung des Collumkarzinoms ist nur möglich, wenn man Bevölkerung und Aerzteschaft in gleicher Weise für die Wichtigkeit dieses Problems interessiert. Zu diesem Zweck führen der Deutsche Zentralausschuß für Krebsbekämpfung und Krebsforschung und die ihm angeschlossenen Landesorganisationen umfangreiche Aufklärungsaktionen mittels Vorträgen, Filmen und Broschüren durch, welche den sofortigen Gang zum Arzt beim Auftreten verdächtiger Symptome und darüber hinaus regelmäßige Vorsichtsuntersuchungen für alle Frauen jenseits des 35. Lebensjahres empfehlen. Hinzu kommt eine intensive Fortbildung der Aerzteschaft über die Früherkennung und Behandlung des Karzinoms. Dabei muß betont werden, daß die einfache gynäkologische Tast- und Spiegeluntersuchung wegen ihrer großen Breitenwirkung immer noch die wichtigste Maßnahme zur Erkennung des Collumkarzinoms darstellt. Bei den modernen Methoden der Kolposkopie und Kolpomikroskopie, der Zytodiagnostik, der Phasenkontrastmikroskopie usw. handelt es sich zwar ohne Zweifel um Fortschritte der Frühdiagnose; sie gehen jedoch, da sie spezielle Kenntnisse und Einrichtungen zur Voraussetzung haben, mehr in die Tiefe und weniger in die Breite (Kepp, Hartl), so daß die zahlenmäßige Ausbeute bei ihnen geringer ist als bei der sorgfältigen Spiegeluntersuchung durch den praktischen Arzt.

Was sich mit planmäßigen Bemühungen zur Verbesserung der Früherfassung erreichen läßt, zeigen die soeben veröffentlichten Zahlen von Schmidt-Elmendorff und Dibbelt. Danach ist unter den in der Düsseldorfer Frauenklinik behandelten Collumkarzinomen der prozentuale Anteil der Gruppe I von 33% in den Jahren 1947 bis 1951 auf 54% in den Jahren 1952 bis 1955 angestiegen, während der Anteil der Gruppe II von 45% auf 25% zurückgegangen ist. Wenn man bedenkt, daß in der gleichen Klinik die relative Fünfjahresheilung der Gruppe I 62% und der Gruppe II 39% beträgt, ist es klar, daß die Zunahme der Gruppe I um 60% eine erhebliche Verbesserung der Gesamtergebnisse zur Folge haben wird, ohne daß irgend welche methodischen Fortschritte erforderlich wären.

3. Die Prognose des Collumkarzinoms läßt sich bisher nur auf Grund der klinischen Ausbreitung des Tumors abschätzen. Es wäre viel gewonnen, wenn es gelänge, objektive Kriterien für die „Radiosensibilität" oder die „Strahlenresistenz" des jeweiligen Tumors und damit Anhaltspunkte für die Indikationsstellung zur Bestrahlung oder zur Operation zu gewinnen. Die vier wichtigsten Bemühungen der letzten Zeit auf diesem schon oft bearbeiteten Gebiet seien kurz erwähnt.

a) Durch wiederholte Probeentnahmen vor, während und nach der Strahlenbehandlung glaubte Glücksmann, aus Veränderungen des histologischen Bildes das Ansprechen des Tumors auf die Bestrahlung ablesen zu können. Nachuntersuchungen von Limburg und Mitarbeitern an der Hamburger Frauenklinik konnten dies nicht bestätigen.

b) Intensive Arbeit auf diesem Gebiet wurde in Wien durch Pendl und Schüller geleistet. Auf Grund einer histologisch-morphologischen Differenzierung von 16 verschiedenen Karzinomtypen zogen sie Rückschlüsse auf die Prognose, welche in Nachuntersuchungen von Stüper an der Frauenklinik Münster bis zu einem gewissen Grade bestätigt wurden. Trotzdem hat sich dieses Verfahren bisher noch nicht allgemein durchgesetzt, was an der Schwierigkeit der Methode liegen dürfte. Immerhin sind hier in Zukunft noch Fortschritte zu erwarten.

c) Vielversprechend erscheint die Auswertung der Stromaqualität und der mesenchymalen Reaktionen des Tumors und seiner Umgebung. Der auf diesen Kriterien aufgebaute „Malignitätsindex" nach Hueper und Schmitz hat sich bei Nachprüfungen von Stüper prognostisch nicht bewährt. Dagegen könnten histochemische Untersuchungen, wie sie auf breiter Basis an der Göttinger Frauenklinik durch Schmidt-Matthiessen im Gange sind, möglicherweise einen beachtlichen Fortschritt bringen.

d) Schließlich versuchten G r a h a m und G r a h a m, durch z y t o l o g i s c h e Kontrollen während der Strahlenbehandlung eine „sensitization response" und neuerdings eine „radiation reaction" der benignen Scheidenepithelzellen zu definieren, welche von prognostischer Bedeutung sein sollen. Diese interessanten Beobachtungen müssen noch durch ausgedehntere Kontrolluntersuchungen überprüft werden.

Zusammenfassend läßt sich also zu diesem Kapitel sagen, daß h i s t o l o g i s c h e, h i s t o c h e m i s c h e und z y t o l o g i s c h e Bemühungen im Gange sind, welche für die Zukunft möglicherweise eine Verbesserung der Indikationsstellung für die elektive Therapie versprechen.

4. Solange dies jedoch noch nicht der Fall ist, wird der alte Streit, ob das Collumkarzinom operativ oder ausschließlich aktinisch behandelt werden soll, weitergehen. Ohne Einzelheiten dieses Problems zu berühren, muß man feststellen, daß die Ergebnisse bei beiden Behandlungsarten heute praktisch fast die gleichen sind. Wir selbst sind aus verschiedenen Gründen Anhänger der e l e k t i v e n T h e r a p i e, d. h. wir operieren Gruppe I und günstige Fälle der Gruppe II, sofern die Patientin allgemein gut operabel und der Belastung des großen Eingriffes gewachsen erscheint. Am Rande sei erwähnt, daß die modernen Narkoseverfahren der Periduralanästhesie, der Curareanwendung und der Intubation sowie der Potenzierung mit Phenothiazinderivaten, ferner die Verwendung von Bluttransfusionen, Antibiotika und Antikoagulantien die Operabilität erweitert und die Operationsergebnisse verbessert haben. So ist die primäre Mortalität der W e r t h e i m schen Radikaloperation an der Göttinger Klinik von 9'1% in den Jahren 1927 bis 1931 über 5'0% in den Jahren 1927 bis 1949 auf 1'6% in den Jahren 1950 bis 1955 zurückgegangen (H a r t l - H a l f p a p).

Ausgehend von der Tatsache, daß sich nach einer Sammelstatistik von N a v r a t i l bei Gruppe I in 17'2% und bei Gruppe II in 32'9% karzinombefallene Lymphknoten in den Parametrien und an der Beckenwand finden, welche die Prognose erheblich trüben, ist in den letzten Jahren ein zunehmender Hang zur R a d i k a l i s i e r u n g d e r O p e r a t i o n s t e c h n i k festzustellen, der an die Namen M e i g s in Amerika und O k a b a y a s h i bzw. Y a g i in Japan geknüpft ist. Es handelt sich dabei um eine sehr ausgedehnte und zeitraubende Ausräumung des das Lymphsystem enthaltenden Fett- und Bindegewebslagers bis fast an die Bifurkation der Aorta hinauf, welche die klassische Technik von W e r t h e i m und S c h a u t a an Umfang weit übertrifft. Ein endgültiger Beweis für die Berechtigung dieser ultraradikalen Eingriffe ist statistisch bisher noch nicht erbracht worden. Es bleibt also abzuwarten, ob es sich dabei um wirkliche Fortschritte handelt, zumal von anderen Autoren die Erhaltung des Lymphgewebes als eines die Heilung fördernden natürlichen Schutz- und Abwehrsystems gefordert wird (K i r c h h o f f, M a r t i u s u. a.).

Ich selbst stamme aus der operativen Schule von H. K ö h l e r (Hamburg) und habe dort in der von K ö h l e r modifizierten B u m m - W e r t h e i m schen Radikaloperation eine Methode erlernt, welche hinsichtlich der Radikalität, des äußeren Aufwandes und der Behandlung des Lymphsystems als eine T h e r a p i e d e r m i t t l e r e n L i n i e bezeichnet werden kann. Dieses Verfahren, über dessen Technik und Ergebnisse ich kürzlich berichtet habe, geht durch die routinemäßige Entfernung der Lymphknoten erster Ordnung und besonders durch eine weitergehende Entfernung des Paragewebes über die klassische W e r t h e i m sche Technik hinaus, ohne den Umfang, die Gefahren und die damit verbundene Fistelfrequenz der erweiterten Radikaloperation nach M e i g s auch nur annähernd zu erreichen. Auch wird die von K i r c h h o f f, M a r t i u s u. a. betonte Schutz- und Abwehrfunktion des Lymphgewebes durch die Erhaltung der Lymphknoten 2. Ordnung gewährleistet. Die mit diesem Verfahren erzielten Ergebnisse einer absoluten Fünfjahresheilung von 42·6% (248 : 582) für die Jahre 1927 bis 1938 und sogar von 46% (170 : 369) für die Jahre 1932 bis 1938, einer relativen Fünfjahresheilung von 75·3% (110 : 146) in Gruppe I und von 66·8% (183 : 275) bei allen Operierten der Gruppen I und II (K ö h l e r und H a e n i s c h, H a r t l) gehören zu den besten, für vergleichbare Zeiträume bekanntgewordenen Heilungsziffern überhaupt.

In der gleichen Richtung wie die oben erwähnten Bestrebungen einer Radikalisierung der Operationstechnik liegen die verschiedenen Vorschläge einer isolierten L y m p h k n o t e n a u s r ä u m u n g zusätzlich zu sonstigen Behandlungsmaßnahmen. So führt M i t r a eine extraperitoneale Lymphknotenausräumung als Zweitoperation nach der vaginalen S c h a u t a - S t o e c k e l schen Radikaloperation aus. T a u s s i g hat eine transperitoneale und N a t h a n s o n eine extraperitoneale Lymphknotenausräumung im Anschluß an die Strahlentherapie empfohlen. Hervorragende Ergebnisse des letzteren Verfahrens wurden von Gorton (Lund) mitgeteilt, der auf diese Weise die relative Zweijahresheilung in Gruppe I und II von 66·7% (28:42) im Jahre 1945 auf 88·1% (59:67) im Jahre 1950 und die absolute Zweijahresheilung im Gesamtmaterial von 51·5% (34:66) auf 73·0% (65:89) erhöhen könnte. Fünfjahresergebnisse liegen allerdings noch nicht vor.

Ob die von Brunschwig angegebene partielle und totale Beckenexenteration bei inkurabel erscheinenden Collumkarzinomen der Gruppen III und IV einen echten Fortschritt darstellt, erscheint mir zweifelhaft. Wir selbst haben uns in Anbetracht der hohen Operationsmortalität von 25 bis 30% und der verstümmelnden Wirkung bisher nicht zur Uebernahme dieses Verfahrens entschließen können.

5. Bei allen Malignomen besteht das Ziel der Strahlenbehandlung „darin, auf das bösartige Gewebe so weitgehend wie nur möglich einzuwirken, ohne dabei aber die Abwehrkraft der Umgebung zu beeinträchtigen. Die Mittel hierfür sind die Erzielung einer günstigen räumlichen Dosisverteilung sowie die Steigerung der Elektivität der Strahlenwirkung auf das Tumorgewebe" (Kepp). Dies wird neben dem Prinzip der Fraktionierung, das sich heute wohl allgemein durchgesetzt hat, auf zweierlei Wegen angestrebt:

a) durch die Verbesserung der Bestrahlungstechnik bei Anwendung der herkömmlichen Röntgenbestrahlung und

b) durch die Verwendung neuer Strahlenarten, welche durch die Atomforschung erschlossen wurden.

Ad a. Das Prinzip der gezielten Kleinraumbestrahlung, d. h. die Konzentration einer maximalen Strahlendosis im zirkumskripten Bereich des Tumors bei minimaler Belastung der Umgebung und möglichster Einschränkung des durchstrahlten Körpervolumens, wird durch die an der Göttinger Frauenklinik von Martius und Kepp entwickelte Intravaginalbestrahlung mit einer Hohlanodenröhre erfüllt. Mit dieser Bestrahlungsmethode konnte beispielsweise in dem Göttinger Beobachtungsgut die relative Heilungsziffer der inoperablen Patienten der Gruppen III und IV von 17% auf 35·3% (1943/44) erhöht werden. In den letzten Jahren wird sie ergänzt und teilweise abgelöst durch die verschiedenen Formen der Bewegungsbestrahlung mit wanderndem Strahlenkegel. Diese schon 1913 von Hans Meyer konzipierte Methode hat erst jetzt eine technisch befriedigende Realisierung erfahren. Während die Rotations- und die Konvergenzbestrahlung für die Gynäkologie eine nur untergeordnete Rolle spielen dürften, gewinnt die Pendelbestrahlung immer mehr an Bedeutung. Sie wird von Spechter als Pendelkonvergenzbestrahlung für die primäre Behandlung des Collumkarzinoms mit guten Ergebnissen verwendet. Wir konnten in Göttingen bei Beckenwandrezidiven nach Collumkarzinom bereits mit der Intravaginalbestrahlung das beachtliche Resultat von 18·5% Dauerheilungen erzielen (Czech und Kepp). Bei der gleichen Indikation liegen die Ergebnisse der Pendelbestrahlung an einem noch nicht sehr umfangreichen Beobachtungsgut etwa in gleicher Höhe, während die allgemeine Verträglichkeit entschieden besser und die Fistelgefahr geringer sind (Kepp und Baeumer, Kirchhoff und Kepp).

Ad b. Bei der Verwendung neuer Strahlenarten liegen für das Collumkarzinom noch keine endgültigen Ergebnisse vor. Theoretisch läßt sich mit ultraharter Röntgenstrahlung, wie sie von der Elektronenschleuder (Betatron), dem Synchrotron, dem Linearbeschleuniger, den van de Graaf-Generatoren und der Kobaltkanone geliefert wird, eine günstige Dosisverteilung in der Tiefe des kleinen Beckens erreichen. „Die Vorteile dieser Strahlung sind die sehr hohe relative Tiefendosis, die Unabhängigkeit der Tiefendosis von der Feldgröße, die scharfe Begrenzung des Strahlenkegels, die geringe Absorption im Knochengewebe und schließlich die niedrige Raumdosis. Ihre Anwendung als Bewegungsbestrahlung führt zu einer alle übrigen Methoden der Röntgentherapie übertreffenden Konzentration der Dosis im Herd“, so „daß gerade auf gynäkologischem Gebiet diese Art der Bestrahlung besondere Erfolgsaussichten besitzt“ (Kepp).

Auch die Anwendung von radioaktiven Isotopen befindet sich beim Collumkarzinom noch in den Anfängen der Entwicklung. Immerhin sind hier die Beobachtungen von Allen, Sherman und Arneson höchst bemerkenswert. Diese Autoren injizierten 50 bis 70 mC kolloidalen Radiogoldes in jedes Parametrium zusätzlich zu der Radikaloperation oder der üblichen Radium-Röntgen-Therapie und konnten auf diese Weise bei einer bisherigen Beobachtungszeit von 2 bis 4½ Jahren die absolute Heilungsziffer von 49'4% auf 89'2% und die relative Heilungsziffer für Gruppe 1 von 68'8 auf 92'1% erhöhen. Es müssen weit umfangreichere Erfahrung und längere Beobachtungszeiten abgewartet werden, bis sich zeigen wird, ob auf diesem Weg vielleicht ein entscheidender Fortschritt erreicht werden kann.

6. Während Operation und Bestrahlung, beim Collumkarzinom auch heute noch die einzigen wirklichen Heilmethoden, l o k a l angreifen, fehlt es nicht an Versuchen einer g e z i e l t e n A l l g e m e i n b e h a n d l u n g. Ich möchte darunter hauptsächlich drei verschiedene Bestrebungen verstehen, von denen aber bisher nur der erste Weg einigermaßen gesicherte Resultate gebracht hat. Es sind dies:

a) die B e k ä m p f u n g u n d V o r b e u g u n g v o n E n t z ü n d u n g s e r s c h e i n u n g e n an den Beckenorganen mit Hilfe von A n t i b i o t i k a, weil sich gezeigt hat, daß die Ergebnisse der Strahlentherapie bei gleichzeitig bestehenden Entzündungsvorgängen wesentlich schlechter sind (G a u w e r k y u. a.);

b) die s p e z i f i s c h e C h e m o t h e r a p i e des K r e b s e s, welche eine Vernichtung der Tumorzellen mit Hilfe von Z y t o s t a t i k a (Mitomen, E 39 u. dgl.) zum Ziele hat. Dieses Gebiet ist derzeit Gegenstand umfangreicher Forschungsvorhaben in der ganzen Welt und stellt die große Hoffnung der Zukunft dar, hat jedoch, wenigstens beim Collumkarzinom, bisher noch keine greifbaren Ergebnisse gezeitigt;

c) Versuche, die E l e k t i v i t ä t d e r S t r a h l e n w i r k u n g auf medikamentösem Wege zu erhöhen, sei es durch eine S e n s i b i l i s i e r u n g d e r T u m o r z e l l e n selbst, sei es durch eine R e s i s t e n z s t e i g e r u n g d e s u m g e b e n d e n G e w e b e s. Hierher gehören beispielsweise die Anwendung von hohen Oestrogendosen (W i m h ö f e r), von Testosteronpropionat und α-Tokopherol (G r a h a m, zit. nach O'B r i e n), von Hyperthermie mittels Kurzwellen oder Ueberwärmungsbädern (H o f f m a n n, L a m p e r t) und schließlich von Strahlenschutzstoffen der Cysteinreihe (L a n g e n d o r f f u. a.), alles Dinge, welche auf Grund von Tierexperimenten erfolgversprechend erscheinen, bei der klinischen Erprobung jedoch noch keine überzeugenden Fortschritte gebracht haben.

7. Als weiterer Punkt im Kampf gegen das Collumkarzinom und das Karzinom überhaupt spielt gerade in

letzter Zeit die Frage der **unspezifischen Zusatz-behandlung** und der **sozialen Nachsorge** eine zunehmende Rolle. Dies beruht auf der Erkenntnis, daß alles getan werden muß, um die **allgemeine Ab-wehr- und Widerstandskraft** des Körpers zu stärken. Befruchtend und richtungweisend waren in dieser Hinsicht die Beobachtungen von **Kirchhoff** über den Einfluß sozialer Faktoren auf Ablauf und Heilung des Genitalkarzinoms, die auch von ·anderen Autoren und Kliniken bestätigt wurden. **Kirchhoff** fand unter 1206 karzinomkranken Frauen der Lübecker Frauenklinik eine Ueberlebensquote von 63·8% bei den sozial besser gestellten, dagegen von nur 43·5% bei den sozial schlechter gestellten Patienten. Unter 892 Collumkarzinomen verhielt sich der Anteil der operablen Fälle der Gruppe I und II zu den inoperablen der Gruppen III und IV bei den Privatpatienten wie 59:41, bei den Allgemeinpatienten dagegen wie 36:64! **Kirchhoff** forderte deshalb mit Nachdruck die Einbeziehung der Zusatztherapie und die Beachtung des sozialen Faktors für das ärztliche Handeln. Die diesbezüglichen Bemühungen, welche ich sogleich kurz anführen werde, sind noch zu jungen Datums, um statistisch faßbare Ergebnisse erbracht zu haben. Sie stellen jedoch erfolgversprechende Maßnahmen dar, um die Heilungsaussichten zu verbessern.

a) Der sozialen Unterstützung dienen die automatische mindestens zweijährige **Invalidisierung** aller Krebskranken, die Gewährung wirtschaftlicher **Beihilfen**, die Stellung von **Hilfskräften** für die Führung des Haushaltes und besonders die regelmäßige Durchführung von vierwöchigen **Genesungskuren** im Anschluß an die klinische Behandlung, wie sie erstmalig durch die Arbeitsgemeinschaft für Krebsbekämpfung im Lande Niedersachsen unter Einschaltung des Müttergenesungswerkes der Elly Heuss-Knapp-Stiftung organisiert wurden und immer mehr auch von anderen Bundesländern übernommen werden. Der Aufbau entsprechender **Genesungskrankenhäuser** für Krebskranke, welche den operierten oder bestrahlten Patienten nach der Klinikentlassung eine intensive sachgemäße Nachbehandlung angedeihen lassen sollen, ist im Gange.

b) Sehr heikel ist das Kapitel der **unspezifischen Zusatzbehandlung**, weil der Erfolg schwer zu beurteilen ist und bei der Unzahl der angepriesenen Mittel, auf deren Nennung ich im einzelnen verzichten möchte, eine Grenzziehung gegenüber Scharlatanerie schwierig, wenn nicht unmöglich ist. Die Anwendung solcher Mittel, deren Wirkungsmechanismus im einzelnen recht unklar ist, mag im Prinzip berechtigt und im Einzelfall schon aus psychologischen Gründen segensreich sein, sofern man sich klar darüber ist, daß es sich dabei nur um sogenannte H i l f s m e t h o d e n (M a r t i u s), niemals aber um echte H e i l m e t h o d e n handelt. Hier kann nur eine nüchterne klinische Erprobung weiterbringen, wie sie

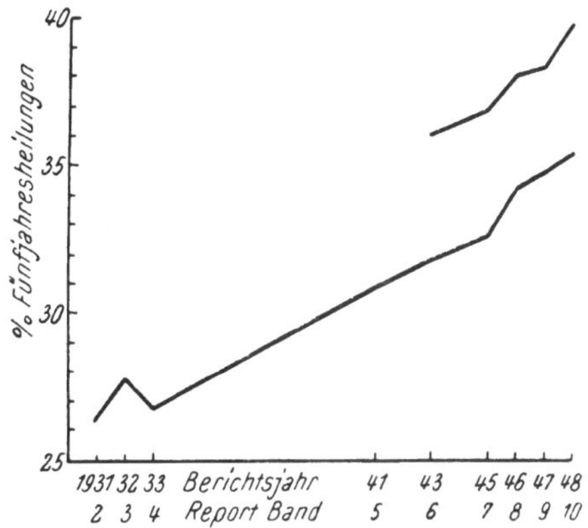

Abb. 1. Absolute Heilungsziffern (Fünfjahresheilungen) des Collumkarzinoms, berechnet aus den Angaben des A n n u a l R e p o r t. Die u n t e r e K u r v e beruht auf der Auswertung des Gesamtbeobachtungsgutes. Die o b e r e K u r v e ergibt sich, wenn nur die in den jeweils letzten fünf Jahren vor dem Berichtsjahr beobachteten Karzinome berücksichtigt werden. Der Unterschied zwischen den beiden Kurven ist ebenso wie das Ansteigen der Kurven auf die F o r t s c h r i t t e i n d e r B e h a n d l u n g zurückzuführen

an der Göttinger Frauenklinik seit einiger Zeit unter K i r c h h o f f im Gange ist. Eine klinische Ueberprüfung auf breiter Basis wäre neben der Grundlagenforschung die Aufgabe eines zentralen Krebsforschungsinstitutes, dessen Errichtung vom Deutschen Zentralausschuß für Krebsbekämpfung und Krebsforschung angestrebt wird. Leider wird die ruhige sachliche Erforschung dieses Gebietes durch eine sensationsgierige kritiklose Berichterstattung in manchen illustrierten Zeitschriften oft gestört.

Fassen wir das Ergebnis all dieser vielfältigen Bemühungen im Kampf gegen das Collumkarzinom zusammen, so ergeben sich die Kurven der Abb. 1. Sie sind aus den Angaben eines einzigartigen Werkes der Krebsstatistik errechnet, des von Heyman aufgebauten und nach seinem kürzlich erfolgten Tod von Kottmeyer weitergeführten, bisher in 10 Bänden erschienenen Annual Report on the Results of Treatment in Carcinoma of the Uterus, der das einmalige, statistisch repräsentative Beobachtungsgut von bisher 102.614 Collumkarzinomen aus 84 Behandlungszentren der ganzen Welt umfaßt und analysiert.

Als Ergebnis des zähen, wissenschaftlichen Ringens zeigt sich ein kontinuierliches Ansteigen der Gesamtergebnisse, welches allerdings pro Jahr nur Bruchteile eines Prozents beträgt. Ohne auf die höchst diffizilen und reizvollen Einzelfragen einer solchen Krebsstatistik hier einzugehen, läßt sich zusammenfassend sagen, daß sich die absolute Heilungsziffer in den letzten beiden Jahrzehnten von etwa 25% auf rund 40% verbessert hat, wobei einige wenige Institute die 50%-Grenze erreicht und sogar überschritten haben. Leider war an den deutschen Kliniken, wie dies die soeben von Martius veröffentlichten Göttinger Zahlen zeigen, während der Kriegs- und Nachkriegsjahre mit ihren mannigfachen negativen Einflüssen auf den allgemeinen Kräftezustand und die natürlichen Abwehrkräfte der Patienten, ein Rückschlag zu verzeichnen, so daß wir den Stand von 1940, der mit einer absoluten Heilungsziffer von 48·3% erheblich über dem Weltdurchschnitt liegt, erst 1950 wieder erreicht haben und seither weiter verbessern konnten.

Unsere Betrachtungen über die Fortschritte in der Behandlung des Collumkarzinoms mußten verhältnismäßig umfangreich ausfallen, weil es sich dabei aus zahlenmäßigen und sachlichen Gründen um die praktisch weitaus bedeutsamste Form des Genitalkrebses handelt. Bei den übrigen Genitalkarzinomen kann ich mich kürzer fassen. Dabei kann auf eine Besprechung des Vaginal- und des Tubenkarzinoms verzichtet werden, weil bei diesen Lokalisationen keine nennenswerten Fortschritte zu verzeichnen sind.

II. Korpuskarzinom

Beim Korpuskarzinom bewegen sich die Fünfjahresheilungen der Göttinger Frauenklinik seit 1938 mit nur geringen Schwankungen um 60% herum und liegen somit über dem internationalen Durchschnitt von 52·4% (Annual Report, Vol. X). Der operativen Behandlung wird ziemlich allgemein der Vorzug vor der Strahlentherapie zugebilligt, wobei als Spitzenleistung die von F a u v e t erreichte relative Leistungsziffer der vaginalen Operation mit 85·9% (73 : 85) genannt sei.

Eine Verbesserung der Gesamtresultate ist demnach von einer Vergrößerung der Operabilitätsquote zu erwarten. Dies kann neben der Anwendung der modernen Narkoseverfahren dadurch erreicht werden, daß im allgemeinen der v a g i n a l e Operationsweg bevorzugt wird, weil er für die Patientin eine geringere Belastung darstellt als die Laparotomie. Deshalb wird in Göttingen unter dem Direktorat K i r c h h o f f in Uebereinstimmung mit dem Vorgehen der Kieler Frauenklinik (P h i l i p p) und anderer Autoren die v a g i n a l e T o t a l e x s t i r p a t i o n des Uterus bei allgemeiner Operabilität als Routinebehandlung des Korpuskarzinoms durchgeführt. Einige Wochen danach werden zur Vermeidung von Lokalrezidiven 1200 mgeh Radium in den Scheidenstumpf eingelegt.

Bei den inoperablen Fällen konnte ein Fortschritt der Bestrahlungstechnik nach der P a c k m e t h o d e durch die Verwendung des von K e p p und C z e c h an der Göttinger Frauenklinik entwickelten Instrumentars erreicht werden. Mit dieser Methode lassen sich optimale Isodosen bei gleichzeitiger Vereinfachung der Applikationstechnik erreichen.

III. O v a r i a l k a r z i n o m

Beim Ovarialkarzinom sind die Heilungsziffern immer noch recht unbefriedigend. Die absolute Fünfjahresheilung beträgt beispielsweise im Göttinger Material der Jahre 1937 bis 1944 21·8% (C z e c h, K e p p und W o l t h a u s). Hier dürfte sich ein echter Fortschritt durch die Einführung der intraperitonealen R a d i o g o l d t h e r a p i e anbahnen, der allerdings wegen der Kürze der Beobachtungszeit statistisch noch nicht exakt faßbar ist.

Wir selbst konnten an bisher 39 mit Radiogold behandelten weit fortgeschrittenen Ovarialkarzinomen einen P a l i a t i v e r f o l g, d. h. eine Lebensverlängerung auf über ein halbes Jahr, in etwa 60% erzielen. Hinzu kommt als Fortschritt die B e s e i t i g u n g d e r A s z i t e s b i l d u n g in einem Teil, wenn auch keineswegs in allen Fällen. Für einen möglicherweise k u r a t i v e n E f f e k t der Radiogoldbehandlung sprechen die sehr beachtlichen Resultate von J. H. M ü l l e r, der diese Therapie routinemäßig bei a l l e n, auch den radikal und vollständig operierten Ovarialkarzinomen durchführt und bei einer Beobachtungszeit von bisher 1 bis 5½ Jahren über Symptomfreiheit von 100% im Stadium I, von 75% im Stadium II und von 42% im Stadium III berichten konnte, während sich im Stadium IV und V in genauer Uebereinstimmung mit unseren eigenen Beobachtungen ein Palliativresultat in 59% zeigte.

Als weiterer Fortschritt hinsichtlich der Besserung des Allgemeinzustandes und der Linderung der subjektiven Beschwerden wäre die Behandlung mit androgenen Hormonen zu nennen (Vasterling u. a.).

IV. Vulvakarzinom

Auch beim Vulvakarzinom sind die Ergebnisse noch wenig befriedigend. Hier sind statistische Angaben in Anbetracht der Kleinheit des Beobachtungsgutes und der Vielseitigkeit der therapeutischen Methodik in den einzelnen Kliniken nur mit größter Reserve möglich (Kirchhoff und Eirund).

Immerhin konnten die Resultate der operativen Behandlung durch den Ausbau der Operationstechnik zur erweiterten radikalen Vulvektomie unter Mitentfernung der Leistenlymphknoten en bloc (Stoeckel u. a.) von anfangs 5 bis 8% auf derzeit etwa 22 bis 25% Fünfjahresheilungen verbessert werden (Dyroff und Siegert). Trotzdem ist man von der operativen Behandlung des Vulvakarzinoms heute weitgehend abgekommen, weil die hohe primäre Mortalität von 10 bis 15% beweist, daß die meist alten kachektischen Frauen einem so großen Eingriff mit seinen riesigen Weichteilwunden einfach nicht gewachsen sind. Eine Sonderstellung nimmt hier die operativ eingestellte Kieler Frauenklinik ein, welche bei einer absoluten Heilung von 26·6% (21 : 79) eine relative Leistung der Radikaloperation von 36·8% (7 : 19) bei einer primären Mortalität von 5·2% (1 : 19) berichtet (Huber).

Bei strahlentherapeutischem Vorgehen weist beispielsweise das Göttinger Material der Jahre 1937 bis 1944 eine absolute Heilungsziffer von 22·3% ohne primäre Mortalität auf. Bei freien Leistenlymphknoten konnte in 37·4%, bei krebsbefallenen regionären Lymphknoten dagegen nur in 8·3% eine Fünfjahresheilung erzielt werden (Czech, Kepp und Wolthaus). Ein Fortschritt zeichnet sich hier in dreierlei Richtung ab, nämlich durch:

1. die bipolare Elektrokoagulation,
2. die Bestrahlung mit schnellen Elektronen,
3. die Radiogoldinfiltration der Leistenmetastasen.

1. Als die den meisten Erfolg versprechende Methode, die heute von einer zunehmenden Zahl maßgeblicher Kliniken verwendet wird, darf die bipolare Elektrokoagulation der Vulva nach Berven gelten. Antoine und Maier erzielten damit eine relative Leistung von 29·3%, Berven von 36·7%, während die absolute Heilungsziffer dieser Autoren 19·4% bzw. 26·6% beträgt. Was sich mit dieser Methode erreichen läßt, zeigt die letzte Publikation von J. H. Müller (1955), der an einem allerdings nur kleinen Patientengut von 27 Fällen der Jahre 1940 bis 1950 eine Fünfjahresheilung von 63%, bei den kombiniert mit Röntgentherapie und Elektrokoagulation behandelten 20 Fällen sogar von 75% mitteilt, was eine einmalige Spitzenleistung darstellt.

2. Der zweite, erstmalig an der Göttinger Frauenklinik beschrittene Weg ist die Anwendung von schnellen Elektronen (Kepp und Mitarbeiter). Die von der Elektronenschleuder (Betatron) gelieferte Strahlung erscheint für die oberflächennahen Tumorinfiltrate des Vulvakarzinoms deshalb so geeignet, weil sie durch einen Dosisanstieg unterhalb der Gewebsoberfläche mit darauffolgendem steilen Dosisabfall gekennzeichnet ist. Wir konnten mit einer Einzeitbestrahlung von 1500 r von 16 Patienten der Jahre 1949 bis 1954 6 Frauen primär heilen, von 3 Rezidiven nach Vulvakarzinom 2 Frauen. Die routinemäßige Anwendung dieser Bestrahlungsform auf breiter Basis, besonders auch die wahrscheinlich noch günstigere fraktionierte Elektronenbestrahlung, befindet sich allerdings noch im Stadium der technischen Entwicklung.

3. Der Krebsbefall der Leistenlymphknoten verschlechtert die Prognose außerordentlich. Eine Beeinflussung dieser Metastasen mit den Mitteln der klassischen Röntgentherapie ist bisher kaum möglich. Hier sind eigene Versuche mit intratumoraler Radiogoldinfiltration der Leistenmetastasen richtungweisend. Von einem Teilerfolg dieser Bemühungen kann man insofern sprechen, als es stets gelang, den Tumor im infiltrierten Areal zum Verschwinden zu bringen. Allerdings war es mit dieser Methode bisher nicht möglich, ein Weiterwachstum an anderen Stellen oder eine Fernmetastasierung zu verhindern, so daß alle so behandelten Frauen schließlich doch ihrem Leiden erlegen sind.

Zusammenfassung: Ohne Anspruch auf Vollständigkeit zu erheben, habe ich versucht, Ihnen kurz die wichtigsten Schwerpunkte aufzuzeigen, an denen sich heute der Kampf gegen das Genitalkarzinom der Frau abspielt. Ich hoffe, Ihnen gezeigt zu haben, daß zahlreiche Ansatzpunkte für eine Weiterentwicklung vorhanden sind, daß aber im gegenwärtigen Stadium der Entwicklung keine sensationellen Erfolge, sondern nur eine langsame, aber stetige Verbesserung der Heilungsziffern zu erwarten ist, wobei jedes Prozent in zäher, äußerst vielseitiger und mühsamer Kleinarbeit errungen werden muß. Während die hinter uns liegende Epoche durch die stürmische Entwicklung der T e c h n i k auf operativem und strahlentherapeutischem Gebiet gekennzeichnet war, treten jetzt wieder die k l i n i - s c h e n   u n d   b i o l o g i s c h e n   P r o b l e m e mehr in den Vordergrund.

L i t e r a t u r :   A l l e n ,   W.   M.,   S h e r m a n ,   A.   J.   und A r n e s o n ,   A.   N.: Amer. J. Obstetr. Gynec., 68 (1954), S. 1433; 70 (1955), S. 786. — A n t o i n e ,   T.   und   M a i e r ,   E.: Arch. Gynäk., 172 (1942), S. 487; 173 (1942), S. 109. — B a u e r ,   K. H.: Das Krebsproblem. Berlin-Göttingen-Heidelberg: Springer-Verlag. 1949. — B e r v e n ,   E.: a) Acta radiol. (Stockholm), 22 (1941), S. 99; b) Amer. J. Roentgenol., 62 (1949), S. 320. — B r u n s c h w i g ,   A.: In Meigs, S. 707 ff. — B u r g e r ,   H.: Dtsch. med. Wschr., 1956, S. 1560. — C z e c h ,   H.   und   K e p p ,   R.   K.: Strahlentherapie, 90 (1953), S. 117. — C z e c h ,   H.,   K e p p , R.   K.   und   W o l t h a u s ,   G.: Strahlentherapie, 82 (1950), S. 321. — D i e t z ,   O.: Med. Klin., 1956, S. 1423. — D y r o f f ,   R.   und S i e g e r t ,   A.: Röntgen- und Radiumbehandlung in der Frauenheilkunde; in S e i t z - A m r e i c h, Biologie und Pathologie des Weibes, Bd. III, S. 828 f. Berlin-Innsbruck-München-Wien: Urban & Schwarzenberg. 1955. — E y m e r ,   H.: Med. Klin., 1955, S. 67. — F a u v e t ,   E.: Zbl. Gynäk., 78 (1956), S. 132. — F i s c h e r ,   R.: Geburtsh. u. Frauenhk., 12 (1952), S. 888. — G a g n o n ,   F.: a) Amer. J. Obstetr. Gynec., 60 (1950), S. 516; b) Internat. Gynäkologenkongreß Genf 1954, Kongreßbericht, S. 95. — G o r t o n ,   G.: Acta radiol. Suppl. 100, Stockholm 1953. — G r a h a m ,   R.   M.   und   G r a h a m ,   J.   B.: a) Cancer, 6 (1953), S. 68 u. 215; 8 (1955), S. 59. b) Surg., Gynec. a. Obstetr., 100 (1955), S. 149. — H a r t l ,   H.: a) 2. Internat. Isotopensymposion Bad Gastein, 6. Januar 1956, Kongreßbericht, S. 202; b) Niedersächs. Aerzteblatt, 10 (1956), S. 1; c) Geburtsh. u. Frauenhk., 16 (1956), S. 507. — H a r t l ,   H.,   K e p p ,   R.   K.   und   M ü l l e r ,   K.: Oesterr. Gynäkologen- u. Krebstagung, Innsbruck, 3. Juni 1954; ref. Krebsarzt, 9 (1954), S. 289. — H e r b e r g e r ,   W.: Dtsch. Gesundheitswes., 11 (1956), S. 367. — H e y m a n ,   J.: Annual Report on the Results of Treatment in Carcinoma of the Uterus, Bd. I—X, Stockholm, 1937—1955. — I s r a e l ,   S.   L.   und W e b e r ,   L.   L.: Obstetr. a. Gynec., 7 (1956), S. 285; ref. Ber. Gynäk., 59 (1956), S. 121. — K e p p ,   R.   K.: a) Wien. med.

Wschr., 1952, 30; b) Radiologia Austriaca, 6 (1953), S. 213; c) Internat. Gynäkologenkongreß Genf 1954, Kongreßbericht, S. 608; d) Monatskurse f. d. ärztl. Fortbildung v. 15. November 1954. — Kepp, R. K. und Baeumer, J.: a) Med. Mschr., 8 (1954), S. 649; b) Strahlentherapie, Sonderband, 35 (1955), S. 81. — Kepp, R. K., Hartl, H. und Müller, K.: Dtsch. med. Wschr., 1955, S. 19. — Kepp, R. K., Paul, W., Schmermund, H. J. und Schubert, G.: Geburtsh. u. Frauenhk., 11 (1951), S. 298. — Kirchhoff, H.: a) Dtsch. med. Wschr., 1954, S. 1153; b) Therapiewoche, 5 (1954), S. 1. — Kirchhoff, H. und Eirund, A.: Strahlentherapie, 43 (1932), S. 335. — Kirchhoff, H. und Kepp, R. K.: Dtsch. med. Wschr., 1956, S. 1535. — Köhler, H. und Haenisch, F.: Strahlentherapie, 76 (1947), S. 342. — Limburg, H., Napp, J. H. und Wilbrand, U.: Geburtsh. u. Frauenhk., 12 (1952), S. 723. — Liu, W. und Meigs, J. V.: Amer. J. Obstetr. Gynec., 69 (1955), S. 1. — Martius, H.: a) Internat. Gynäkologenkongreß Genf 1954, Kongreßbericht, S. 601; b) Strahlentherapie, 100 (1956), S. 329. — Meigs, J. V.: Surgical Treatment of Cancer of the Cervix. New York-London: Grune & Stratton. 1954. — Mitra, S.: Zbl. Gynäk., 73 (1951), S. 574. — Müller, J. H.: a) Gynaecologia, 140 (1955), S. 266; b) Geburth. u. Frauenhk., 15 (1955), S. 973. — Nathanson, J. T.: In Meigs, S. 282. — O'Brien, F. W. und O'Brien, F. W.: Radiology, 67 (1956), S. 1. — Pendl, O.: Radiologia Austriaca, 4 (1951), S. 95. — Runge, H.: Internat. Gynäkologenkongreß Genf 1954, Kongreßbericht, S. 84. — Schmidt-Elmendorff, H. R.: Zbl. Gynäk., 76 (1954), S. 2215. — Schmidt-Elmendorff, H. R. und Dibbelt, L.: Zbl. Gynäk., 78 (1956), S. 1250. — Schömig, G.: Strahlentherapie, 92 (1953), S. 156. — Schroeder, C. und Hartl, H.: Zschr. Geburtsh., 136 (1952), S. 36. — Schüller, E.: a) Strahlentherapie, 85 (1951), S. 321; b) Arch. Gynäk., 181 (1952), S. 360. — Stüper, P.: Strahlentherapie, 92 (1953), S. 89, 108, 219, 237, 338. — Taussig, F. J.: Amer. J. Obstetr. Gynec., 28 (1934), S. 650; 45 (1943), S. 733. — Vasterling, H. W.: a) Dtsch. med. Wschr., 1952, S. 1222; b) Zschr. Geburtsh., 136 (1952), S. 177. — Wynder, E. L.: 31. Tagung d. Dtsch. Ges. f. Gynäk., Heidelberg, Sept. 1956. — Wynder, E. L., Dornfield, J., Shroff, P. D. und Doraiswami, K. R.: Amer. J. Obstetr. Gynec., 68 (1954), S. 1016. — Yagi, H.: Amer. J. Obstetr. Gynec., 69 (1955), S. 33.

Die vorbeugende Untersuchung beim Portiokarzinom als Aufgabe in der Allgemeinpraxis

Von

Erich Burghardt*

Graz

Die vorbeugende Untersuchung beim Portiokarzinom hat sich, solange noch kein besserer Einblick in die Karzinogenese gegeben ist, die Erfassung der meist asymptomatischen Veränderungen an der Portio zum Ziel zu setzen, von denen heute angenommen wird, daß sie die ersten Vorstufen bzw. der Beginn der Entwicklung eines Plattenepithelkarzinoms sind. Als Veränderungen dieser Art können 1. das sogenannte O b e r f l ä c h e n k a r z i n o m oder „n i c h t i n v a s i v e a t y p i s c h e P l a t t e n e p i t h e l" und 2. die f r ü h e s t e n I n v a s i o n s f ä l l e bezeichnet werden.

Die überwiegende Zahl dieser in der Regel symptomlosen Fälle entgeht erfahrungsgemäß der klinischen Untersuchung, die sich auf die Inspektion, Palpation und den Chrobakschen Sondenversuch beschränkt. Sie werden daher nach N a v r a t i l als „präklinische Karzinome" bezeichnet. Bei der Suche nach diesen Veränderungen müssen somit spezielle Untersuchungsmethoden angewendet werden, die imstande sind, aus der großen Zahl der Patienten diejenigen auszusondern, bei denen zumindest der Verdacht auf das Vorliegen eines präklinischen Karzinoms und damit die Indikation zur bioptischen Abklärung gegeben ist. Zur

---

* Die Untersuchungen, auf denen die Zahlen und statistischen Angaben dieser Arbeit beruhen, wurden gemeinsam mit den Herren F. B a j a r d i, H. K e r n, H. K r o e m e r und E. M a y r durchgeführt.

Zeit stehen 4 Suchmethoden dieser Art zur Verfügung, und
zwar 1. die Schillersche Jodprobe, 2. die Kolposkopie nach
Hinselmann, 3. die Kolpomikroskopie nach Antoine
und Grünberger sowie 4. die Zytodiagnostik nach Pa-
panicolaou.

Im klinischen Bereich kommen alle diese Methoden,
teils einzeln, teils in Kombination zur Anwendung. Der
Sinn einer Kombination beruht vor allem auf der Erkenntnis, daß jeder der Methoden ein Fehler anhaftet. Da die
Methoden in ihrem Vorgehen jedoch grundsätzlich verschieden sind, ist es kaum zu erwarten, daß sich die
Fehler der Methoden bei dem Einzelfall decken werden.

An der Universitäts-Frauenklinik Graz wird in der
Bestrebung, eine möglichst optimale Erfassung des präklinischen Karzinoms zu erzielen, seit 6 Jahren jede Patientin sowohl der kolposkopischen als auch der zytologischen Untersuchung unterzogen. In Verbindung mit der
Kolposkopie wird die Schillersche Jodprobe obligat durchgeführt. Die Kolpomikroskopie, die zweifellos eine Bereicherung der frühdiagnostischen Möglichkeiten bietet,
wurde bisher zu Routineuntersuchungen nicht eingesetzt.
Die von der Wiener Schule mitgeteilten Erfolge weisen
aber auf die Notwendigkeit der zusätzlichen Anwendung
auch dieser Methode im klinischen Rahmen hin.

Die eigenen Erfahrungen seit Einführung der Zytologie und Kolposkopie in die klinische Untersuchungstätigkeit und insbesondere seit ihrer kombinierten Anwendung gründen sich auf der Untersuchung von 47.996
zytologischen Ausstrichen von 28.463 Patientinnen sowie
auf 31.862 Einzelkolposkopien bei 25.213 Frauen. Bei diesen Patientinnen konnten insgesamt 432 präklinische Karzinome, davon allein 378 an der Klinik, entdeckt werden.
Der Sinn und der Wert eines kombinierten Einsatzes von
Kolposkopie und Zytologie kann aus Tab. 1, die sich auf
die Untersuchungstätigkeit der Jahre 1954 und 1955 bezieht, ersehen werden.

Tabelle 1

Gleichzeitige Kolposkopie und Zytologie bei 205 an der Klinik ent-
deckten präklinischen Karzinomen (1954 und 1955)

Kolposkopie pos. Zytologie pos.	Kolposkopie pos. Zytologie neg.	Kolposkopie neg. Zytologie pos.	Kolposkopie neg. Zytologie neg.
154 = 75·1%	18 = 8·7%	31 = 15·1%	2 = 0·9%

Daß dieser Weg, den die Klinik mit ihren umfassenden Möglichkeiten einschlagen muß, für die Allgemeinpraxis nicht gangbar ist, steht wohl außer Frage. Die Kolposkopie gehört, worauf schon wiederholt hingewiesen wurde, in den Rahmen einer Anstalt bzw. in die Hände entsprechend geschulter Fachärzte. Dasselbe gilt für die Kolpomikroskopie. Somit bleiben die Schillersche Jodprobe, deren Prinzip wohl als hinlänglich bekannt angenommen werden darf, sowie vor allem die Zytodiagnostik, auf deren Anwendung heute jede frühdiagnostische Tätigkeit in der freien Praxis zu basieren hätte.

Wenn also die Zytodiagnostik als Methode der Wahl für die Allgemeinpraxis bezeichnet werden kann, so ergibt sich damit in Verbindung gleich die Frage, in welcher Weise und in welchem Umfang diese Methode zur Anwendung kommen müßte, um den angestrebten Erfolg zu gewährleisten. Bevor diese Frage mit einem Postulat beantwortet wird, erscheint es zweckmäßig, ganz kurz einige theoretische Grundlagen dem Verständnis näherzubringen, auf deren Kenntnis eine jede frühdiagnostische Tätigkeit beruhen muß.

Klinisch gesehen, ist es gewöhnlich die „Erosion", die den Verdacht auf das Vorliegen eines Karzinoms oder seiner Vorstufen lenkt. Unter dieser an und für sich falschen Bezeichnung verbergen sich ungleichartige Bilder, die ursächlich wohl in Zusammenhang stehen können, die in ihrer Bedeutung aber völlig verschieden sind. Es sind dies einmal die sogenannte „Ektopie", womit das Vorliegen von Zylinderepithel an der Portioaußenfläche bezeichnet wird, und, um weiter die kolposkopischen Begriffe zu gebrauchen, die „Umwandlungszone", das ist die Zone regenerierenden Plattenepithels, welches das ektopische Zylinderepithel wieder ersetzt. In diesen Plattenepithelregenerationszonen sind die Vorstufen des Plattenepithelkarzinoms zu suchen. Makroskopisch ist es nun tatsächlich nicht möglich, die „Erosion" in die verschiedenen Einzelbilder aufzuschlüsseln. Noch weniger möglich ist es allerdings, in den meisten Fällen, auf Grund der Inspektion mit unbewaffnetem Auge, zwischen suspekter und insuspekter Erosion zu unterscheiden, zumal solch eine Unterscheidung fallweise sogar dem Kolposkopiker Schwierigkeiten zu machen imstande ist. Es muß also jede Erosion makroskopisch als im weitesten Sinne verdächtig bezeichnet werden.

Folglich wäre anzunehmen, daß nur der Befund einer

völlig unauffälligen glatten Portio den Verdacht auf ein Karzinom zu zerstreuen vermag. Daß auch dies keineswegs zutrifft, geht aus der Tatsache hervor, wonach ein Ersatz von Zylinderepithel durch Plattenepithel, genau wie bei der „Ektopie" an der Außenfläche der Portio, auch im Bereich der normalen Zylinderzellauskleidung des Zervikalkanals vonstatten gehen kann. Es ist also möglich, und dies nicht selten, daß der Zervikalkanal mehr oder weniger weit proximalwärts von Plattenepithel eingenommen wird. Damit ist die Möglichkeit für die primäre Entwicklung eines Plattenepithelkarzinoms im Bereich der Zervixhöhle ohneweiters gegeben. Auf Grund der eigenen Untersuchungen in den Jahren 1954 und 1955 wurden beispielsweise nicht weniger als 10% rein intrazervikal lokalisierter präklinischer Karzinome entdeckt.

Der gesamte Fragenkomplex einer Patientenauswahl zum Zweck der frühdiagnostischen Untersuchung dürfte mit dem Hinweis auf die Möglichkeiten und Resultate der Kolposkopie eine besonders treffende Beantwortung finden.

Tabelle 2

Ergebnis der Kolposkopie bei 208 an der Klinik diagnostizierten präklinischen Karzinomen (1954 und 1955)

Kolposkopisch suspekt......................	175 = 84·13%
Kolposkopisch negativ.......................	33 = 15·86%
Davon intrazervikale Karzinome..............	21 = 10·09%
Davon kolposkopisch ohne Befund............	10 = 4·80%

Wenn also selbst bei kolposkopischer Untersuchung rund 15% der präklinischen Karzinome der Entdeckung entgehen können, so kann an der Insuffizienz der makroskopischen Beurteilung der Portio kaum ein Zweifel bestehen. Damit dürfte es verständlich geworden sein, daß es im Rahmen einer konsequenten Früherfassung des Portiokarzinoms nicht möglich ist, einen bestimmten Patientenkreis auszuwählen, der der frühdiagnostischen Untersuchung zu unterziehen ist.

Der gynäkologisch untersuchende Praktiker hätte sich somit bei jeder Untersuchung zunächst die Frage zu stellen, ob ein klinisch manifestes Karzinom vorliegt. Zur Klärung dieser Frage ist vor allem die Chrobak-Sonde zu gebrauchen und bei dem geringsten Verdacht eine Probeexzision zu veranlassen. Kann solch ein Verdacht als ausgeschlossen gelten, so sollte trotzdem bei jedem Fall noch an die Möglichkeit des Vorliegens eines präklinischen Karzinoms gedacht und die zytologische Untersuchung durchgeführt werden.

Der Umstand, wonach für die frühdiagnostische Tätigkeit in der Praxis vornehmlich die Zytodiagnostik in Frage kommt, ist insofern als außerordentlich glücklich zu bezeichnen, als mit der Zytodiagnostik zwei Bedingungen erfüllt werden, die für die Praxis nicht unwesentlich sind: eine hohe Treffsicherheit bei relativ sehr geringer Zeitbeanspruchung. Die zeitliche Mehrbelastung, die aus der Anwendung der Zytologie erwachsen kann, ist außerordentlich gering, da sich die Aufgabe des praktischen Arztes mit der Abnahme des Ausstriches im wesentlichen erschöpft. Wird von der Voraussetzung ausgegangen, daß bei jeder gynäkologischen oder allgemeinen Untersuchung die Portio in speculis eingestellt wird, schon um ein Karzinom makroskopischer Größenordnung, auf das die Anamnese noch nicht dringend hinweist, auszuschließen, so fällt die zusätzliche Smearabnahme zeitlich kaum ins Gewicht.

Die Treffsicherheit der Zytologie bei der Suche nach dem präklinischen Karzinom bewegt sich bei richtiger Untersuchungstechnik durchschnittlich um 90%. Zur Illustration wieder die eigenen Ergebnisse aus den Jahren 1954 und 1955.

Tabelle 3

Gesamtergebnis der Zytodiagnostik bei 219 präklinischen Kollumkarzinomen (1954 und 1955)

Zytologisch suspekt oder positiv...............	198* = 90·41%
Falsch beurteilte Ausstriche = Fehler des Untersuchers.....................	8 = 3·65%
Falsche negative Ausstriche = Fehler der Methode	13 = 5·93%
Gesamtfehler	21 = 9·58%
Genauigkeit der Methode nach Abzug des Fehlers des Untersuchers.....................	206 = 94·06%

* Davon 14 Fälle der Klinik mit der Diagnose Carcinoma colli 0 zugewiesen. 3 Fälle, bei denen der erste Ausstrich unbrauchbar war, die jedoch kolposkopisch erfaßt wurden, sind in dieser Aufstellung nicht berücksichtigt.

Der Hinweis darauf, daß die Handhabung der Zytologie in der Praxis tatsächlich durchführbar ist und zu wertvollen Ergebnissen führen kann, wurde von Navratil schon an anderer Stelle gegeben. Als Paradigma können die Mitteilungen von Quisenberry bzw. Erickson und

D u n n bezeichnet werden, die über die erfolgreichen Versuche berichten, große Bevölkerungsteile von Hawaii bzw. Memphis in den USA mit Hilfe der praktischen Aerzte und Fachärzte zytologisch zu erfassen. So wurden auf Hawaii bei 24.182 untersuchten Frauen 63 klinisch stumme Portiokarzinome entdeckt, während in Memphis anläßlich der Erfassung der ersten 60.000 Frauen, das sind rund 40% der weiblichen Bevölkerung, 492 Portiokarzinome gefunden wurden.

Es steht wohl außer jeder Frage, daß solche oder ähnliche Erfolge nicht ohne Schaffung gewisser Voraussetzungen erreicht werden können. Als wesentlichste dieser Voraussetzungen wären zu nennen:

1. Die Vergrößerung der Zahl der zytologischen Untersuchungsstellen und der ausgebildeten Untersucher.

2. Die Unterrichtung des praktischen Arztes über Abstrichabnahme, Fixierung und Art des Versandes.

3. Die genaue Orientierung der Aerzteschaft über die Bedeutung des zytologischen Untersuchungsergebnisses.

Die Erläuterung der Abnahmetechnik würde im Rahmen dieses Themas zu weit gehen, sie ist an anderer Stelle auch bereits ausführlich erfolgt (Navratil). Notwendig erscheint jedoch die Besprechung des Aussagewertes der zytologischen Untersuchungsergebnisse, schon zur Orientierung derjenigen Aerzte, die sich der Zytodiagnostik bereits bedienen, zumal gerade in diesem wesentlichen Punkt, wie immer wieder bemerkt wird, Unsicherheit herrscht, die zu Enttäuschung führen kann. Es geht also um die Frage, mit welcher Sicherheit auf Grund eines zytologischen Befundes mit einem Karzinom gerechnet werden kann.

Um Mißverständnissen zunächst vorzubeugen: Die Zytologie stellt keine Tumordiagnose, sondern lediglich einen Verdachtsbefund, der mittels der Histologie erhärtet werden muß. Des weiteren hängt das zytologische Untersuchungsergebnis keineswegs von der Größe und Ausdehnung eines Tumors ab. Vielmehr ist bei großen, nekrotischen, stark blutenden und zerfallenden Tumoren eher mit einem Mißerfolg zu rechnen. Die Zytodiagnostik darf daher keinesfalls zur Diagnose eines makroskopisch erkennbaren Tumors herangezogen werden, denn dies könnte Veranlassung zum Uebersehen des Tumors geben (N a v r a t i l).

Abgesehen von negativen und unbrauchbaren Ausstrichen, werden auf Grund der zytologischen Untersuchung zwei

Verdachtsdiagnosen gestellt — der suspekte und positive Befund. Der positive Befund versucht freilich fast an Sicherheit zu grenzen, und es gibt tatsächlich Ausstrichbilder, bei denen ein Zweifel kaum möglich ist. Trotzdem darf die Diagnose „positiv" nicht mit „Karzinom" gleichgesetzt werden. Es würde zu weit gehen, hier die Gründe für den — wenn auch geringen — Fehlerprozentsatz aufzuzeigen. Wir haben es also mit abgestuften Wahrscheinlichkeitswerten zu tun. Der Aussagewert der Befunde wird dabei außer von der Güte des Abstriches von der Routine des Untersuchers abhängen und daher von Untersuchungsstelle zu Untersuchungsstelle verschieden sein. Als Beispiel können die Ergebnisse der eigenen Untersuchungen bei suspekt oder positiv befundeten Fällen herangezogen werden.

Tabelle 4

Bedeutung des suspekten zytologischen Befundes in der Frühdiagnostik des Portiokarzinoms (Universitäts-Frauenklinik Graz, 1954 und 1955)

Zahl der suspekt befundeten Fälle	688
Darunter klinisch manifeste Portiokarzinome...	112
Suspekt befundete Fälle nach Abzug der manifesten Portiokarzinome	576
Davon histologisch überprüft.................	375
Histologisch verifizierte präklinische Karzinome einschließlich 11 Fälle von atypischem Epithel und 7 Fälle von unruhigem Epithel	137 = 36·53%

Erwartungsgemäß liegt der Prozentsatz entdeckter präklinischer Karzinome bei den positiv befundeten Fällen wesentlich höher (Tab. 5).

Tabelle 5

Bedeutung des positiven zytologischen Befundes in der Frühdiagnostik des Portiokarzinoms (Universitäts-Frauenklinik Graz, 1954 und 1955)

Zahl der positiv befundeten Fälle	281
Darunter klinisch manifeste Portiokarzinome	177
Positiv befundete Fälle nach Abzug der manifesten Portiokarzinome...................	104
Davon histologisch überprüft...................	96
Histologisch verifizierte präklinische Karzinome einschließlich 5 Fälle von atypischem Epithel	84 = 87·50%
Histologisch ungenügend abgeklärte Fälle	6 = 6·25%
Sicherer Befundungsfehler...................	6 = 6·25%

Der suspekte und positive zytologische Befund scheidet somit das Verdächtige vom Unverdächtigen. Damit ist schon sehr viel gewonnen, denn es werden aus der großen Masse die Fälle abgesondert, die eines erhöhten Augenmerkes bzw. weiterer Abklärung bedürfen. Bei 13.355 eigenen Patientinnen der Jahre 1954 und 1955 wurde, abgesehen von den klinisch manifesten Portiokarzinomen, 680mal ein suspekter oder positiver Befund erstellt. Das sind rund 5% aller Fälle.

Die zytologischen Verdachtsbefunde erfordern bedingungslos die bioptische Abklärung. Sie gehört aber nicht mehr in die Hände des praktischen Arztes, denn sie kann wesentlich schwieriger sein als angenommen wird. Am zweckmäßigsten wird sie unter dem Kolposkop ausgeführt und das Ergebnis auch wieder vom Kolposkopiker und vor allem von der Stelle beurteilt, von der der zytologische Befund stammt. Ein negativer histologischer Befund auf Grund einer kleinen Biopsie muß noch nichts besagen. In solch einem Fall müssen die weiteren Entscheidungen auf der genauen Kenntnis des Abstrichbildes, eventuell des kolposkopischen Befundes und womöglich des histologischen Bildes beruhen. Die Maßnahmen, die dann weiter zu treffen sind, können recht verschieden sein und in fortgesetzten bioptischen Kontrollen, stationärer Abklärung oder auch nur zytologischen Kontrollen bestehen. All das soll nicht schematisch geschehen, sondern den Gegebenheiten des Falles angepaßt sein. Ganz besonders in diesem Belange wird es auf die gute und verständnisvolle Zusammenarbeit zwischen dem praktischen Arzt und dem frühdiagnostischen Zentrum ankommen.

Dem praktischen Arzt würde so eine Mittlerrolle zufallen, zwischen der großen Masse der Patienten und Zentralstellen, die sich speziell mit dem Problem der Krebsfrüherfassung beschäftigen. Daß diese Rolle jedoch von übergeordneter Bedeutung wäre, geht schon aus der Tatsache hervor, daß die Entdeckung eines jeden einzelnen Falles seiner Initiative und seinem Einsatz verdankt werden müßte. Seine Ordination könnte als die wichtigste Karzinomvorsorgeuntersuchungsstelle bezeichnet werden (Navratil).

Wenn es gelänge, den Kampf gegen das zahlenmäßig häufigste Karzinom der Frau in derart umfassender Weise zu organisieren, so könnte erwartet werden, daß nach einiger Zeit die Zahl der im fortgeschrittenen Stadium zur Diagnose kommenden Portiokarzinome um ein Beträchtliches absinkt. Damit wäre die erste große Bresche im Kampf gegen das Karzinom überhaupt geschlagen. Daß es, sollten die entsprechenden Voraussetzungen geschaffen werden, an der Bereitschaft der Aerzte zur Mitwirkung an einer solchen Aufgabe nicht fehlen würde, steht unseres Erachtens wohl außer Frage.

Literatur: Antoine, T. und Grünberger, V.: Atlas der Kolpomikroskopie. Stuttgart: G. Thieme. 1956. — Burghardt, E. und Bacaj, T.: Minerva Gin. (Im Druck.) — Burghardt, E. und Bajardi, F.: Arch. Gyn., 187 (1956), S. 621. — Erickson, C. C. und Dunn, J. E.: Reproduction for Distribution at American Medical Association Meeting, June 1955. — Morari, M. und Strametz, R.: Krebsarzt, 7/8 (1953), S. 185. — Navratil, E.: Krebsarzt, 4 (1949), S. 222. — IV. Seminarabend der Van Swieten-Gesellschaft. Villach, 15. Januar 1949. — Diskussionsbemerkung zu Limburg, Verhandlungen der Deutschen Gesellschaft für Gynäkologie. Arch. Gyn., 178 (1953), S. 293. — Mitteilungen des Wissensch. Vereins der Aerzte in Steiermark, 1 (1950). — Wien. klin. Wschr., 15 (1952), S. 271. — Paracelsus-Beiheft, Sonderheft „Vorträge des 6. Aerztetreffens in Kärnten", 1954. — In Seitz-Amreich, Biologie und Pathologie des Weibes, Bd. IV, S. 639. Berlin-Innsbruck-München-Wien: Urban & Schwarzenberg. 1954. — Gynécologie Pratique, 3/4 (1954), S. 197. — In Runge, Gynäkolog. Zytologie, Beiträge zur Krebsforschung, Bd. 4, S. 128. Dresden u. Leipzig: Theodor Steinkopff. 1954. — In Antoine, Klinische Fortschritte „Gynäkologie", S. 93. Wien u. Innsbruck: Urban & Schwarzenberg. 1954. — Navratil, E., Burghardt, E. und Bajardi, F.: Krebsarzt, 11 (1956), S. 193. — Quisenberry, W. B.: Vortrag, gehalten auf der Third National Cancer Conference, Detroit, USA., 1956.

Neue Erfahrungen
in der Diagnostik und Therapie
peripherer Durchblutungsstörungen

Von

Prof. Dr. **H. W. Pässler**

Leverkusen

Daß es Verschlüsse der Schlagadern gibt, ist schon
sehr lange bekannt. Auch der praktische Arzt denkt heute
beim Auftreten von intermittierendem Hinken oder gar
bei der Entstehung eines Brandes an eine organische Ar-
terienobliteration und weiß auch in der Regel, daß solche Erscheinungen in der Hauptsache nicht durch Spasmen hervorgerufen werden können, wie man früher manchmal annahm. Seit Jahrzehnten ist es möglich, durch Einspritzung von Kontrastmitteln in Schlagadern solche Verschlüsse sichtbar zu machen und den verbliebenen oder
den entstandenen Ersatzkreislauf darzustellen. Der Verbesserung dieser Verfahren haben wir uns in den letzten
Jahren jedoch besonders gewidmet, und zwar sowohl im
Bereich der oberen und unteren Gliedmaßen als vor allem
auch im Bereich des Bauchraumes. Wir wollen also auch
diese Region zu den „peripheren" Durchblutungsstörungen zählen, wobei wir einem stillschweigenden Ueberein-
kommen aller Fachleute folgen, ohne so weit zu gehen,
daß wir nun alles, was peripher vom linken Ventrikel liegt,
als peripheren Kreislauf und damit zu unserem Thema
gehörig betrachten.

Zu den wichtigsten neueren technischen F o r t -
s c h r i t t e n   i n   d e r   G e f ä ß d i a g n o s t i k zähle ich die
S e r i e n darstellung der Schlagadern, die uns nach Entwicklung geeigneter Geräte heute unentbehrlich geworden
ist. Wir haben uns bemüht, solche Apparate so einfach

zu entwickeln, daß ihr Ankauf nicht nur großen wissenschaftlichen Instituten, sondern jedem mittleren Krankenhaus möglich ist und daß sie an vorhandene mittelschwere Röntgengeräte angeschlossen werden können. Diese Vorrichtungen eignen sich nicht nur für die Schlagaderdarstellung, sondern auch für die Seriendarstellung des Venensystems. Hierbei richteten wir unser Ziel darauf, unter möglichst geringer Beanspruchung des Patienten und mit niedrigstem Kostenaufwand ein für die allgemeine Praxis gut ausreichendes diagnostisches Optimum zu erzielen.

Beim Streben hiernach wurden 4 Forderungen berücksichtigt:

1. Zur Schonung des Patienten sollte nur so viel Kontrastmittel injiziert werden, wie eben dringend notwendig ist, d. h. statt einer gleichzeitigen Auffüllung des ganzen Gefäßbaumes unterhalb der Injektionsstelle soll der Lauf des Kontrastmittels durch die Gefäße verfolgt werden.

2. Zum Schutze des Patienten ist durch planmäßige, für jeden Kranken vorher zu überlegende zeitliche Intervalle zwischen den einzelnen Aufnahmen die Häufigkeit, mit der der Kranke den Röntgenstrahlen ausgesetzt wird, möglichst zu reduzieren.

3. Aus Gründen der Sparsamkeit sollen die Aufnahmen nicht vollautomatisch in einer möglichst raschen bzw. konstanten Folge, sondern auf Grund des klinischen Befundes mit variablen Zwischenzeiten geschossen werden.

4. Optimaler Strahlenschutz für Arzt und Bedienungspersonal.

Vor Anwendung jeder Kontrastmitteluntersuchung muß die Frage schon klinisch möglichst weitgehend geklärt werden, ob es sich um eine überwiegend organische oder um eine überwiegend funktionelle, um eine Schlagader- oder um eine Blutaderdurchblutungsstörung oder aber um beides handelt. Hierzu dient neben einer recht exakten Aufnahme der Anamnese die allgemeine klinische Untersuchung, die auch heute nicht entbehrt werden kann. Beim Verdacht auf Schlagaderdurchblutungsstörungen erspart uns die routinemäßige Vornahme einer Oszillographie, bei der wir das Gerät von Gesenius benutzen, viele andere sogenannte klinische Funktionsuntersuchungen und Proben, die oft nur ein relativ unsicheres Bild geben und für deren Durchführung uns bei der großen Zahl von Kranken heute einfach die Zeit fehlt. Je nachdem, wie weit die oszillographischen Ausschläge noch normal sind oder nicht, können wir hieraus vorsichtig Schlüsse auf das Ausmaß der eventuellen Verlangsamung des Blutstromes durch arterielle Gefäßverschlüsse ziehen und auf Grund von Erfahrungszahlen die zeitliche Aufeinanderfolge unserer Serienröntgenaufnahmen hiernach bestimmen.

Die Siemens-Reiniger-Werke in Erlangen haben in Zusammenarbeit mit Herrn W e n t z l i c k in München und mit uns einen Arbeitsplatz entwickelt, den sie „Kassettenwechsler für Serienangiographie der Extremitäten und des Abdomens" nennen.

Die Arterienpunktion erfolgt bei uns seit Jahren mit einer Spezialkanüle, die so hergerichtet ist, daß nach der Punktion der die Spitze tragende Mandrin herausgezogen wird und die in der Schlagader liegende stumpfe Kanüle das Gefäß nun nicht verletzen kann. Seit Einführung dieser Spezialkanülen gibt es bei uns praktisch keine paravasalen Injektionen mehr. Um für den benutzten Druck bei der Einspritzung immer gleiche Werte zu erhalten und den Operateur vor Strahlen zu schützen, außerdem eine Verschiebung der Kanüle durch den Operateur zu vermeiden, bedienen wir uns eines einfachen Druckapparates, der durch eine Sauerstoffbombe gespeist ist, und eines Stativs zum Halten der Spritze. Nach der Punktion dreht der Operateur lediglich das Druckventil auf und gibt dann in den vorher bestimmten Zeiträumen das Kommando zur Belichtung von 3 bis 4 Kassetten. Er ist dabei durch Bleihandschuhe und Gummischürze geschützt, ebenso wie die helfende technische Assistentin hinter einem Bleischirm sitzt. Die gleichmäßige Qualität der Belichtung trotz verschiedener Dicke des Beines an Oberschenkel und Unterschenkel wird durch ein Ausgleichsfilter vor der Röntgenröhre erreicht. Für Armarteriographien benutzen wir genau die gleiche Apparatur und erzielen ebenfalls echte Seriendarstellungen.

Es ist ein Verdienst von G o t t l o b aus der angiologisch ja sehr aktiven Schule von M a n d l, besonders nachdrücklich auf die Bedeutung der Wahl möglichst unschädlicher Kontrastmittel hingewiesen zu haben. Seit wir uns der trijodierten Kontrastmittel Tri Abrodil „Bayer" oder Urografin „Schering" bedienen, haben wir in der Praxis bei den hierbei notwendigen, nicht sehr großen Mengen niemals ernste Störungen erlebt. Jede Art von anaphylaktischer Reaktion konnte bisher durch sofortige intraarterielle Einspritzung eines Antihistaminikums, z. B. Neobridal, in die bis zur Entwicklung der Bilder liegenbleibende Kanüle ohne jede Schwierigkeit beherrscht werden.

Ich möchte auch bei dieser Gelegenheit darauf aufmerksam machen, daß es noch eine weniger bekannte Gefahr gibt, die zu beachten ist: das ist die versehentliche Einspritzung von Luft besonders unter Druck in das Schlagadersystem. Beim Aufziehen des Kontrastmittels ist es oft nicht möglich, jede kleine Luftblase sicher zu entfernen. Wir haben deswegen einen Hahn vor die Kanüle geschaltet, der stets vor Beendigung der Injektion abgedreht wird. Geschieht das nicht und tritt Luft unter Druck in die Gefäße, und zwar zuletzt n a c h der Injektion des Kontrastmittels, so kann es in deren Endverzweigungen zu kleinen örtlichen Nekrosen kommen. Entgegen einer Publikation, die vor einiger Zeit in der Deutschen Zeitschrift für Kreislaufforschung erschien und annahm, daß es sich hierbei um Sauerstoff handele, der neben dem Spritzenkolben in die Gefäße eingetreten sei, möchte ich betonen, daß es nach unseren Feststellungen Luft ist, und daß diese Fleckbildungen mit nachträglichen kleinen Nekrosen in der Haut ausbleiben, seit wir das Eindringen von Luft am Ende der Injektion grundsätzlich durch Schließen des beschriebenen Hahnes verhindern. Es wäre auch nicht zu verstehen, warum Sauerstoff in den Gefäßen eine Gefahr bedeuten sollte, da er ja therapeutisch viel benutzt wird.

Für die S e r i e n a o r t o g r a p h i e und die Darstellung der großen Körpervenen bedienen wir uns eines eigenen Gerätes, das am gleichen Tisch anmontiert wird und die Benutzung des Tisches auch für sämtliche übrigen Routineaufnahmen einer Klinik in keiner Weise behindert. Die 3 Kassetten dieses „abdominalen Kassettenwechslers" liegen auf einem Schubblech, das unter dem Kranken während der mit dem Druckapparat erfolgenden Injektion durchgeschoben und jeweils elektromagnetisch gebremst wird. Auch für die Aortenpunktion benutzen wir grundsätzlich nur e i n e Spezialkanüle, deren Spitze mit dem Mandrin nach der Punktion entfernt wird, so daß ein Verschieben und ein paravasales Einspritzen unmöglich ist. Wir machen stets Serienaufnahmen, da wir beim Vorliegen des Verdachtes einer Erkrankung der großen Bauchgefäße niemals das gesamte Gefäßgebiet mit einer Einzelaufnahme darstellen können, ohne unnötig große Mengen

Kontrastmittel zu verwenden (Vorführung von Diapositiven, deren Wiedergabe aus Kostengründen beim Druck unterbleiben mußte). Diese Serienaortogramme zeigen gleichzeitig die Brauchbarkeit der von uns stets durchgeführten hohen lumbalen Punktionstechnik, bei der wir — im Gegensatz zu Gottlob — keinerlei Zwischenfälle erlebten, für die Darstellung der Nierengefäße, z. B. bei urologischen Kranken.

Das Problem der zweckmäßigsten Behandlung organischer arterieller Durchblutungsstörungen ist nach unseren Erfahrungen nur durch eine Zusammenarbeit aller Beteiligten zu lösen, d. h. des praktischen Arztes, der den Kranken frühzeitig zum Spezialisten schicken muß, und des Internisten, der mit dem angiologisch geschulten Chirurgen die konservative und die Zeitpunkte für die aktive operative Behandlung festlegt.

Mit Block, Loose, Malan, Mandl, Rosenauer, Sunder-Plaßmann und vielen anderen verbleiben wir der Ansicht, daß die Grenzstrangresektion die erste und wichtigste, die lokale Durchblutung durch Erweiterung der Kollateralen fördernde Maßnahme sein muß. Sie genügt häufig, wenigstens für Jahre, besonders dann, wenn es gelingt, durch konsequente konservative Behandlung, z. B. mit Depot-Padutin und bei jüngeren Menschen auch durch strenge Nikotinenthaltsamkeit und auch sonst eine vernünftige Lebensführung, das Fortschreiten der Obliterationen zu vermeiden. An diesem Punkte sei gesagt, daß die Endangiitis obliterans in den Augen des Klinikers wohl im wesentlichen bei jugendlichen, die Arteriosklerose bei älteren Menschen krankhafte Erscheinungen macht, daß beide Krankheiten aber doch sehr stark ineinander übergehen und klinisch oft kaum voneinander zu trennen sind. Auch von Ratschow wurde (1953) der Verdacht ausgesprochen, daß es sich im Grunde um ein und dasselbe, nur in verschiedenen Altersstufen verschieden imponierende Leiden handelt. Wir haben selbst die Erfahrung gemacht, daß zu verschiedenen Zeiten entnommene Gewebsproben des gleichen Patienten vom gleichen auf diesem Gebiet besonders erfahrenen pathologischen Anatomen nach dem feingeweblichen Bild als Endangiitis obliterans oder als Arteriosklerose gedeutet wurden. Das meist schubweise Fortschreiten der Krankheit trotz Sympathektomie und konsequenter Allgemeinbehandlung ist aber leider besonders bei der Endangiitis obliterans bzw. bei den Jugendlichen mit den Arterienobliterationen vom Typ der Endangiitis immer möglich, und die einzelnen Schübe sind in der Regel gefährlicher als bei der Arteriosklerose älterer Menschen, weil sie akuter auftreten und dadurch die Entwicklung der Kollateralen oft stark nachhinkt.

Als Beispiel eines besonders guten, die sonst sichere Amputation des ganzen Beines vermeidenden Erfolges der natürlich mit antibiotischer Behandlung und anderen Maßnahmen kombinierten lumbalen Sympathektomie bei arteriosklerotischer Gangrän werden die Bilder von einem 64jährigen Patienten gezeigt, bei dem nach Amputation der Großzehe ein riesiges Ulkus entstand; trotz ausgedehnter Femoralis- und Popliteaobliteration konnte der Hauptteil des Fußes nach Vorfußamputation erhalten bleiben und der Kranke wieder arbeitsfähig gemacht werden.

Wir können auch angiographisch belegen, wie das Leiden besonders bei Arteriosklerose meist weiter herzwärts fortschreitet:

Demonstration der Bilder eines heute 50jährigen Patienten, bei dem im Alter von 44 Jahren ein Popliteaverschluß rechts festgestellt wurde, der allmählich weiter aufstieg, trotzdem zunächst eine wesentliche subjektive und objektive Besserung durch doppelseitige Sympathektomie erzielt worden war. Als sich nun am rechten Bein wiederum eine Gangrän der großen Zehe einstellte, wurde hier die Arterektomie vorgenommen, und seither ist der Kranke beschwerdefrei. Die Beobachtungszeit beträgt jetzt schon insgesamt 6 Jahre.

Nacheinander mit doppelseitiger Sympathektomie und doppelseitiger Arterektomie der AA. femorales mußte im Verlauf von 3 Jahren seit 1949 ein jetzt 60jähriger Mann wegen doppelseitiger beginnender arteriosklerotischer Gangrän behandelt werden, der jetzt ohne Verlust von mehr als 2 Zehenkuppen seit 4 Jahren bis auf intermittierendes Hinken wieder schmerzfrei als Röntgentechniker arbeiten kann. — Nachdem ein halbes Jahr vorher die lumbale Sympathektomie keinen merklichen Erfolg gehabt hatte, wurde ein 46jähriger Mann vor 2 Jahren mit fortgeschrittener Gangrän des Vorfußes bei uns aufgenommen, weil man ihn auswärts im Oberschenkel amputieren wollte. Es handelte sich um einen vollständigen Popliteaverschluß (Bilder), dessen Prognose ja bekanntlich besonders schlecht ist. Durch die Arterektomie gelang die Erhaltung des Fußes bis auf die abgestorbenen

Vorfußabschnitte, so daß der Kranke jetzt seit **2 Jahren** voll arbeitsfähig ist.

Welche Schlüsse dürfen wir aus diesen Beispielen ziehen, wenn wir sie mit Berichten über Fehlschläge bei Arterektomien vergleichen? Die Nachprüfung hat ergeben, daß die meisten Beobachter, die überwiegend Fehlschläge nach Arterektomie erlebt haben, die lumbale Sympathektomie nicht vorausschickten oder höchstens im gleichen Akt mit vornahmen. Auch wir haben ebenso wie L o o s e die Erfahrung machen müssen, daß die alleinige Arterektomie in der Regel nicht hilft oder nur wenig Erfolg hat und daß die Ergebnisse um so günstiger werden, j e l ä n g e r d i e P a u s e z w i s c h e n d e r D u r c h f ü h - r u n g d e r S y m p a t h e k t o m i e u n d d e r A r t e r - e k t o m i e i s t. Ich habe im Augenblick wieder 3 in dieser Woche durchgeführte Arterektomien auf meiner Abteilung liegen, die alle 3 früher schon sympathektomiert worden sind und nach mehr oder weniger langer Zeit erneut eine Gangrän oder einen prägangränösen Zustand bekamen. Bei allen 3 Kranken konnte schlagartige Schmerzfreiheit durch die Arterektomie erzielt werden, was L e - r i c h e s Ansicht bekräftigt, daß mit den Arterien sensible Bahnen verlaufen, die durch Schmerzfortleitung periphere Spasmen auslösen. Die Unterbrechung dieser Schmerzfortleitung bringt Schmerzfreiheit und bessere Durchblutung durch Lösung der Spasmen in den als Kollateralen dienenden, noch nicht verschlossenen Gefäßen der Peripherie.

Diese Beispiele durch Sympathektomie und Arterektomie v e r m i e d e n e r A m p u t a t i o n e n ganzer Extremitäten ließen sich beliebig vermehren, wenn auch natürlich nur solche Gliedmaßen gerettet werden können, deren Restgefäße noch eben ausreichen u n d d i e n i c h t z u s p ä t überwiesen werden.

Solche Erfolge werden natürlich nicht n u r durch die Sympathektomie oder die Arterektomie errungen, sondern bedürfen n o c h m a n c h e r z u s ä t z l i c h e n B e h a n d - l u n g:

Ich nannte schon die A n t i b i o t i k a, die zusammen mit möglichst o f f e n e r W u n d b e h a n d l u n g die Umwandlung des feuchten zum trockenen Brand erreichen, dazu eine Engelsgeduld auch des Arztes, die heftigen S c h m e r z e n bis zur völligen Demarkierung — eher amputieren wir nicht einmal ein Zehenglied! — mit Medikamenten u n d seelischer Führung des Kranken erträglich zu halten. O₂-Insufflationen, gelegentlich S y n k a r - d o n und vor allem i n t r a a r t e r i e l l e P a d u t i n - i n j e k t i o n e n, die wir gern über Stunden verteilt mit einer Motorspritze (von Braun-Melsungen) vornehmen, runden das Bild unserer Maßnahmen ab, beim D i a b e t e s natürlich mit entsprechender Sonderbehandlung.

Darf ich an dieser Stelle noch ein Wort an die nicht-chirurgischen Herren Kollegen zur Zusammenfassung einfügen: Der feuchte Brand gleich welcher Genese wird nicht mit Salben oder gar Wechselbädern behandelt, sondern heute durch Antibiotika und Sulfonamide, lokal und allgemein angewandt, wie mit einem Feuerlöscher gelöscht und durch offene Behandlung zum Eintrocknen gebracht, bevor der Chirurg das Messer zur Hand nimmt.

Schließlich muß nun noch ein chirurgischer Eingriff erwähnt werden, der nur durch eine sehr exakte röntgenologische Gefäßdiagnostik möglich ist, das ist die sogenannte E n d a r t e r e k t o m i e. Wenn darüber berichtet wurde, daß dieser Eingriff auch über weite Strecken der Gefäße möglich sei, wobei der Thrombus meist mit der arteriosklerotisch veränderten Intima entfernt wird, so ist doch vielfach inzwischen dieser Anfangsfreude eine gewisse Ernüchterung gefolgt, weil sich die Gefäßwand nicht so schnell mit einem neuen Endothel bekleidete, als daß hierdurch eine erneute Thrombosierung verhindert werden könnte. Auf Grund eigener Erfahrung dürfen wir aber sagen, daß bei sehr kurzen Verschlüssen, die noch nicht lange bestanden haben, die Endarterektomie der Arterektomie vorzuziehen ist und erfolgreich verlaufen kann. So zeigte z. B. bei einem seit 4 Jahren in unserer Beobachtung stehenden Mann die erste Untersuchung eine kleine arteriosklerotische Wandeinengung neben erheblichen Verschlüssen im Aortenbereich, die 1952 die doppelseitige lumbale Sympathektomie notwendig machten. Im Juni 1954 kam es plötzlich zu einer akuten Verschlimmerung mit heftigen Schmerzen und erkennbarer Mangeldurchblutung des linken Fußes. Der Kranke suchte uns glücklicherweise gleich auf, wobei durch Serienarteriographie ein ganz kurzer Verschluß an der früher verengt gewesenen Stelle der A. femoralis festgestellt werden konnte. Die sofort vorgenommene Endarterektomie, bei der neben einem noch relativ frischen Thrombus erhebliche Kalkeinlagerungen ausgeräumt werden mußten, führte zur Rückkehr des Pulses im linken Fuß und zum vollständigen Verschwinden der vorher akut eingetretenen Beschwerden. Eine jetzt nach 2 Jahren durchgeführte Kontrolle ergab Fortdauer des guten Operationsergebnisses bei weiterhin fühlbarem Fußrückenpuls und arteriographisch vollständiger Durchgängigkeit der rekanalisierten Stelle. Es wird also Aufgabe einer exakten Röntgendiagnose sein, die operative Rekanalisierung wenigstens solcher kurzen Verschlüsse, besonders wenn sie erst kurze Zeit zurückliegen, zu ermöglichen. Ich will aber hierbei nicht verschweigen, daß auf der letzten Angiologentagung dieses Sommers in Zürich auch verschiedene Redner berichteten, daß sie sehr ausgedehnte Gefäßabschnitte besonders der Aorta und des Beckens in gleicher Weise wieder für lange Zeit durchgängig gemacht hätten.

Während bei frischen Schlagaderverletzungen insbesondere nach dem sehr schönen Bericht von H o l m a n auf Grund der Erfahrungen des Koreakrieges sofortige Transplantationen aus einer Gefäßbank zum Verfahren der Wahl geworden sind, bedarf mit Rücksicht auf die Grundkrankheit das Problem der Gefäßüberpflanzungen und der Einsetzung künstlicher Ersatzgefäße bei der Arteriosklerose und der Endangiitis obliterans noch weiteren Studiums. Auch hier sind in einzelnen Kliniken schon Fortschritte erzielt worden. Für die allgemeine chirurgische Praxis scheinen mir aber diese Verfahren noch nicht anwendungsreif.

Die Lehren, die aus dem Koreakrieg für die Sofort- und Spätversorgung von Schlagaderverletzungen gezogen wurden, gelten natürlich auch für die Versorgung derartiger Verletzungen im Frieden, d. h. auch hier ist an Stelle der Unterbindung die operative Wiederherstellung der Durchgängigkeit anzustreben, die durch mancherlei Umstände heute leichter möglich ist als früher. Die Verfügung über wirksame Antibiotika vermag Wundinfektionen und damit auch Thrombosen und sekundäre Blutungen als Ursache von Wundheilungsstörungen weitgehend zu verhindern. Wund- und Operationsschock lassen sich heute durch Blut und Blutersatzmittel erfolgreich bekämpfen. Die Antransporte der Verletzten in das nächste größere Krankenhaus werden durch die Motorisierung und in Zukunft vielleicht auch durch die Verwendung von Hubschraubern erheblich abgekürzt. Unser Instrumentarium ist durch die Einführung atraumatischer Nadeln und neuer Arten von Gefäßklemmen verbessert worden. In Großstädten wird man allmählich mehr und mehr durch Einrichtung von zentralen Gefäßbanken zur homoplastischen

Transplantation übergehen. Auch bei Nachoperationen solcher Verletzungen sollte man zur Vermeidung von Sklerosen die End-zu-End-Naht nach Resektion der Verletzungsstelle der Quer- oder Längsnaht der Schlagadern vorziehen. Einzelnähte ergeben hierbei bessere Resultate als fortlaufende Nahtmethoden, weil die Neigung zu Stenosen durch die fortlaufende Naht gefördert wird. Weichteillängsschnitte über den großen Gefäßen sollte man möglichst durch Querschnitte ersetzen oder wenigstens unterbrechen, um der Entstehung von Narbenkontrakturen vorzubeugen.

Von größerer Häufigkeit und damit Bedeutung für die allgemeine chirurgische Praxis, insbesondere für die Unfallheilkunde, sind Schlagaderunterbrechungen bei Knochenbrüchen. Zerreißungen an der Frakturstelle lassen sich relativ leicht diagnostizieren, insbesondere bei offenen Frakturen; dagegen bedarf die Feststellung späterer arterieller Gefäßverschlüsse am Orte des Knochenbruches wohl immer angiographischer Untersuchungsmethoden. Besonders wenig bekannt scheint nach dem bisher vorliegenden Schrifttum das Verhalten von Knochenbrüchen an Gliedmaßen zu sein, deren arterielles Gefäßsystem bereits erkrankt ist. Eppinger aus der Chirurgischen Universitätsklinik von Malan in Genua ist an meiner Klinik der Frage der arteriellen Gefäßschäden im Zusammenhang mit Knochenbrüchen an Hand unseres Krankengutes nachgegangen und hat eine Reihe einschlägiger Beobachtungen in einer zur Zeit im Zentralblatt für Chirurgie im Druck befindlichen Arbeit beschrieben. Während wir meistens sehen, daß die Gefäße des jugendlichen und mittleren Lebensalters bei einfachen und mittelschweren Frakturen relativ widerstandsfähig sind und auch stärkerer Kallusbildung im Sinne der Verdrängung ausweichen, kommt es bei echten Zerreißungen bei einem gesunden Gefäßsystem, solange nicht lebenswichtige Hauptschlagadern betroffen sind, in der Regel zu einer sehr guten Kollateralbildung. So konnten wir bei einem 55jährigen Mann, bei dem doppelseitige arteriosklerotische Femoralisverschlüsse Anlaß zur arteriographischen Untersuchung beider Beine waren, an der Stelle eines Jahrzehnte vorher am rechten Schienbein erlittenen Bruches einen traumatischen Verschluß der A. tibialis anterior feststellen, der bisher im Leben keinerlei Beschwerden verursacht hatte. — Ein 28jähriger Mann erlitt einen komplizierten Schienbeinbruch und eine Zertrümmerung des Wadenbeinköpfchens des linken Beines. Schon nach einem Jahr kam es bei chronischer Unterschenkelschwellung zur Entstehung eines hartnäckigen und schmerzhaften Beingeschwüres. Die Arteriographie ergab einen Abriß der A. tibialis anterior am Abgang aus der A. poplitea genau in Höhe des Bruches des Wadenbeinköpfchens, während an der Zertrümmerungsstelle des Schienbeines die Schlagadern lediglich Verdrängungserscheinungen aufweisen. Trotzdem waren eigentlich die klinischen Zeichen nicht so, daß man hieraus eine arterielle Minderdurchblutung entnehmen konnte. Insbesondere bestand kein intermittierendes Hinken. Die als Serien-Arterio-Venographie durchgeführte Untersuchung zeigte nun in den venösen Ablaufphasen das typische Bild des sogenannten p o s t t h r o m b o t i - s c h e n S y n d r o m s; während die tiefen Unterschenkelvenen am rechten Bein regelrecht und ungestört verlaufen, fehlen sie links. Bei der Besprechung der venösen Durchblutungsstörungen werde ich auf dieses Syndrom noch zurückkommen müssen. Bemerkenswert ist in diesem Fall jedenfalls das gute Vertragen des Abrisses der A. tibialis anterior im Sinne der Erhaltung der Schlagaderdurchblutung des Beines. Zum Vergleich zeige ich (Diapositiv) einen Ausschnitt aus der Serienarteriographie eines jungen Mannes mit Endangiitis obliterans, bei dem der Verschluß der A. tibialis anterior an genau der gleichen Abgangsstelle in Höhe des Wadenbeinköpfchens schon zu heftigen Beschwerden geführt hatte und die Kontrolluntersuchung ein knappes Jahr später einen weiteren Gefäßausfall durch Endangiitis obliterans im Bereich der Endigung der A. poplitea vor ihrer Teilungsstelle ergeben hat. Es ist möglich, daß die Beschwerden im Sinne ungenügender arterieller Durchblutung bei dem Mann mit dem Unterschenkelbruch durch die frakturbedingte lange Bettruhe zunächst nicht in Erscheinung traten, weil das rechte Bein nicht beansprucht wurde und hierdurch Gelegenheit zur Herstellung eines genügenden Ersatzkreislaufes durch Erweiterung der verbliebenen Gefäße gegeben war. — Sehr interessant ist der Krankheitsverlauf bei einem Mann, der im Alter von 40 Jahren einen schweren Schienbeinkopfbruch links mit anschließender Entwicklung einer Schwellung des linken Unterschenkels im Sinne eines postthrombotischen Syndroms erlitt. Erst 9 Jahre nach dem Unfall kam es zum Auftreten von intermittierendem Hinken. Die Serienarteriographie des linken Beines ergab einen Verschluß der A. femoralis im unteren Viertel und der A. poplitea, während die Arteriographie des rechten Beines und die Aortographie keinerlei Schlagaderveränderungen aufwies. Nach Einholung mehrerer Obergutachten wurde von der Berufsgenossenschaft entsprechend meinem Vorschlag der Unfallzusammenhang für den wahrscheinlich erst wesentlich später eingetretenen Arterienverschluß im Frakturbereich anerkannt. Durch linksseitige lumbale Sympathektomie konnten die subjektiven Beschwerden weitgehend verringert werden. — Ein 59jähriger Arbeiter wurde wegen einer Pseudarthrose am linken Unterschenkel nach 15monatiger stationärer Behandlung in einem auswärtigen Krankenhaus wegen nunmehr erfolgter Erkennung einer arteriellen Durchblutungsstörung zu uns verlegt. Der linke Fuß zeigte ausgedehnte Nekrosen. Die Serienarteriographie deckte einen unfallunabhängigen ausgedehnten arteriosklerotischen Femoralisverschluß auf. Außerdem wurde durch Aortographie auch ein Iliakaverschluß nachgewiesen. Nach lumbaler Sympathektomie besserte sich die Durchblutung. Die nekrotischen Zehenteile stießen sich ab und es gelang schließlich sogar, durch Einpflanzen eines Schienbeinspanes die Pseudarthrose zur knöchernen Heilung zu bringen.

Bleibt nach Gefäßverletzungen durch Fraktur oder Quetschung oder andere Umstände die Ausbildung eines ausreichenden arteriellen Umgehungskreislaufes aus, so wird, wie wir durch Angiographien zeigen konnten, ein Teil des zur Peripherie fließenden Blutes in Höhe der Verschlußstelle vorzeitig durch arterio-venöse Anastomosen ins venöse System über- und rückgeleitet und hierdurch die Sauerstoffzuführung zur Peripherie herabgesetzt. Die Folge sind Beschwerden durch vermehrte Azidose in dem ungenügend durchbluteten Gewebe. Ein Beispiel hierfür zeigen die Bilder eines 40jährigen Mannes nach Quetschung des Unterschenkels vor zwei Jahren mit Abriß der A. tibialis anterior. Die verbliebenen Schlagadern vermögen das gesamte zugeführte Blut ebenso wie das Kontrastmittel nicht zum Fuß durchzuführen, sondern leiten es, insbesondere bei Einspritzung unter Druck in die A. femoralis, in der Leistenbeuge über arterio-venöse Anastomosen bereits im Wadenbereich wieder in die Venen ab. Auch bei arteriosklerotischen und endangiitischen Femoralisverschlüssen kommt es bei ungenügendem Kollateralkreislauf hier zur vorzeitigen Oeffnung arterio-venöser Anastomosen, besonders bei Einspritzung unter Druck. Wir erhalten dann vor beendeter Kontrastmittelfüllung der Schlagadern des ganzen Beines bereits am Oberschenkel eine oft sehr deutliche Venendarstellung. Das gleiche Phänomen sieht man, wenn man an Stelle der A. femoralis die A. profunda femoris versehentlich punktiert und das Kontrastmittel hier injiziert hat.

Die Annahme von Ratschow, die dieser noch 1953 wiederholte, wonach am Unterarm und Unterschenkel fast keine arterio-venösen Anastomosen vorhanden seien, trifft also zweifellos nicht zu, denn wir sehen überall das Auftreten solcher Verbindungen als Kurzschlüsse, wenn der Blutabfluß erheblich behindert ist, sei es durch pathologische Prozesse in der Peripherie oder durch Kontrastmittelinjektion unter vermehrtem Druck.

Aehnliche Bilder gleichzeitiger arterieller und venöser Gefäßdarstellung erhalten wir aber auch beim Vorliegen echter kongenitaler arterio-venöser Fisteln, wobei es klinisch zu Wachstumszunahme, zu Zeichen von Sauerstoffmangel bis zur Ulzeration und Gangrän und zu lokalem Schwirren kommt. Einzelne Fisteln sind seltener, meistens sind es hundertfältige haarfeine Verbindungen der Arterien und Venen in einem oder in mehreren Bezirken eines Gliedes. Solche ausgedehnten arterio-venösen Fisteln sind therapeutisch nur sehr schwer zu beeinflussen und enden leider meist mit der Amputation.

Einer besonderen Besprechung bedarf das Gebiet der überwiegend funktionellen Durchblutungsstörungen. Es soll heute hierbei nicht die Rede von dem doch recht seltenen sogenannten Morbus Raynaud sein, der ja zweifellos eine überwiegend funktionelle Durchblutungsstörung darstellt, wenngleich er in späteren Stadien ebenfalls mit organischen Verschlüssen in der äußersten Peripherie einhergehen kann. Ich möchte das Augenmerk vielmehr auf gewisse rein funktionelle Durchblutungsstörunen lenken, die auch als Komplikationen nach Verletzungen und mit Rücksicht auf ihre Häufigkeit inzwischen große Bedeutung gewonnen haben. Angiographisch konnten wir in zahlreichen Fällen von lumbalen Nervenwurzelreizungen (Lumbago, Ischialgie) feststellen, daß die Durchblutung der betroffenen Glieder gestört ist, nachdem schon längere Zeit bekannt ist, daß hierbei die Hauttemperatur absinkt und die oszillographischen Ausschläge vermindert werden. Arteriographisch sieht man bei diesen Kranken oft eine hochgradige Verlangsamung der Durchströmung der Arterien des betroffenen Gliedes, wobei die Zeit, die wir zur Darstellung der gesamten Schlagadern eines Beines nach beendeter Injektion

in der Regel mit 2 bis 4 Sekunden bemessen, auf 10 bis
20 Sekunden und mehr ansteigen kann, unter sonst ganz
gleichen technischen Bedingungen. Sekundenlang steht hierbei die Kontrastmittelsäule vorwiegend im mittleren Wa-
denabschnitt mit drahtig und spitz ausgezogenen Schlagadern fast still, bis es schließlich mit immer längeren
Zeiten des Intervalles zwischen Injektion und Röntgen-
aufnahmen gelingt, angiographisch ganz normale, höchstens etwas enggestellte Arterien zu demonstrieren. So
sieht man zum Beispiel im Oszillogramm beider Unterschenkel, insbesondere aber des rechten, bei einem 30jäh-
rigen Mann, der angeblich durch Erfrierungen schwerste
Durchblutungsstörungen haben sollte, bei positivem Lasègue-
schen Zeichen hochgradige Minderung der Ausschläge. Nach
der bei uns in solchen Fällen durchgeführten chiropraktischen Behandlung ergänzt durch peridurale und para-
vertebrale Injektionen (heute auch mit Hydrocortison) und
durch Bindegewebsmassagen kam es zu einer vollständigen Regularisierung der Oszillogramme, die vorher fehlenden Fußpulse waren einwandfrei tastbar und die Arteriographie ergab nunmehr in regelrechter Durchströ-
mungszeit normal durchgängige Gefäße. Ein anderer Kranker kam nach erfolgloser Sauerstoffbehandlung in einem
bekannten „Gefäß-Sanatorium" zu uns wegen angeblicher
Endangiitis obliterans. Die statt nach 3 bis 4 erst nach
15 Sekunden geschossene Aufnahme des linken Unterschenkels zeigte völlig normale Gefäße, d. h. nur ver-
spätete Füllung durch Spasmen, die vorwiegend chiro-
praktische Behandlung ergab einen ausgezeichneten Erfolg. Diese Beispiele ließen sich beliebig vermehren;
denn Kranke mit Nervenwurzelreizungen und hierdurch
bedingten Durchblutungsstörungen suchen uns jetzt in immer steigender Zahl auf. Klinisch stehen Schmerzen beim
Stehen und Gehen im Vordergrund, die sich aber vom
echten intermittierenden Hinken unterscheiden. Die unter-
suchenden Aerzte werden oft dadurch getäuscht, daß die
Fußpulse nicht tastbar sind.

Zum Abschluß des Kapitels der funktionellen Durchblutungsstörungen muß ich noch auf ein Krankheitsbild
zu sprechen kommen, das wir erst in letzter Zeit auf
Grund unserer Gefäßuntersuchungen bei Nervenwurzelreizungen einer, wenn auch noch nicht vollständigen, so
doch weiteren Klärung entgegenführen konnten. Ich meine
das sogenannte S u d e c k s c h e S y n d r o m. Man spricht
heute nicht mehr von der sogenannten fleckigen oder

akuten entzündlichen Knochendystrophie als Krankheitsbezeichnung, weil diese nur eine Teilerscheinung des Syndroms erfaßt. Auf Grund unserer gleich näher zu erläuternden eigenen klinischen Beobachtungen teilen wir Blumensaats Auffassung, die er auf dem diesjährigen Deutschen Chirurgenkongreß äußerte, daß weniger exogene als überwiegend endogene Ursachen zum Sudeck führen. Für die Aufdeckung des von Blumensaat angenommenen „zentralen Faktors", den auch Sudeck selbst schon 1931 an einer „unbekannten Stelle des vegetativen Nervensystems" vermutete, glauben wir Hinweise und Erklärungen bringen zu können, die für die Verhütung und Behandlung des Sudeckschen Syndroms von Bedeutung sein dürften.

Wir konnten feststellen, daß eine Reihe von Kranken mit Sudeckschem Syndrom bei Gliedmaßenverletzungen während oder sogar schon vor der Unfallbehandlung auch wegen zervikaler bzw. lumbaler Nervenwurzelreizungen (Lumbago, Ischias, Periarthritis humeroscapularis, Epicondylitis, Migraine cervicale) bei uns behandelt werden mußten. Weitere anamnestische Nachforschungen ergaben nun bei zahlreichen Kranken mit Sudeckschem Syndrom Hinweise auf früher durchgemachte vertebragene Störungen und Krankfeierzeiten. Das ist nichts ganz Neues, denn auch Blumensaat selbst, Hackethal und Solmann haben schon hierauf hingewiesen.

Oszillographisch konnten wir wie Hackethal im allerersten Stadium des Sudeckschen Syndroms in der Peripherie eine sehr starke Zunahme der Oszillationen gegenüber der Norm nachweisen, ganz ähnlich, wie wir sie von Oszillogrammen bei arterio-venösen Aneurysmen oder auch bei manchen Hypertonikern sehen und im Sinne einer Mehrdurchblutung deuten. Diese Verstärkung der oszillographischen Ausschläge ist zu einem Zeitpunkt zu beobachten, wo im Röntgenbild am Knochen praktisch noch kaum Veränderungen erkennbar sind und nur leichte livide Verfärbung und geringe Weichteilschwellung sowie eben beginnender Schmerz das drohende Sudecksche Syndrom ankündigen. Die meisten dieser Kranken geben auf Befragen früher durchgemachte zervikale oder lumbale Nervenwurzelreizerscheinungen und Beschwerden, wie z. B. Hexenschüsse oder Ischias an. Eine junge Frau mit rechtsseitigem operativ behandeltem Unterschenkelbruch klagte gleichzeitig mit dem Beginn der ersten Sudeckerscheinungen über starke Schmerzen im linken

Bein. Das Lasèguesche Zeichen war links stark positiv, es
bestand hier eine typische Ischialgie. Während am rechten
Bein die oszillographischen Ausschläge der A. dor-
salis pedis weit über das Normale hinausgingen, waren
links die Ausschläge aller Unterschenkelgefäße ganz erheblich herabgesetzt. Rechts ergab die Arteriographie nun eine ganz abnorme Vasodilatation mit Offen-
stehen zahlreicher arterio-venöser Anastomosen am Ober-
und Unterschenkel und praktisch gleichzeitiger, d. h. vor-
zeitiger Füllung des gesamten Arterien- und Venensystems
der ganzen Extremität schon 2 Sekunden nach beendeter
Injektion, während links die sehr enggestellten drahtigen
Gefäße erst bei wiederholten Füllungsversuchen 10 Sekunden nach beendeter Injektion eben gefüllt werden konnten,
wie der Vergleich der nach 2 Sekunden geschossenen Aufnahme des rechten und der nach 10 Sekunden geschossenen Aufnahme des linken Unterschenkels zeigt. Vergleicht
man dagegen zwei nach 6 Sekunden geschossene Aufnahmen beider Unterschenkel, so sieht man am ganzen
rechten verletzten Bein mit beginnendem Sudeck
die hochgradige Gefäßerschlaffung — und -erwei-
terung — mit gleichzeitiger Arterien- und
Venenfüllung, während links die spastisch in
der Mitte des Unterschenkels endigenden
verengten Arterien sichtbar werden. Aehnliche Beobachtungen haben wir in der Zwischenzeit noch mehrfach
machen können. Es ist wahrscheinlich, daß die zeitweilige
Gefäßweitstellung beim beginnenden Sudeckschen Syndrom
Folge einer Gewebsazidose ist, die wieder bedingt ist durch
zunächst ungenügende O_2-Zufuhr wegen der vielleicht spon-
dylogenen Irritation des vegetativen Nervensystems, jedenfalls bei gewissen Fällen. Hierin liegt unseres Erachtens
wenigstens ein Schlüssel für eine Erklärung der schein-
baren Unberechenbarkeit im Auftreten des Sudeckschen
Syndroms und die Aufforderung für uns, in jedem Falle
einer Gliedmaßenfraktur oder Verletzung eine sehr exakte
Untersuchung auf aktive oder latente Nervenwurzelirrita-
tionen durchzuführen, über die ich hier im einzelnen
leider nicht sprechen kann, weil das einen Vortrag für
sich benötigte.

In der Praxis bedeuten die neuen Befunde die Möglichkeit, mindestens schon frühzeitiger als bisher das Sudecksche Syndrom zu vermuten und ihm rechtzeitig ent-
gegenzuarbeiten. Die Verstärkung der oszillographischen Ausschläge auf der verletzten Seite

gegenüber der gesunden Seite ist als A l a r m z e i c h e n
zu deuten, das dem pathologischen Röntgenbefund und
selbst den Schmerzen weit vorauszueilen vermag. Unsere
bisher schon von der ruhigstellenden Behandlung grundsätzlich abweichende Therapie des Sudeckschen Syndroms
erhält durch diese neuen Befunde eine weitere Stütze. Am
besten im Sinne einer ganz eindeutigen Abkürzung der Be-
handlungsdauer bewährten sich bei uns beim Sudeckschen
Syndrom Blockaden des Sympathicus mit Procain und zusätzlich Hydrocortison, auch in Form periduraler und sa-
kraler Anästhesien, durch die anscheinend eine Umstimmung der sogenannten „Entgleisung im Vegetativum" her-
beigeführt wird. Hierzu kommen Bindegewebsmassagen,
eventuell auch mit dem Unterwasserstrahl, auch im Ther-
malbad, aber nicht die am kranken Glied angewandte sogenannte Unterwassermassage, die oft schlecht vertragen
wird. Im Wechsel hiermit verwenden wir gern elektri-
sche Behandlungen mit galvanischen und faradischen Strö-
men („Jonomodulator"). Ein nachweisbares, aktives zervi-
kales oder lumbales Syndrom wird ferner mit (sogenannten chiropraktischen) Redressionsmanövern behandelt, die
bei uns immer mehr Anhänger finden, da sie offenbar
besonders geeignet sind, vertebragene Nervenwurzelirri-
tationen als eine Mitursache der Störung des vegetativen
Nervensystems am schnellsten zu beruhigen. Art und Dauer
der Ruhigstellung, z. B. im Gipsverband, richtet sich heute
bei uns beim Sudeck ausschließlich noch nach den Er-
fordernissen der Verletzung bzw. des Knochenbruches.
Ohne Fraktur ist unseres Erachtens die Ruhestellung deshalb bei Vermeidung passiver und vor allem schmerzen-
der Bewegungen überflüssig und vielleicht sogar schädlich.
    Viel häufiger als arterielle sind v e n ö s e D u r c h -
b l u t u n g s s t ö r u n g e n als Verletzungsfolgen bei auf-
merksamer Untersuchung festzustellen. Nach den neuen
Zusammenstellungen, z. B. von H a l s e aus der Freiburger
Chirurgischen Klinik, gehen am Unterschenkel über die
Hälfte aller Frakturen und am Schienbeinkopf sogar fast
die Gesamtheit aller Knochenbrüche mit Thrombosen der
großen Blutadern einher, die sich zwar im Laufe einiger
Monate oder Jahre fast immer wieder mehr oder weniger
rekanalisieren, aber in der Regel zur Zerstörung der Venen-
klappen und damit oft zum sogenannten p o s t t h r o m -
b o t i s c h e n S y n d r o m führen. Kennzeichnend sind hierfür mit kurzen Worten venöse Stase, Schwellung, Ekzem,
Ulcus cruris, Schmerzen.

Der Verhütung dieses postthrombotischen Syndroms, die gleich nach dem Unfall beginnen müßte, ist viel mehr Aufmerksamkeit zu schenken. Die Anwendung von Heparin und anderen gerinnungshemmenden Mitteln, die Applikation von Sympathicusblockaden, auf die L e r i c h e, A r - n u l f und M a n d l besonders hinwiesen, aktive Bewegungen, Bindegewebsmassagen und andere Maßnahmen sind hier angezeigt. Während wir uns für die F u n k t i o n s - p r ü f u n g des venösen Systems am liebsten der S e r i e n - A r t e r i o , - V e n o g r a p h i e bedienen und die zweifellos auch sehr gute Bilder ergebende transossale Venographie wegen der doch nicht immer vermeidbaren örtlichen Reizerscheinungen auf besondere Fälle und besondere Anzeigestellungen beschränken, benutzen wir zum röntgenologischen Nachweis eines postthrombotischen Syndroms gern die retrograde deszendierende Venographie, bei der durch Injektion des Kontrastmittels in die V. femoralis unterhalb des Leistenbandes die Schlußfähigkeit der Klappen geprüft wird. Die Injektion muß selbstverständlich ohne Druck und im Stehen oder in halbschräger Lage durchgeführt werden. Bei echten postthrombotischen Beschwerden mit Klappeninsuffizienz machen wir die P o p l i t e a - r e s e k t i o n nach Gunnar B a u e r. Als Ergebnis kann man in über 70% eine vollständige oder weitgehende Beschwerdefreiheit mit Ulkusabheilung oder weitgehender Besserung erzielen, wobei die fast schlagartige S c h m e r z - f r e i h e i t besonders eindrucksvoll ist. In schweren Fällen mit ausgedehnten Beingeschwüren schließen wir die totale Exzision und sofortige Transplantation gesunder Haut an und unterstützen den Eingriff durch eine lumbale Sympathektomie, wobei wir in der Regel die Poplitearesektion in der ersten Sitzung, die Ulkusplastik und die lumbale Sympathektomie in einer zweiten Sitzung durchführen.

Besonders für die Kollegen aus der Allgemeinpraxis möchte ich hier noch einschalten, daß viel mehr Beingeschwüre postthrombotisch sind und weniger auf Bindegewebsschwäche und Status varicosus beruhen, als wir früher gelernt haben. Deshalb helfen auch so oft Salben und Verbände nur vorübergehend, denn nur die Operation vermag hier die echte Kreislaufinsuffizienz zu lindern und ähnlich wie bei der Arterektomie den Schmerz zu beseitigen.

Für die Erkennung und Behandlung des postthrombotischen Syndroms und überhaupt venöser D u r c h b l u -

tungsstörungen im Abdominalbereich benutzen wir unser Serienangiographiegerät. Bei gleichzeitiger Injektion in die beidseitigen VV. femorales bzw. VV. iliacae erhält man eine gute Darstellung der großen Beckenvenen einschließlich der V. cava. Die häufigen Stenosen einer V. iliaca führen zur Ableitung nach der anderen Seite oder zur Ausbildung eines paravertebralen venösen Kollateralkreislaufes. Vollständiger Verschluß einer V. iliaca führt zu ebenfalls typischem Kollateralkreislauf über die VV. epigastricae der Bauchdecken, der nicht verwechselt werden darf mit einer Stenose der Einmündung der V. epigastrica inferior in die V. femoralis, den ich bei einer jungen Sportlehrerin operativ beseitigen konnte, so daß sie jetzt seit 4 Jahren vollständig geheilt ist. Für die Darstellung der Venen in der Tiefe des kleinen Beckens bedienen wir uns der intraossalen Injektion in die Sitzbeinhöcker, immer mit der Einschränkung, daß bei diesem Verfahren postoperativ gewisse Schmerzen auftreten können. Wir haben dieses Verfahren auch schon kombiniert mit der gleichzeitigen intravenösen Femoralis- oder Iliacainjektion. In schweren Fällen von Einengungen der Beckenvenen haben wir wie die anderen Kliniken operative Auslösung aus dem umgebenden Narbengewebe, das die Einengungen vorwiegend hervorruft, mit wechselndem Erfolg versucht. Bei ausgedehnten Karzinomen mit Zerstörung der großen Venenzuflüsse ist natürlich jeder Therapieversuch vergeblich.

Ein besonderer Grund veranlaßt mich, zum Schluß noch der Behandlung arterieller und sogar venöser organischer Durchblutungsstörungen mit Sauerstoff zu gedenken, die von Lemaire und in Oesterreich von Judmaier inauguriert wurde. Sie kann zusätzlich in manchen Fällen arterieller Minderdurchblutung nützlich sein und hat es nicht verdient, daß sie durch diagnostisch und klinisch unzulänglich arbeitende Therapeuten mittels einer standesunwürdigen Pressekampagne erst zahllose Hoffnungen bei Kranken erweckte, denen dann vielfach recht tiefe Enttäuschung folgen mußte. Die sogenannte „O_2-Therapie" ist, um es kurz zu sagen, kein Allheilmittel, sondern gehört in die Hand vielseitig ausgebildeter, kritischer Kliniker.

Wenn ich im übrigen verabsäumt habe, im Rahmen dieses Vortrages auch die konservative Behandlung, insbesondere der obliterierenden Angitiden, näher zu besprechen, so geschah das nur aus Zeitmangel, denn vor

und n a c h unseren Operationen ist und bleibt der Gefäß-
kranke immer behandlungsbedürftig und erfordert vor allem
Zusammenarbeit mit dem Hausarzt und dem Fachinter-
nisten.

Die radioaktiven Isotope in der Diagnostik

Von

Herbert Vetter

Wien

Unter Isotopen versteht man Atome des gleichen Elementes, also mit gleichen chemischen Eigenschaften, aber mit verschiedenem Atomgewicht. Radioaktive Isotope zeichnen sich zusätzlich noch dadurch aus, daß sie eine ionisierende Strahlung abgeben, die unter entsprechenden Bedingungen mit geeigneten Meßinstrumenten auch von außerhalb des Körpers nachweisbar ist. Die Grundlage der diagnostischen Anwendung radioaktiver Isotope ist nun die Tatsache, daß der Körper nicht in der Lage ist, zwischen einem radioaktiven und einem stabilen Isotop hinsichtlich dessen biologischen Verhaltens zu unterscheiden; wir sind also berechtigt, aus dem Verhalten eines radioaktiven Isotops im Körper auf das Verhalten sämtlicher, d. h. auch der natürlich vorkommenden Isotope des betreffenden Elementes zu schließen. Dieses Verfahren läßt sich sinngemäß auch auf mit radioaktiven Isotopen markierte Moleküle bzw. auf komplexe Verbindungen, wie z. B. Hormone, ja auf morphologisch abgrenzbare Einheiten, wie z. B. markierte Erythrozyten, ausdehnen.

Die ersten Anfänge der klinischen Isotopenanwendung gehen auf das Jahr 1937 zurück. Während zunächst durch einige Jahre die Verbreitung dieser Methode vorwiegend durch die technischen Probleme behindert erschien, hat sie durch die Entwicklung der militärischen Anwendungen der Atomenergie einen enormen Aufschwung dadurch erfahren, daß nun eine billige Herstellung einer großen Reihe radioaktiver Isotope ermöglicht war. Die Fortschritte in den letzten Jahren sind als beträchtlich zu bezeichnen;

sie erstrecken sich sowohl auf die Isotope selbst als auch auf die Entwicklung verbesserter Nachweisgeräte, die wiederum die Einführung neuer diagnostischer Techniken ermöglicht haben. Die Kürze der für dieses Referat zur Verfügung stehenden Zeit erlaubt selbstverständlich nur eine kursorische Aufzählung einiger Anwendungsmöglichkeiten der radioaktiven Isotope in der Diagnostik.

Ihre bisher unzweifelhaft größten Triumphe haben die radioaktiven Isotope in der medizinischen und biochemischen Grundlagenforschung erzielt. Hier sei vor allem hingewiesen auf die Aufklärung des dynamischen Gleichgewichtszustandes aller Lebensvorgänge im Körper. Den Kliniker interessiert auf diesem Gebiet vor allem die Entwicklung bzw. der erstmalige klinische Nachweis von gewissen Hormonen, wie z. B. jenen der Schilddrüse und der Nebennierenrinde. Nicht minder wichtig als die Entdeckung neuer Tatsachen ist aber gelegentlich auch die Beseitigung althergebrachter Hypothesen. Hier sei besonders auf das Beispiel der Tumoranämie hingewiesen, deren Entstehung seit langer Zeit auf eine toxische Schädigung des Knochenmarkes mit dadurch verminderter Produktion an Erythrozyten zurückgeführt wird. Tatsächlich konnte aber mit markierten Erythrozyten und mit radioaktivem Eisen eindeutig nachgewiesen werden, daß die primäre Ursache der Tumoranämie in einer beträchtlichen Verkürzung der Lebensdauer der Erythrozyten liegt, die das Knochenmark in den terminalen Stadien der Krankheit trotz maximaler Steigerung der Produktion nicht mehr zu kompensieren vermag.

Eine zweite große Gruppe der diagnostischen Anwendungen stellen jene Methoden dar, die einesteils zur Feststellung allgemein gültiger Erkenntnisse, aber auch der Diagnostik pathologischer Zustände beim individuellen Patienten dienen, die jedoch derzeit noch einen relativ großen technischen Aufwand erfordern, so daß von einer routinemäßigen Durchführung an einer Klinik noch nicht gesprochen werden kann.

Hierzu gehört zunächst die Messung von Kreislaufzeiten mit den verschiedensten radioaktiven Isotopen, wobei jedoch γ-Strahler zu bevorzugen sind, da sie eine unblutige Bestimmung ermöglichen. Nach intravenöser Injektion des Isotops wird z. B. in der Arteria brachialis des anderen Armes oder in der Arteria temporalis oder im Bereiche der Füße die Ankunft des Isotops registriert und die Zeit, die zur Bewältigung der betreffenden Strecke benötigt wurde, gemessen; dies kann mit Hilfe einer Stoppuhr geschehen. Einen genaueren Einblick in die Kreislaufverhältnisse gewinnt man durch Registrierung des Verhaltens der Strahlenintensität mit der Zeit, da die Fläche unter der so entstandenen Aktivitätszeitkurve dem Blutfluß unter dem Registrierinstrument direkt proportional ist.

Als Weiterentwicklung dieser Methode ist die Bestimmung des Herzminutenvolumens mit markiertem Serumalbumin zu bezeichnen, wobei hier das Registrierinstrument über dem Herzen angelegt wird und nach intravenöser Injektion der Durchfluß des Isotops durch das rechte und linke Herz registriert wird. Gleichzeitig gelingt es auch, die mittlere pulmonale Kreislaufzeit zu messen und so das kardio-pulmonale Blutvolumen zu errechnen. Gegenüber der bisher vorwiegend geübten Fickschen Methode ergeben sich als Vorteile vor allem die Einsparung des Herzkatheterismus sowie die Möglichkeit, die Bestimmung unbeschränkt oft wiederholen zu können.

Die Bestimmung des Leberminutenvolumens beruht auf der Tatsache, daß intravenös injiziertes kolloidales radioaktives Gold quantitativ während der ersten Passage durch die Leber vom retikuloendothelialen System dieses Organs aus dem Blut entfernt wird. Die Verschwinderate des kolloidalen radioaktiven Goldes aus dem Blut, die auf unblutigem Wege bestimmt werden kann, ist direkt proportional dem Blutfluß durch die Leber, der in Prozent des Blutvolumens ausgedrückt wird. Durch diese Methode wird ebenfalls der Katheterismus des Herzens und der Lebervenen überflüssig.

In der Hämatologie sind es vor allem die Untersuchungen des Eisenstoffwechsels, die besonderes Interesse beanspruchen. Es ist heute möglich, sowohl die Menge des unmittelbar am Stoffwechsel teilnehmenden Eisens zu bestimmen als auch Aufschluß darüber zu erhalten, wie groß die Mengen an Eisen sind, die täglich für die Erythropoese verwendet bzw. aus der Erythroklasie frei werden. Durch in vivo-Messungen der Radioeisenverteilung im Körper lassen sich ferner Anhaltspunkte für die Beteiligung einzelner Organe, wie z. B. Leber, Milz und Knochenmark, am Eisenstoffwechsel gewinnen. So konnten z. B. für die Milz typische Kurven festgestellt werden, die entweder für eine abnorme Erythrozytenneubildung in der Milz, wie bei der myeloischen Metaplasie, oder für einen vermehrten Erythrozytenabbau, wie bei der hämolytischen Anämie, charakteristisch sind.

Von nicht geringerer Bedeutung für hämatologische Probleme sind ferner die Bestimmungen der Lebensdauer der Erythrozyten im Kreislauf, wobei sich gezeigt hat, daß bei einer Reihe von Krankheiten die Lebensdauer der Erythrozyten auch dann verkürzt sein kann, wenn klinisch und laboratoriumsmäßig die Zeichen einer erhöhten Hämolyse noch nicht zu finden sind. Besonders bestechend sind auch jene Untersuchungen, die der Entdeckung klinisch nicht erkennbarer Inkompatibilitäten bei kleinsten Blutgruppendifferenzen dienen, wobei solche Differenzen in vitro selbst bei genauester Ueberprüfung oft nicht mehr nachweisbar sind, sich jedoch durch eine verkürzte Lebensdauer der Erythrozyten im Empfänger manifestieren.

Schon fast in den Bereich der Routine gehören die Untersuchungen von Absorptionsstörungen des Vitamin B_{12}, wie sie charakteristischerweise bei histaminrefraktärer Anazidität, bei der Sprue und bei totaler Gastrektomie zur megaloblastischen Anämie führen.

Untersuchungen der Störungen des Elektrolytstoffwechsels können sehr vorteilhaft durch Isotopenmethoden unterstützt werden. Hier sei nur kurz als Kuriosum erwähnt, daß es möglich ist, innerhalb von 36 Stunden das gesamte Körperwasser, das Volumen der extrazellulären Flüssigkeit, das Erythrozytenvolumen, das Plasmavolumen sowie den Gehalt des Körpers an Natrium, Kalium und Chlor gleichzeitig zu messen. Obwohl dies natürlich eine technische Tour de force darstellt, soll dieses Beispiel doch zeigen, wie weit die Isotopentechnik heute schon vorgetrieben werden kann.

Als letzte Gruppe von Untersuchungen seien noch jene Anwendungen erwähnt, die heute bereits als Routinemethoden zu bezeichnen sind. Dazu gehören zunächst die Bestimmungen des Blutvolumens, und zwar entweder des Erythrozytenvolumens mit körpereigenen, mit Radiochrom markierten Erythrozyten, oder des Plasmavolumens mit J^{131}- oder J^{132}-markiertem Humanalbumin. Die Technik ist heute bereits so weit fortgeschritten, daß eine ziemlich genaue Bestimmung des Blutvolumens innerhalb von 20 Minuten möglich ist. Dies ist besonders in der Unfallchirurgie und bei der Behandlung von Verbrennungen wichtig. Wohl ist es möglich, durch Bestimmung des Hämatokrits eine gewisse Schätzung, z. B. der zu ersetzenden Blutmenge, durchzuführen, doch hat sich immer wieder gezeigt, daß solche Schätzungen gelegentlich stark in die Irre führen können. Besonders gilt dies für Blutverluste ins Gewebe, z. B. bei geschlossenen Brüchen, wobei gerade in der letzten Zeit erkannt wurde, daß die Mengen, die auf diese Weise dem Kreislauf verlorengehen, im allgemeinen ganz beträchtlich unterschätzt werden.

Die ausgedehnteste Verbreitung in der klinischen Diagnostik hat die Anwendung des Radiojods in der Schilddrüsendiagnostik gefunden. Es gibt eine Unzahl von verschiedenen Methoden bzw. sogenannten „Tests", die jedoch alle das gemeinsame Ziel haben, Anhaltspunkte für die Geschwindigkeit des Jodumsatzes im Körper zu gewinnen. Diese Geschwindigkeit wird in überragendem Ausmaß von der Funktion der Schilddrüse bestimmt, so daß — vorausgesetzt, daß der Einfluß extrathyreoidaler Faktoren auf den Jodstoffwechsel beachtet wird — aus dieser Geschwindigkeit auf den Funktionszustand der Schilddrüse geschlossen werden darf. Es ist heute allgemein anerkannt, daß die Radiojodtechnik den bisherigen Methoden der Schilddrüsendiagnostik bei weitem überlegen ist, so daß diese Methode heute mehr und mehr bevorzugt wird. Dies findet auch darin seinen Ausdruck, daß, obwohl in Wien allein bereits sechs Kliniken bzw. Abteilungen Schilddrüsenfunktionsdiagnostik mit Radiojod betreiben, allein in der Isotopenstation der Klinik Fellinger seit dem Jahre 1949 bereits über 6000 Patienten mit Verdacht auf eine Funktionsstörung der Schilddrüse untersucht wurden und die derzeitige Frequenz bei etwa 2000 Patienten pro Jahr liegt.

Neben der Funktionsdiagnostik gewinnt in letzter Zeit auch die Lokalisationstechnik dadurch mehr und mehr Bedeutung, als nun Geräte auf den Markt gekommen sind, die eine vollautomatische Registrierung der Verteilung des radioaktiven Jods im funktionierenden Schilddrüsengewebe und damit eine topographische Diagnostik der Anatomie der Schilddrüse und ihrer pathologischen Veränderungen, z. B. bei adenomatösen oder substernal reichenden Kröpfen oder bei Resten nach Strumektomie, ermöglichen.

Literatur beim Verfasser.

Bisherige Ergebnisse
der Krebsbehandlung mit Radiogold

Von

D. Hofmann-Credner

Wien

Mit 3 Abbildungen

Im Jahre 1945 berichtete M ü l l e r [33] erstmalig über die Anwendung radioaktiver Kolloide zur internen Strahlenbehandlung der Krebskrankheit. Er verwendete zunächst das Zn^{63}-markierte Zinksulfid als Aufschwemmung in Pektinlösung, später das kolloidale Radiogold Au^{198} und lenkte damit die Aufmerksamkeit auf die therapeutischen Möglichkeiten einer Kombination von radioaktiver Strahlung und membranundurchdringlichen Kolloiden. Die von ihm berichteten ersten Resultate bei der Behandlung der Abdominalkarzinose waren als außergewöhnlich gut zu bezeichnen. Wenngleich — und dies sei eingangs vorweggenommen — die in diese Anfangserfolge gesetzten Hoffnungen, nunmehr ein wirksames Heilmittel zur kurativen Krebsbehandlung in der Hand zu haben, sich in dem erwarteten Umfang nicht erfüllten, so lieferte doch die inzwischen von zahlreichen Autoren [1, 2, 8, 14, 16, 19, 25, 26, 29, 45—47, 52] geübte und nachgeprüfte Behandlung einen fundierten Ueberblick über Leistung und Grenzen dieser neuen Therapieform und eröffnete neue Wege und Aspekte ihrer klinischen Anwendung.

Wir haben in den vergangenen $3\frac{1}{2}$ Jahren in der Isotopenstation der I. Medizinischen Universitätsklinik in Wien diese Behandlungsform bei 133 Patienten mit insgesamt 173 Instillationen angewendet und damit eigene Erfahrungen an diesem Krankengut sammeln können, worüber wir im folgenden berichten möchten.

K r a n k e n g u t (Abb. 1)

Bei 73% der 133 uns zugewiesenen Patienten handelte es sich um Karzinomerkrankungen des weiblichen Genitales. Davon standen zu Beginn der internen Strahlenbehandlung zirka zwei Drittel 3 bis 17 Monate nach einer Radikaloperation; nur 15 Patienten waren zu diesem Zeitpunkt klinisch frei von Metastasen. 41 Krebskranke — teilweise nach Probelaparotomie — wurden uns als inoperabel zugewiesen. Von dieser Gesamtgruppe von 97, vorwiegend Ovarialkarzinomen, bestand bei 55 Patienten ein mehr oder minder starker Aszites, der bei der überwiegenden Zahl von Erkrankten bereits mehrmals abgelassen worden war (bis zu 3mal wöchentliche Punktionen). Das Durchschnittsalter dieser Gesamtgruppe betrug 44 Jahre (jüngste Patientin 27 Jahre, älteste 73 Jahre). Weitere 36 Fälle ($= 27\%$) setzten sich aus Magen-, Pankreas-, Rektum-, Prostata- und Bronchuskarzinom sowie einem Hypernephrom zusammen, bei denen es zumeist bereits zu einer metastatischen Aussaat im Bauch- bzw. Brustraum bzw. in beiden Körperhöhlen gekommen war. Lediglich 4 Prostatakarzinome, 2 Fälle von Rektumkarzinom und 2 Patienten mit Bronchuskrebs waren zu Behandlungsbeginn klinisch metastasenfrei. Bei 8 dieser Patienten mit pleuraler Aussaat bestanden ausgedehnte, teilweise auch beidseitige Pleuraergüsse. Einem Patienten mit lungenmetastasiertem Schilddrüsenkarzinom (im Zustand nach totaler Strumektomie und Radiojodnachbehandlung) wurde innerhalb von 3 Monaten vor Behandlungsbeginn bei 13 Pleurapunktionen mehr als 24 Liter Exsudat abgelassen! Nahezu alle Patienten waren, ehe sie zu uns kamen, teils chirurgisch, teils mit Röntgen- oder Radiumbestrahlungen vorbehandelt und befanden sich durchwegs in einem schlechten Allgemein- und Ernährungszustand. Die überwiegende Zahl dieser Patienten war selbst palliativ-therapeutisch aufgegeben. Im ganzen handelte es sich somit um absolut infauste Fälle.

Zur Anwendung kam in allen Fällen das Radiogold Au^{198} in kolloidaler Lösung, in der von H a r w e l l bzw. A m e r s h a m (England) und P h i l i p p s (Holland) gelieferten handelsüblichen Form. Dieses Goldisotop eignet sich für derartige Anwendungen im besonderen Maße nicht nur wegen seiner relativ kurzen Halbwertszeit (2·7 Tage), sondern auch bezüglich seines therapeutisch günstigen Emissionsspektrums (β-Strahlung von 0·97 MeV, γ-Strahlung von 0·44 MeV). Es wird im Uranbrenner (Reaktor)

Abb. 1. Zusammenstellung der an der I. Medizinischen Universitätsklinik in Wien bisher behandelten Karzinomfälle mit Radiogold

Applikationsart		Diagnose	Patienten		Ergüsse		Zahl der Applika-tionen	Dosis mC
			Zahl	%	+	0		
intracavitär	intra-peritoneal	Ovarialkarzinome						
		postoperativ, ohne erkennbare Metastasierung	15	11·4	3	12	25	150
		postoperativ, mit peritonealer Aussaat	41	30·8	23	18	69	150
		inoperabel, (teilweise post Probatoria), Stadium III .	33	24·8	21	12	18	150
		Stadium IV..	8	6·0	8	0	8	150
		Peritonealkarzinosen nach op. Magenkarzinom, Pankreas-karzinom, Hypernephrom	7	5·2	5	2	7	150
		Rektumkarzinom post op.	2	1·5	0	2	4	150
		Prostatakarzinom	4	3·0	0	4	5	150
	intra-pleural	Bronchuskarzinom	2	1·5	2	0	7	180
		Schilddrüsenkarzinom post op. mit pulmonaler Aussaat	4	3·0	4	0	7	150
		Pleurametastasierung nach op. Magenkarzinom usw. ...			2	0	2	150
intratumoral		Prostatakarzinom, inoperabel	4	3·0			4	1 mC/g Tumor-gewebe
		Solitärmetastase inguinal nach op. Collumkarzinom	8	6·0			9	
		Bronchuskarzinom	2	1·5			2	
		Solitär imponierende Lebermetastase	1	0·8			1	
i. v.		Lebermetastasen bei inop. Pankreaskarzinom..........	2	1·5	1	1	5	40
		Summe	133	100·0	69	51	173	

aus 24karätigem Feingold Au[197] durch einen (n, γ)-Prozeß hergestellt, welcher durch einen außerordentlich hohen Wirkungsquerschnitt (100 Barn) ausgezeichnet ist. Dies macht die Radiogoldproduktion im Reaktor außerordentlich ergiebig und damit wirtschaftlich. Als kolloidales Radiogold — eine burgunderrote, praktisch unmerklich visköse Flüssigkeit — ist es an Partikel von durchschnittlich 3 mµ Größe gebunden. Derartige grobmolekulare sogenannte „falsche" Lösungen bieten gegenüber den „echten" u. a. den in vorliegender Fragestellung bedeutenden Vorzug, daß sie auf Grund ihrer Partikelgröße gewisse Zellmembranen nicht zu durchdringen vermögen und daher, wenn überhaupt, nur schwer vom Applikationsort abtransportiert werden können. Die spezifische Affinität bestimmter Organsysteme für Kolloide, wie z. B. das Retikuloendothel, ermöglicht weiter eine selektive Anreicherung dieser grobmolekularen Verbindungen in diesen Zellen. Bei der internen Anwendung (intravenös, intracavitär oder intratumoral) wird es nur zu einem geringen Teil durch die Niere ausgeschieden, so daß seine effektive Halbwertszeit praktisch seiner physikalischen von 2·7 Tagen entspricht. Dies bedeutet, daß nach 10 Tagen nur noch 15% der verabreichten Dosis strahlenwirksam sind, während nach zirka 3 Wochen die Toleranzdosis bereits unterschritten, d. h. das Radioisotop therapeutisch „abgestorben" ist. Die dann im Organismus zurückbleibenden Goldpartikel sind inaktives, metallisches Gold, das weder eine örtliche Gewebsreaktion noch eine allgemeine Sensibilisierung allergischer oder ähnlicher Art hervorruft, wie dies aus zahlreichen Berichten und eigenen Erfahrungen hervorgeht.

A p p l i k a t i o n s f o r m e n

Die Applikation des Radioisotops erfolgte dem jeweiligen Einzelfall entsprechend:

1. intravenös, 2. parenteral, d. h. in diesem Falle als Infiltration des Tumors oder 3. intracavitär, d. h. Infundierung in präformierte Körperhöhlen, wie Peritonealraum, Pleurahöhlen, Perikardialsack oder gegebenenfalls in die Zerfallshöhle des Tumors.

Erwähnung soll weiter eine vierte Applikationsart finden, die kürzlich von H a r p e r und L a t h r o p[18] beschrieben wurde und unseres Erachtens eine sehr wertvolle therapeutische Bereicherung darstellt: eine neuartige Instil-

lationsform mittels eingepflanzten Nylonkatheters (Abb. 2).
Diese Methode gestattet die Verwendung nahezu aller lös-
licher Radioisotope und damit praktisch aller Strahlungs-
qualitäten in beliebiger Kombination unabhängig von
ihrem Chemismus; sie erlaubt weiter ein sofortiges Abbrechen der Strahlenbehandlung — ein wesentlicher Vorteil, der sonst nur der externen, z. B. Röntgenbestrahlung
zukommt — durch vollständiges Entfernen des Isotops aus
dem Körper zu jedem gewünschten Zeitpunkt und stellt

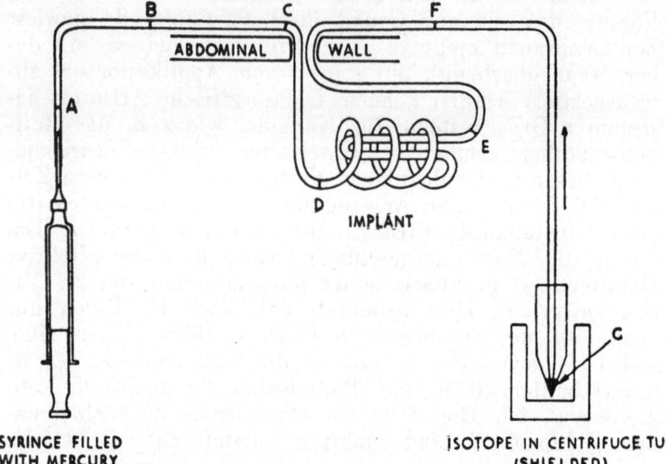

Abb. 2. Skizze über die Anordnung einer Katheterimplantation
zur Isotopenbehandlung von Tumoren. (Nach Harper und
Lathrop[18])

damit einen heute leider noch viel zu wenig beachteten
absoluten Sicherheitsfaktor des Strahlenschutzes bei eventuellen Zweitoperationen für den Chirurgen, aber auch für
den oft weit gefährdeteren Obduzenten dar. Wir selbst
besitzen mit dieser Methode allerdings noch keine eigene
Erfahrung.

Bei 116 Patienten wurden insgesamt 152 intracavitäre Goldfüllungen durchgeführt, davon bei 110
Patienten 136mal intraperitoneal, bei 6 Patienten 14mal
intrapleural, bei 2 Kranken sowohl intraperitoneal als auch
intrapleural.

Zur intracavitären Füllung und intravenösen Verabreichung verwendeten wir ein von uns entwickeltes In-

fusionsgerät[20], das gegenüber zahlreichen anderen beschriebenen Systemen[2, 3, 9, 31, 43, 49—51] eine universellere Verwendung erlaubt, ohne daß das Isotop dem versandmäßigen Verpackungsbehälter entnommen zu werden braucht (Abb. 3). Unter sicherem Strahlenschutz für das Bedienungspersonal können alle gewünschten Mengen des Strahlungsgutes ent-

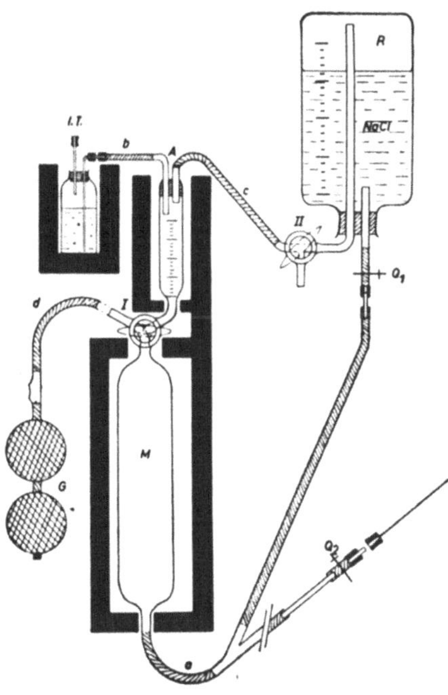

Abb. 3. Schematische Darstellung der Apparatur zur Infusion radioaktiver Lösungen nach H o f m a n n - C r e d n e r. Infusionsanordnung. (Aus: Strahlentherapie, 99/3, 1956, S. 448)

nommen, zu beliebiger Konzentration verdünnt und abgefüllt bzw. infundiert werden. Die anschließende Reinigung und Entseuchung des Gerätes erfolgt automatisch im Heberprinzip ohne Bedienungspersonal.

Bei vorhandenem Aszites bzw. Pleuraerguß wurde das Exsudat bis auf einen Rest von zirka 100 bis 150 ccm abgelassen und anschließend das verdünnte Goldkolloid (je mC Au[198] 1 ccm physiologischer Kochsalzlösung) unter Lokalanästhesie durch eine dünne Punktionsnadel infun-

diert. Bei Verdacht auf bestehende abdominale Verwach-
sungen oder Kammerung im Bauchraum wurde durch die
liegende Punktionsnadel ein dünner Nylonkatheter eingeführt, gegebenenfalls unter Röntgenkontrolle zirka 20 bis
25 cm weit in den Bauchraum vorgeschoben und erst
durch diesen das Kolloid infundiert. Dieses Vorgehen erscheint uns dann besonders wichtig, wenn durch zahlreiche
vorausgegangene Punktionen, Laparotomien oder andere
chirurgische Eingriffe, aber auch durch ausgedehnte Tu-
mormassen die intraabdominale Topographie weitgehend
verändert wurde und dadurch ein blindes, tieferes Eingehen mit einer starren spitzen Punktionsnadel in den
Bauchraum zu riskant erscheinen läßt. Nach Versorgung
der Punktionswunde wurde das Fußende des Bettes hoch-
gestellt und der Patient angehalten, sich innerhalb von
zirka 40 Minuten einmal um seine Längsachse im Bett
liegend herumzudrehen. Diese „Rollkur" wurde während
der folgenden 48 Stunden möglichst fortlaufend durchgeführt. Wenn keine anderen zwingenden Gründe vorlagen,
konnte der Patient meist nach 3 bis 5 Tagen das Bett
verlassen bzw. in ambulante Kontrolle entlassen werden.

Die intratumorale Injektion wurde teils während der Operation (Lebermetastasen), teils perkutan (In-
guinaldrüsenmetastasen) oder durch das Bronchoskop
(Bronchuskarzinom) durchgeführt und die Gesamtdosis auf
4 bis 5 Depots (je nach der Größe des Tumors) verteilt.

Dosierung

Für intracavitäre Füllungen wurden in Uebereinstimmung mit der Literatur durchschnittlich 150 mC je
Applikation verabreicht. Eine solche Einzelgabe entspricht
nach Müller[37] einer wirksamen Strahlungsdosis von
4000 r an der Peritonealoberfläche, zirka 6000 r im Netz.
Retroperitoneale und mediastinale Lymphknoten erhalten
zirka 1000 bis 3000 r, die Leber rund 1000 r, die Lunge
und das rote Knochenmark je 100 bis 150 r. In 11 Tagen
erhält ein Patient somit nach intraperitonealer Gabe von
150 mC Au[198] eine Dosis von annähernd 5000 rep β-Strah-
lung[11].

Lediglich bei metastasierten Bronchuskarzinomen erhöhten wir die Einzeldosis auf 180 mC. Je nach dem Be-
handlungserfolg wurde diese Dosis nach 6 bis 8 Wochen
wiederholt, welcher gegebenenfalls nach einer weiteren
4- bis 6monatigen Pause eine dritte Bestrahlungseinheit
folgte. Bei Injektionen in das Tumorgewebe

berechneten wir die Dosis durchschnittlich mit 1 mC/g geschätztes Tumorgewicht. Das entsprach meist einer Gesamtdosis von 50 bis maximal 100 mC, verteilt auf 4 bis 5 bis 6 Einzeldepots. Wegen seiner besonders intensiven Wirkung auf das erythropoetische und strahlensensible Lebergewebe nach intravenöser Applikation gaben wir bei unseren 5 derartigen Verabreichungen je 40 mC.

Die Verträglichkeit war bei allen unseren Verabreichungen gleichmäßig gut. Die Injektionen verliefen ohne jedes Schmerzgefühl. Bei intracavitären Füllungen trat gelegentlich ein Wärmegefühl im Bauchraum auf, das jedoch keineswegs unangenehm empfunden wurde. Bei 136 intraperitonealen Infusionen kam es in keinem Fall zu einer Abszeßbildung oder Ulzeration der Injektionsstelle. Geringe Temperaturerhöhungen am gleichen oder darauffolgenden Tag bis maximal 37.8^0 wurden beobachtet, sie klangen aber bereits am zweitfolgenden Tag komplikationslos ab. Vereinzelt traten Blähungen oder geringe Verdauungsstörungen auf, die entweder am 5. bis 6. Tag nach der Infusion von selbst zurückgingen oder durch Eucarbon rasch beseitigt werden konnten. In keinem Fall wurde über Uebelkeit, Inappetenz oder Erbrechen geklagt. Veränderungen des laufend kontrollierten Blutbildes bestanden — wenn überhaupt — in einer mäßigen Leukopenie, gegebenenfalls Lymphopenie. Veränderungen des Gerinnungsstatus wurden auch nach wiederholten Infusionen von Radiogold (3mal innerhalb 8 Monaten) in keinem Fall beobachtet. Auffallend war auch bei unserem Krankengut das Fehlen jeglichen „Strahlenkaters". Bei der intravenösen Anwendung dagegen wurden trotz guter subjektiver Verträglichkeit der Injektion selbst doch wesentliche Veränderungen des Blutbildes beobachtet. Leukopenien bis zu 1200 Zellen, Lymphopenie, Thrombopenie, Senkung der Prothrombinzeit und anderer Gerinnungsfaktoren bis auf Werte von 10 bis 30% des Normalen und darunter kamen zur Beobachtung und führten bei wiederholten intravenösen Gaben in einem Fall zu lebensbedrohlichen Blutungen. Die intratumorale Anwendung wurde subjektiv gut vertragen. Die durch das Volumen des Injektionsgutes und seine intensive Strahlenwirkung entstehende — und erwünschte — zentrale Nekrose führte zu vorübergehenden örtlichen Mißempfindungen und Störungen des Allgemeinbefindens (Fieberzacken), die aber nach Abstoßen des nekrotischen Detritus oder mit Einsetzen der Vernarbung stets ohne medikamentöses Eingreifen völlig zurückgingen. Besonders eindrucksvoll demonstrierte sich, daß starke Blutungen aus einem Bronchuskarzinom unmittelbar nach der Injektion standen. Auch in den weiteren Wochen trat eine neuerliche Blutungsbereitschaft dieses Tumorknotens nicht mehr auf. Der im Bronchoskop wegen der starken Blutung nur schwer einstellbare, hämorrhagisch verfärbte Tumor zeigte sich unmittelbar nach der Injektion als anämischer, gelblich gefärbter Knoten, der sich plastisch von seiner livid verfärbten Umgebung abhob.

Klinische Ergebnisse der Radiogoldbehandlung

Die nicht unbeträchtlichen, teilweise sogar lebensbedrohlichen Komplikationen nach intravenöser Gabe therapeutischer Dosis von kolloidalem Radiogold standen in keinem Verhältnis zu seinem therapeutischen Erfolg, zumindest soweit ein kuratives Ergebnis bei unseren Kranken mit diffuser Lebermetastasierung erwartet wurde. In keinem Fall konnte das Fortschreiten der Erkrankung in bezug auf die Leber aufgehalten oder gar verhindert werden. Allerdings handelte es sich bei beiden unserer Fälle um prognostisch infauste, diffuse Karzinosen im Stadium IV, die zudem noch in ungünstigem Allgemeinzustand zu uns kamen. Wir haben daher von einer weiteren Anwendung dieser Applikationsart in ähnlichen Fällen Abstand genommen und werden künftig die intravenöse Radiogoldgabe unter Umständen lediglich bei jenen Fällen durchführen, wo bei gutem Allgemeinzustand nach totaler Tumorexstirpation eine Präventivbehandlung zur Verhütung noch nicht erkennbarer Mikrometastasen in Frage kommt. Dann erscheint uns auch eine Reduzierung der Radiogolddosis auf zirka 30 mC möglich.

Bei der intratumoralen Anwendung ließen sich klinisch gute örtliche Erfolge erzielen. Einer, unter Umständen mit milden Allgemeinsymptomen (Subfebrilität u. ä.) einhergehenden, oft stürmischen Lokalreaktion (Nekrose, Sequestrierung, Einschmelzung) folgte eine langsame Vernarbung des Tumorknotens, in vereinzelten Fällen (bei optimaler Verteilung der gesetzten Depots) bis zur völligen narbigen Destruierung des Tumors. Veränderungen des Blutbildes wurden bei keinem dieser Fälle beobachtet. Eine weitere Aussaat von Metastasen konnte allerdings trotz des augenfälligen örtlichen Erfolges nicht verhindert werden, wie dies auch von anderen Autoren beschrieben wurde[27]. Besonders eindrucksvoll erschien uns der Heilverlauf bei 4 Patienten: Ueber den ersten Fall einer solitärimponierenden Lebermetastase berichteten wir bereits ausführlicher vor 2 Jahren[19]. Hier konnte durch eine intratumorale Radiogoldinjektion während einer Probatoria eine über 2 Jahre anhaltende Besserung des Zustandes mit völliger Arbeitsfähigkeit des Patienten erzielt werden. Im zweiten Fall handelte es sich um ein inoperables Rektumkarzinom, das gleichfalls während einer Laparotomie infiltriert wurde und den anfangs progredienten Verfall des Patienten 1½ Jahre abfangen konnte. Bei einer dritten Patientin konnte eine Inguinaldrüsenmetastase nach Collumkarzinom bis zur bindegewebigen Vernarbung inaktiviert werden. Gleichzeitig bildete sich ein zuvor recht ausgedehntes Stauungsödem der unteren Extremität fast vollständig zurück. Vielleicht hätte in diesem Falle eine zusätzlich wiederholte intravenöse Gabe von Radiogold die spätere diffuse Metastasierung günstig beeinflussen können, der die Patientin 2 Jahre später erlag. Der vierte Fall liegt erst wenige Monate zurück. Es handelte sich um einen 62jährigen schweren Diabetiker, bei welchem im April 1956 ein blutender Tumor an der Carina tracheae, in beide Hauptbronchien hineinreichend, diagnostiziert wurde. Der histologische Befund ergab ein großzelliges, polymorphes solides Karzinom. Die Röntgenschichtaufnahme zeigte einen im Winkel zwischen beiden Hauptbronchien gelegenen, etwa mandarinengroßen Tumor, der vorwiegend den linken Hauptbronchus stark einengte. Am 27. Mai 1956 wurde an der II. Chirurgischen Universitätsklinik bronchoskopisch eine Radiogoldinfiltration von 70 mC, auf 5 Depots verteilt, durchgeführt. Die zuvor lebensbedrohlichen Blutungen standen im Anschluß an den Eingriff nahezu völlig. Eine am 3. Juli 1956 durchgeführte Kontrolltomographie zeigte eine deutliche Erweiterung der zuvor eingeengten Hauptbronchien, was auf eine Verkleinerung des Tumors an der Bifurkation schließen ließ. Der Patient erholte sich, so daß er in den darauffolgenden Tagen nach Hause ehtlassen werden sollte. Am 7. Juli erlag der Patient einer massiven Lungenembolie. Die histopathologische Untersuchung bestätigte die Diagnose und konnte zudem in den infiltrierten Partien des Tumors eine völlige Nekrose nachweisen.

Zufriedenstellende klinische Erfolge konnten wir auch nach i n t r a p e r i t o n e a l e r und i n t r a p l e u r a l e r Radiogoldgabe erkennen. Hierbei muß neuerlich betont werden, daß der Großteil der zur Behandlung kommenden Patienten in unserem Krankengut Abdominal- und Pleuralkarzinosen im Stadium III und IV waren, zudem in fast durchwegs schlechtem Allgemeinzustand. Ein kurativer Erfolg war damit von vornherein ausgeschlossen. Um so erstaunlicher waren die erzielten Teilerfolge, insbesondere bei Patienten mit ausgedehnten Exsudationen. Meist schon nach einer intracavitären Füllung gingen die Ergüsse zurück und befreiten den Patienten nicht nur von dem oft unerträglichen Spannungsgefühl, den Sensationen des Zwerchfellhochstandes oder dem quälenden Lufthunger, sondern ersparten ihm auch die wiederholten Punktionen und den damit verbundenen Verlust an körpereigenem Eiweiß. Auch die Zahl der Tumorzellen im Exsudat ging deutlich zurück, in einigen Fällen verschwanden sie über Monate völlig aus dem Erguß. Diese Teilerfolge blieben aber aus, wenn sich bereits vor der Strahlenbehandlung hämorrhagische Ergüsse gebildet hatten, womit wir die Beobachtung von R o s w i t[44] bestätigen können. Bereits 90 Minuten nach intraperitonealer Radiogoldgabe zeigte sich eine nicht unbeträchtliche Aktivität (1·1 Dosis-%) in dem gleichzeitig bestehenden rechts- und linksseitigen Pleuraerguß. Abgesehen von der Radiogoldspeicherung in den regionären Lymphdrüsen des Mesenterialstieles bei dieser Applikationsform wiesen auch die Hilusdrüsen eine auffallende Aktivität auf.

Von 50 Patienten, die ohne nachweisbaren Aszites zur Behandlung kamen, blieben 35 bis zu ihrem Tode exsudatfrei. 7 weitere Patienten verstarben auswärts, so daß eine Kontrolle nicht möglich war. Bei nahezu allen Fällen dieser Gruppe setzte die Radiogoldbehandlung relativ früh nach der Operation ein. Wir leiten aus dieser, wenn auch noch bescheidenen, Statistik die Forderung nach einer Frühbehandlung ab. Sie darf nicht erst einsetzen, wenn postoperativ nach einer oft monatelangen Röntgen- und Radiumbehandlung der Zustand quoad vitam infaust geworden ist und man dann erst, „um nichts unversucht zu lassen", eine interne Isotopenbehandlung anschließt. Wir möchten sogar unsere frühere Auffassung[19], vor Beginn der Radiogoldbehandlung eine Laparotomiewunde zunächst 10 bis 14 Tage verheilen zu lassen, auf Grund unserer heutigen Kenntnisse folgendermaßen korrigieren: während der Operation soll der Tumor — soweit nicht entfernbar — sowie die möglichen Metastasierungswege mit radioaktivem Goldkolloid infiltriert werden und zusätzlich auf jeden Fall, also auch bei angeblich totaler Exstirpation des Tumors, ein dünner Nylonkatheter gezielt in das Operationsgebiet eingelegt werden, durch den, falls erforderlich, schon 3 bis 10 Stunden nach der Operation eine intracavitäre Füllung angeschlossen werden kann, soweit die Operationswunde ohne zusätzliche Streifendrainage verschlossen werden konnte. Eine ähnliche Forderung wurde auch bereits von anderen Autoren[24] erhoben, die gleich uns, jedoch an einem größeren Erfahrungsgut, in derartigen Fällen keinerlei Komplikationen beobachten konnten. In keinem einzigen Fall kam es im Anschluß an insgesamt 136 von uns durchgeführten intraperitonealen Goldinfusionen zu Zwischenfällen, z. B. gasbildenden Abszessen mit letalem Ausgang, die R o m i n g e r[42] beschrieben hat. Wir führen dies allerdings auch auf die oben genannte vorsichtige Infusionsart (Nylonkatheter) zurück.

A s p e k t e   f ü r   d i e   t h e r a p e u t i s c h e   A n w e n d u n g   v o n   R a d i o g o l d

Zur Behandlung tumorbedingter Ergüsse erscheint heute die Radiogoldtherapie als die Methode der Wahl, wobei seröse Karzinomexsudate weit günstiger ansprechen als hämorrhagische[44]. Zahlreiche Autoren bestätigen diese Erfolge [11—13, 33, 34—38, 40, 44, 53—55]. B a c h m a n n und Mitarbeiter[4] berichten in diesem Zusammenhang über eine geradezu dramatische Besserung nach einer intraperikardialen Gabe von 12·2 mC Radiogold bei einem metastatischen Perikarderguß nach Mammakarzinom, unseres Wissens der erste Bericht über eine derartige Applikationsform.

Lediglich R e m o l d und Mitarbeiter[41] halten eine raschere Aszitesneubildung unter den klinischen Zeichen eines ausgeprägten „Strahlenkaters" nach Gaben von Radiogold für möglich, eine Auffassung, die wir in Uebereinstimmung mit der übrigen Literatur nicht bestätigen können.

Die Behandlung soll zu einem Zeitpunkt einsetzen, in dem der Allgemeinzustand des Patienten noch nicht allzu reduziert ist[11], möglichst bei den ersten klinischen Zeichen einer Aszitesbildung. Ergüsse, die bereits über längere Zeit bestanden, mehrfach abpunktiert wurden, sprechen erfahrungsgemäß weit weniger gut auf eine interne Strahlenbehandlung an als frische, wohl auch deshalb, weil mögliche Verklebungen, Kammerung u. a. im Bauchraum eine optimale Verteilung des Strahlungsgutes im Peritonealraum erschweren. Da bei intracavitärer — auch intrabronchialer — Verabreichung eine Goldaufnahme in den krebsig entarteten regionären Lymphknoten überhaupt nicht oder höchstens bis zu einem nur unwirksamen Grade erfolgt[30, 32], kann eine strahlentherapeutische Wirkung auf die lymphogenen Ausbreitungswege nur von den gesunden, noch nicht krebsig entarteten Drüsen ausgehen, die das Goldkolloid in starkem Maße speichern. Der Grad ihrer Speicherfähigkeit ist bei intratumoraler Infiltration ungleich günstiger als bei intracavitären Füllungen[5, 6, 10, 15, 22, 28]. Die Aufnahmefähigkeit der regionären, gesunden Lymphdrüsen für Radiogold kann weiterhin dadurch gesteigert werden, daß gleichzeitig eine submuköse Infiltration in die Bronchialschleimhaut gesetzt wird (z. B. bei Bronchuskarzinomen)[5—7, 30, 48], bzw. subperitoneal in die Parametrien, z. B. bei Collumkarzinom. Hultborn und Mitarbeiter[22, 23] empfehlen die subkutane Gabe von Radiogold vor Radikaloperationen der Mamma zur Aufspürung aller regionären, axillären, supraklavikulären und parasternalen Lymphknoten, ein Vorgehen, das sie auch zur Kontrolle des Lymphflusses der unteren Extremität modifiziert haben[21].

Weitere Aspekte eröffnen sich durch Veränderung der Verabreichungsart, z. B. durch Infundierung des Kolloids mittels Herzkatheter in einzelne Aeste der Arteria pulmonalis, wodurch eine lokalisierbare Anreicherung in bestimmten Lungenabschnitten erzielt werden kann. Mit verfeinertem Instrumentarium können unter endoskopischer Kontrolle streng lokalisierbare Depots des Strahlungsgutes am gewünschten Wirkungsort gesetzt werden. Auch eine chemische oder chemo-mechanische Veränderung des Kolloids kann die Strahlenwirkung steigern: Müller und Rossier[39] empfahlen, durch Injektion makromolekularer Goldpräzipitate, deren Teilchengröße unter Umständen das Tausendfache des derzeitigen Kolloids beträgt, eine örtliche, intravasale, mikroembolische Ablagerung zu erreichen. Ein physiko-chemischer Ueberzug dieser Suspensionspartikel mit inaktivem Silber erhöht ihre Affinität zu den regionären Lymphknoten[17]. Talairach und Mitarbeiter[48] verwenden Radiogoldkügelchen, die sie durch eine Sonde in Hirntumore einführen, und berichten in 5 Fällen über eine wesentliche Besserung des Allgemeinbefindens und der Hirndrucksymptome. Tumorspezifische Goldverbindungen lassen ebenso wie eine in ihrer summierten Wirkung noch genauer zu erprobenden Kombinations-

therapie von Radiogold mit chemotherapeutischen Cytostatica oder zusätzlichen externen Bestrahlungsformen noch
weitere Erfolge auf dem Gebiete der aktiven Krebsbehandlung erwarten.

Literatur: [1] Andrews, A. und Kniseley, R. M.:
Cancer (Philadelphia), 6 (1935), S. 294. — [2] Andrews, A.,
Root, S. W., Kerman, H. D. und Bigelow, R. R.: Ann.
Surg., 137 (1953), S. 375. — [3] Arnott, D. G. und Joy, A. R.:
Brit. J. Radiol., 29/337 (1956), S. 62. — [4] Bachman, K. P.,
Foster, C. G., Jackson, P. H., Shershin, H. C. und
Oard, H. C.: Ann. Int. Med., 40 (1954), S. 811. — [5] Berg, H.
F., Christophersen, W. M. und Bryant, J. R.: J. Thorac.
Surg., 29 (1955), S. 497. — [6] Berg, H. F., Christopher-
sen, W. M., Isaacs, A. M. und Bryant, J. R.: Arch. Surg.,
67 (1953), S. 228. — [7] Bryant, J. R., Berg, H. F. und
Christophersen, W. M.: J. Thorac. Surg., 26 (1953),
S. 221. — [8] Clark, T. H. und Le Roy, G. B.: Proc. Inst. Med.
Chicago, 18 (1950), S. 64. — [9] Cohen, M. und Shanks, W.:
Brit. J. Radiol., 26/312 (1953), S. 660. — [10] Cooper, J. A. D.,
Bulkley, G. J. und O'Connor, V. J.: J. Urol., 71 (1954),
S. 624. — [11] Cowan, I. I. und Kariosis, F. G.: Amer. J.
Obstetr., 69 (1955), S. 312. — [12] Cowan, I. I., Cron, R. S.,
Burges, G. F. und Kariosis, F. G.: Surgery, 98 (1954),
S. 721. — [13] Dale, Th. und Hartvigsen, F. B.: Norsk.
Laegefor., 75 (1955), S. 41. — [14] Fellinger, K.: Wien. klin.
Wschr., 1955, S. 217. — [15] Flocks, R. H., Kerr, H. D.,
Elkins, H. B. und Culp, D. A.: J. Urol., 71 (1954), S. 628.
— [16] Hahn, P. F. und Carothers, E. L.: Nucleonics, 6
(1950), S. 54. — [17] Hahn, P. F., Hilliard, G. W. und
Carothers, E. L.: Brit. J. Radiol., 26 (1953), S. 595. —
[18] Harper, P. V. und Lathrop, K. A.: Peaceful use of Atomic
Energy. United Nations. New York, 1956, vol. X, S. 138. —
[19] Hofmann-Credner, D.: 8. Oesterr. Aerztetagung, Salzburg. Wien: Urban & Schwarzenberg. 1955, S. 71. — [20] Derselbe: Strahlentherapie, 99/3 (1956), S. 448. — [21] Hultborn, K. H. und Jonsson, L. I.: Acta radiol. (Stockholm),
43 (1955), S. 132. — [22] Hultborn, K. H., Larsson, L. G.
und Ragnhult, I.: Acta radiol. (Stockholm), 43 (1955), S. 52.
— [23] Dieselben: Acta radiol. (Stockholm), 43 (1955), S. 139.
— [24] Jentzer, A. und Wenger, P.: Rev. Med. Liège, 5
(1950), S. 15. — [25] Kent, E. M. und Moses, C.: J. Thorac.
Surg., 22 (1951), S. 503. — [26] Dieselben: Proc. II. Ann.
Cancer Conf., Part. II (1952), S. 939. — [27] Kepp, R. A., Hartl,
W. und Müller, K.: Dtsch. med. Wschr., 1955, S. 19. —
[28] Kerr, H. D., Flocks, R. H., Elkins, H. B., Culp, D.
und Evans, T. C.: Radiology, 64 (1955), S. 637. — [29] King,
E. R., Spicer, D. W., Dowa, N. F., Bender, M. A. und
Noel, W. E.: Amer. J. Roentgenol., 68 (1952), S. 413. —
[30] Kottmeier, H. L. und Moberger, G.: Acta Obstetr.

Scand. (Stockholm), 34 (1955), S. 1. — [31] L o u g h, S. A.: Nucleonics, 13, Nr. 2, 1955. — [32] M e n e e l y, G. R., A u e r b a c h, St. H., W o o d c o c k, C. C., K o r y, R. C. und H a h n, P. F.: Amer. J. Med. Sci., 225 (1953), S. 172. — [33] M ü l l e r, J. H.: Experientia (Basel), 1 (1945), S. 6. — [34] D e r s e l b e: Strahlentherapie, 85 (1951), S. 87. — [35] D e r s e l b e: Gynaecologia, 131 (1951), S. 389. — [36] D e r s e l b e: Gynaecologia, 139 (1955), S. 230. — [37] D e r s e l b e: Geburtsh. u. Frauenhk., 15 (1955), S. 973. — [38] M ü l l e r, J. H. und H e l d, E.: Gynaecologia, 131 (1951), S. 385. — [39] M ü l l e r, J. H. und R o s s i e r, P. H.: Experientia (Basel), 3 (1947), S. 75. — [40] D i e s e l b e n: Acta Radiol., 35 (1951), S. 449. — [41] R e m o l d, F., S i e g e r t, A. und S t a m m, H.: Strahlentherapie, 94 (1954), S. 367. — [42] R om i n g e r, C. J.: Amer. J. Surg., 88 (1954), S. 574. — [43] R o s e, R. G., O s b o r n e, M. P. und S t e v e n s, W. B.: New England J. Med., 247 (1952), S. 663. — [44] R o s w i t, B.: Amer. J. Surg., 89 (1955), S. 538. — [45] S e a m a n, W. B., S h e r m a n, A. J. und B o n e b r a k e, M.: J. Amer. med. Assoc., 53 (1953), S. 630. — [46] S h e r m a n, A. I., B o n e b r a k e, M. und A l l e n, W. M.: Amer. J. Roentgenol., 66 (1951), S. 624. — [47] S t o r a a s l i, J. P., B o n e, F. J., K i n g, D. P. und F r i e d e l l, H. L.: Surg. Gyn. Obstetr., 96 (1953), S. 707. — [48] T a l a i r a c h, J., R u g g i e r o, G., A b o u l k e r, J. und D a v i d, M.: Brit. J. Radiol., 28 (1955), S. 62. — [49] T a p l i t s, S. A.: Amer. J. Roentgenol., 72 (1954), S. 655. — [50] T e r - P o g o s i a n, M. und S h e r m a n, A. I.: Nucleonics, 10 (1952), S. 23. — [51] T u d w a y, R. C.: Brit. J. Radiol., 26 (1953), S. 108. — [52] W a l t e r, J.: Proc. Roy. Soc. Med., 46 (1953), S. 466. — [53] W e r f f, J. Th. v a n d e r: Nederl. Tijdschr. Geneesk., 1955, S. 2706. — [54] W h e e l e r, H. B., J a c q u e s, W. E. und B o t s f o r d, T. W.: Ann. Surg., 141 (1955), S. 208. — [55] W o o d w a r d, E. R. und H a r p e r, P. V.: Ann. Surg., 140 (1954), S. 206.

III. Hauptthema

Das entwicklungsgestörte Kind

Die Ursachen kindlicher Entwicklungsstörungen unter besonderer Berücksichtigung der vorgeburtlichen Schädigungen

Von

O. Thalhammer

Wien

Mit 1 Abbildung

Das Hauptthema des heutigen Tages gilt dem „entwicklungsgestörten" Kind. „Entwicklungsstörung" beinhaltet eigentlich alle Störungen, die an den Organen auf ihrem Wege zur Erreichung der endgültigen Form und Funktion prä- oder postnatal eintreten können. Das wäre ein sehr großes Gebiet, in das nicht nur Mißbildungen und Hirnschäden, sondern auch Minderwüchsigkeit, endokrine Störungen usw. fallen würden. Wir müssen das Thema also einschränken und werden uns heute, in Anpassung an die nachfolgenden Referenten und Vortragenden, vor allem mit den prä- und postnatalen Störungen des Gehirnes und seiner Funktion befassen.

Die Möglichkeiten postnataler und besonders pränataler Hirnschädigung sind sehr zahlreich; letztere reichen von Sauerstoff- und Vitaminmangel bis zu Vitaminüberdosierung, von Infektionen bis Atombombenstrahlung, von Giften bis zur Blutgruppenunverträglichkeit. Um Sie bei

dieser Vielfalt nicht mit experimentellen oder vorläufig
nur theoretisch wichtigen Erkenntnissen und seltenen Einzelfällen zu belasten, sondern auf das praktisch Wichtige hinzuweisen, möchte ich eine Untersuchung über die Ursachen
der 1954 an der Universitäts-Kinderklinik beobachteten
Störungen zur Grundlage meines Referates machen. Dieses
Material möge als Stichprobe dienen.

Von 1528 Krankengeschichten waren 1344 für unsere
Analyse verwertbar; von diesen 1344 Patienten wiesen 176
schwere Hirnschäden, 117 davon angeborene Hirnschäden
auf; 9 der letzteren waren mit verschiedenen Bildungsfehlern kombiniert. 105 weitere Patienten hatten grobe
Bildungsfehler oder angeborene Systemerkrankungen. 88 Patienten kamen wegen Geburtsgewicht von 2500 g oder weniger zur Aufnahme. Auch sogenannte Frühgeburtlichkeit
muß ja zu den Entwicklungsstörungen und hinsichtlich
der Ursachen zu den Problemen der pränatalen Pathologie gerechnet werden. Von 1344 Patienten der Klinik
litten somit 369 oder 27·3% an Entwicklungsstörungen.
310 oder 23% aller Klinikpatienten kamen mit pränatal
verursachten Schäden zur Aufnahme. Wenn diese Zahlen
auch nicht für unsere kindliche Bevölkerung repräsen-
tativ sind, da sich bestimmte Zustände aus wissenschaftlichen Gründen an der Klinik häufen, so zeigen sie doch
wohl, daß die pränatale Pathologie mehr als nur das
Steckenpferd einzelner Forscher ist. Die soziale Bedeutung
der pränatalen Pathologie geht unter anderem daraus hervor, daß allein an der Kinderklinik Wien im Jahre 1954
pränatal verursachte Krankheitszustände lediglich für Ver-
pflegskosten einen Aufwand von rund einer halben Million
Schilling erforderten. Die Zahlen zeigen auch, daß den
pränatalen Zerebralschäden innerhalb der pränatalen Pathologie besondere, wegen ihrer einschneidenden Störung
der menschlichen Integrität über ihren Zahlenwert noch
weit hinausgehende Bedeutung zukommt.

Betrachten wir nun die 1954 an der Klinik aufge-
nommenen Hirnschädigungen näher. Es waren 176 Fälle
oder 13% aller Aufnahmen; 59 waren postnatal verursacht, 117 oder 66% waren angeboren bzw. hatten pränatale Ursachen. Dabei wurden nur schwere Störungen
erfaßt; leichte Debilitäten oder nur charakterliche und
Verhaltensstörungen bei aus anderen Gründen aufgenom-
menen Kindern sind im Material nicht enthalten. Solche
sind aber weder selten noch ganz bedeutungslos; ich erinnere Sie daran, daß sich z. B. ein nennenswerter Prozent-

satz der jugendlichen Kriminellen aus Hirngeschädigten mit solch leichten oder nur charakterlichen Störungen rekrutiert.

Von den 59 postnatalen Hirnschäden waren 24 aktive Encephalitiden, darunter 4 chronische Encephalitiden und eine erworbene Toxoplasmoseencephalitis. 28 waren schwere Schäden nach postnatalen Encephalitiden, darunter 3 nach Vakzineencephalitis, 7 nach parainfektiösen Encephalitiden und 1 nach erworbener Toxoplasmose.

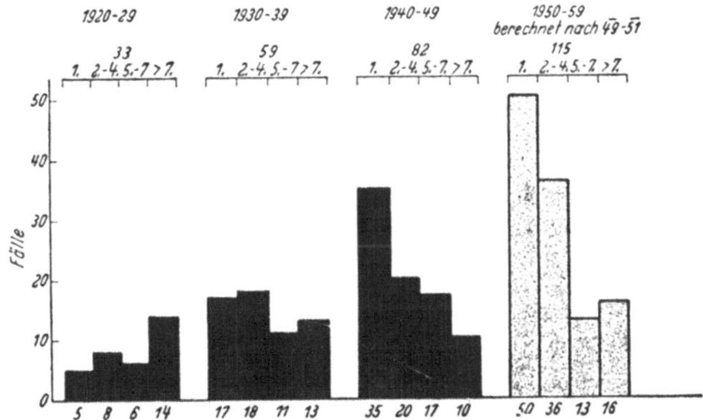

Abb. 1. Kindliche Encephalitiden an der Universitäts-Kinderklinik Wien, aufgeschlüsselt nach Altersstufen der Patienten. Die Zahl der Encephalitiden nimmt stark zu, immer mehr junge Kinder werden betroffen

Hinsichtlich der postnatalen Encephalitiden möchte ich mich kurz fassen (Abb. 1.). Die Häufigkeit von Encephalitiden nimmt, wie wir in einer drei Dezennien erfassenden Studie zeigen konnten und worauf auch Zischinsky hingewiesen hat, ständig zu. Die Zunahme hält auch im laufenden Jahrzehnt an und dürfte nach den vorläufigen Zahlen unsere Vorausberechnung — die graue Säulengruppe — deutlich übersteigen. Mit der Zunahme der Encephalitiden geht, wie ebenfalls der Abbildung zu entnehmen ist, eine Verschiebung der hauptsächlich betroffenen Altersstufen einher. Die Encephalitis wird immer mehr eine Erkrankung der Säuglinge und ganz jungen Kinder. In den Jahrzehnten zunehmender Encephalitishäufigkeit hat unleugbar auch unsere Zivilisation zugenommen; es könnte sich also bei der Encephalitis um dasselbe Phänomen handeln, das der Heine-Medinschen Krankheit die Bezeichnung Zivilisationsseuche eingetragen hat. Ob für dieses Verhalten bei der Encephalitis nur epidemiologische Faktoren, z. B. abnehmende Durchseuchung, maßgeblich sind, steht heute wohl noch offen. Es könnte auch das Bombardement von Reizen auf das ZNS des modernen Menschen an diesem Veränderungen hervorrufen, die das Manifestwerden solcher Erkrankungen fördern.

Wir berühren damit das Kapitel von Disposition und Vorschaden. A s p e r g e r hat auf die Wichtigkeit dieser Umstände seit langem hingewiesen und Z e l l w e g e r betonte ihre Bedeutung für den speziellen Fall der Pertussisencephalopathie. Auch wir fanden bei der Bearbeitung eines großen, 219 Fälle umfassenden Encephalitismaterials in den Anamnesen sehr oft Umstände, die auf Disposition oder Vorschaden hinweisen. Die Disposition kann familiär sein: in vielen Fällen erfährt man von epidemiologisch unabhängigen Encephalitiden und Meningitiden bei Geschwistern, von gleichartigen oder anderen zentralnervösen Erkrankungen bei nahen Verwandten. Die individuelle Disposition erweist sich durch deutliche Bevorzugung stark neuropathischer, sensibler Kinder oder solcher mit degenerativen Stigmata. Auch der Vorschaden spielt keine zu geringe Rolle: eine nennenswerte Zahl von Kindern erkrankte nach einem oft unerheblichen Schädeltrauma, nach stressenden Eingriffen, z. B. Operationen, manche waren schon vor der akuten Encephalitis leicht debil oder hatten schon früher einmal epileptiforme Anfälle; bei anderen weisen Geburtstrauma, Asphyxie oder Geburtsgewicht und Entwicklungstempo auf eine peri- oder pränatale Schädigung hin. Interessant sind in diesem Zusammenhang Untersuchungen von P a u l in Erlangen, die ergaben, daß oligosymptomatische konnatale Toxoplasmosen auch in der Zeit vor dem Manifestwerden des Schadens — in solchen Fällen können postencephalitische Zeichen, z. B. Anfälle, auch erst Jahre nach der Geburt erkennbar werden — als Vorschaden für andere Encephalitiden disponierend wirken können. Eigene diesbezügliche Untersuchungen bestätigten die P a u l schen Befunde. Die Beachtung der unter Disposition und Vorschaden besprochenen Umstände ist bei der Auswahl der Pockenimpflinge besonders wichtig.

Die Symptomatologie der Encephalitis brauchen wir hier nicht näher besprechen. Erwähnt sei, daß sich die

Art des Erregers aus der Symptomatologie nicht entnehmen läßt, sondern diese viel eher vom Reifungszustand des betroffenen Gehirnes abhängt. Wichtig ist vielleicht auch, daß Encephalitiden bei Säuglingen leicht als Intoxikation mißgedeutet werden können, worauf vor allem Levesque sowie Keller hingewiesen haben. Auch „toxische Pneumonie" oder fieberbedingte „Benommenheit" — eventuell mit „Fraisen" — kommen als Fehldiagnosen vor. Die Differentialdiagnose gegen all diese Zustände ist manchmal sehr schwierig, wird mitunter erst angesichts des postencephalitischen Kleinkindes entschieden.

Der Schaden nach einer Encephalitis kann schon im Anschluß an die Erkrankung oder auch Monate bzw. Jahre später manifest werden; im allgemeinen ist er um so schwerer, je kürzer diese Latenzzeit war. Zwischen Schwere der akuten Erkrankung und Schwere des Schadens besteht eine gewisse, aber keineswegs regelmäßige Beziehung; auch scheinbar leichte Encephalitiden können zu schweren Schäden führen und umgekehrt; die Langfristprognose der kindlichen Encephalitis ist also mit Vorsicht zu stellen. Die Gefahr wesentlicher Schadensfolgen ist im allgemeinen um so größer, je jünger das Kind bei der Erkrankung war. Die Schäden können die intellektuelle Leistung, die Motorik oder das psychische Verhalten, isoliert oder in Kombinationen, betreffen und sehr verschieden schwer sein. Da leichtere Störungen aller drei Kategorien auch von Aerzten nicht selten übersehen werden, gehen die Angaben über die Häufigkeit postencephalitischer Schäden stark auseinander. Zunehmende Beachtung auch der leichten und psychischen Veränderungen hat die Prozentsätze deutlich höher werden lassen; Autoren mit großem Material — Appelbaum, Litvak z. B. — kommen nun auf 50 bis 60%. Dies gilt auch für die sogenannten parainfektiösen Encephalitiden, die hinsichtlich der Schadensfolgen lange als benigen angesehen wurden. Nachuntersuchungen von Encephalitispatienten geben nur Jahre nach der akuten Erkrankung die wahren Verhältnisse wieder.

Nun zu den sowohl nach dem Schweregrad der Folgezustände als auch nach ihrer Zahl viel bedeutenderen pränatalen Zerebralschäden (Tab. 1).

Unter den 117 angeborenen Hirnschäden waren zwei Fälle von Kernikterus nach Morbus haemolyticus neonatorum, 3 Fälle von Lues cerebri, davon 2 bei Geschwistern, sowie 13 konnatale Toxoplasmosen. Von diesen ätio-

Tab. 1. Gesicherte und wahrscheinliche Ursachen bei 75 von 117 pränatalen Hirnschäden

	Gesamt	Ungeklärt	Blutung	Geburts-trauma	Infekte			Starkes Erbrechen	Abtreibung	Heredität	Serologisch		
					I. — III.	IV.	V. — IX.				Toxo-plasmose	Lues	Rh ABO
Idiotie usw., Epilepsie	87	26	**16**	6	1	3	**11**	3	1	2	**13**	3	2
Spastiker	6	2		4									
Mongoloide	9	4	1		1			2	1				
Myxödeme	4	3			1								
M. Wilson	1									(1)			
M. Pringle	1									(1)			
Hirnschaden und Bildungsfehler	9	6					2		1				
Gesamt	117	41	17	10	3	3	13	6	**2**	4	13	3	2

logisch gesicherten, weil serologisch beweisbaren, angeborenen Hirnschäden sind die 2 Fälle von Kernikterus
vor allem eine Mahnung, ikterisch geborene oder bald nach
der Geburt gelb werdende Neugeborene so rasch als möglich der serologischen Untersuchung und damit der Therapie zuzuführen und in der Schwangerenberatung Angaben über verdächtige Zustände vorangegangener Kinder richtig zu bewerten. Der Kernikterus ist heute eine
in den allermeisten Fällen vermeidbare Schädigung. Die
2 Fälle in unserem Stichprobenmaterial entfallen auf insgesamt 18 Fälle von Morbus haemolyticus; die Quote
von 11% ist viel zu hoch und auf die erst mehrere Tage
nach der Geburt erfolgte Einlieferung dieser Kinder zurückzuführen. An der Klinik sind seit Jahren alle Vorbereitungen getroffen, um Tag und Nacht Diagnose und
Austauschtransfusion innerhalb einer Stunde durchführen
zu können, denn hinsichtlich der Schäden kann es wirklich um Stunden gehen. Aber was nützt das, wenn das
Kind erst nach tagelangem Ikterus eingeliefert wird? Bezüglich des Schadensbildes ist interessant, daß es im Gegensatz zu anderen Hirnschäden eine gewisse Spezifität besitzt, indem die meisten Fälle eine Athetose double zeigen.

In Parenthesis zum Kernikterus bei Morbus haemolyticus möchte ich erwähnen, daß nach neuesten Untersuchungen englischer Autoren (B o u n d) Frühgeburten, die
30 mg Vitamin K erhielten, in hohem Prozentsatz eine
Bilirubinämie entwickeln, die 18 mg% übersteigt und
damit für das Eintreten von Kernikterus genügt; weisen
solche Kinder irgend eine zusätzliche, bei Frühgeburten
so häufige Störung wie Atelektase, Zyanose usw. auf, so
tritt häufig der Kernikterus ein. Man soll also die Vitamin K-Prophylaxe nicht übertreiben; zur Verhütung der
postpartalen Hypoprothrombinämie genügt schon die Gabe
von 1 mg.

Zu den 3 Fällen von Lues cerebri ist nicht viel
zu sagen. Die Kontrolle der Graviden ist hinsichtlich
Lues so durchorganisiert, daß solche Zustände zu Rari-
täten wurden. Die erwähnten Fälle sind auf die ver-
worrenen Kriegs- und Nachkriegsverhältnisse zurückzuführen, beweisen aber die Aktualität der serologischen
Schwangerenüberwachung.

Von weit größerer Bedeutung ist heute die konnatale Toxoplasmose. Dies zeigt schon ihre 1954 an der
Klinik festgestellte Zahl, die nicht auf Kumulierung solcher Fälle an der Klinik zurückgeht, da nur 2 Fälle cha-

rakteristische Symptome boten und klinisch bzw. röntgenologisch hätten ausgewählt werden können; auch von
diesen 2 Fällen wurde aber nur einer als Toxoplasmoseverdacht an die Klinik gewiesen, alle anderen kamen
lediglich wegen des Hirnschadens und wurden erst an der
Klinik ätiologisch geklärt. Da damals noch nicht alle in
Frage kommenden Hirnschäden auf Toxoplasmose getestet wurden, dürfte unsere Zahl im Stichprobenmaterial sogar zu klein sein. Die Toxoplasmose ist bekanntlich eine Protozoeninfektion, die von sehr vielen Menschen im Laufe des Lebens erworben wird, beim Erwachsenen aber meist symptomlos oder unter benignen, uncharakteristischen Symptomen abläuft. Tritt eine solche Infektion
während einer Gravidität ein, so kann sie, und nur dann
kann sie auf die Leibesfrucht übergehen und führt bei
dieser zur meist intrauterin ablaufenden, manchmal aber
auch noch postnatal aktiven, angeborenen Toxoplasmose.
Die Erkrankung ist prinzipiell eine generalisierte, kommt
aber gewöhnlich auch beim Fötus in allen Organen außer
in Gehirn und Auge zur Spontanheilung. Zwar wird auch
hier der Prozeß meist noch vor der Geburt inaktiv, hinterläßt aber Schäden. Deshalb stellt sich die konnatale Toxoplasmose bei der Geburt fast immer als Encephalomyelitis
und Choriooretinitis bzw. als angeborener postencephalitischer Zustand dar. Alle angeborenen Hirnschäden werden nun nach der Geburt um so später erkennbar, je
leichter sie sind. Das Vollbild der konnatalen Toxoplasmose mit Hydrocephalus internus, intrazerebralen Verkalkungen und Chorioretinitis wird daher meist schon
beim Säugling gefunden. Diese Vollbilder sind relativ selten, der Prozeß zur Zeit der Geburt meist noch aktiv,
der Liquor mit mäßiger Zell- und starker Eiweißvermehrung pathologisch; sehr viele starben. Viel häufiger sind
schon jene Fälle, in denen das eine oder andere der charakteristischen Symptome fehlt und die Veränderungen weniger schwer sind. Diese Patienten fallen als ältere Säuglinge oder Kleinkinder durch mehr minder starke, psychomotorische Retardation oder Krämpfe auf; der Hydrocephalus internus ist, wie in einem gezeigten Fall, nur
röntgenologisch erkennbar, nur ein Teil hat intrazerebrale
Verkalkungen, ein anderer Chorioretinitiden; der Liquor
ist hier häufig bereits normal oder nur wenig verändert.
Noch leichtere Fälle zeigen nur mehr selten röntgenologisch sichtbare Verkalkungen oder Chorioretinitis, bieten also das uncharakteristische Bild angeborener Hirn-

schäden; sie kommen wegen mentaler Retardation oder Anfällen zur Untersuchung, ihr Liquor ist gewöhnlich schon normal. Diese oligosymptomatische Form der konnatalen Toxoplasmose ist die häufigste. Wir konnten in einer Untersuchung an einem relativ großen Material, nämlich 364 angeborenen Hirnschäden und 600 gleichaltrigen Kontrollkindern, den einwandfreien Nachweis erbringen, daß bei uns rund 17% aller angeborenen Zerebralschäden auf pränatale Toxoplasmoseencephalitiden zurückgehen. P a u l hat in jüngster Zeit unsere Ergebnisse für Erlangen an 140 konnatal Hirngeschädigten bestätigt; dort waren rund 20% Folgen pränataler Toxoplasmose. Auch T i l i n g in Hamburg kam zu gleichsinnigen, allerdings nicht statistisch ausgewerteten Ergebnissen. S a b i n , die maßgebliche Autorität auf diesem Gebiet, hat unsere diesbezüglichen Untersuchungsergebnisse am Internationalen Pädiaterkongreß in Kopenhagen als beweisend anerkannt. Zur Symptomatologie dieser Fälle möchte ich noch erwähnen, daß man auch nach pränatalen Toxoplasmoseencephalitiden jene endokrinen Störungen sehen kann, die als Folgen postnataler Encephalitiden lange bekannt sind; also Fettsuchten, Magersuchten, leichte Hypothyreosen, manchmal Zwergwuchs, einmal auch einen Diabetes insipidus.

Der konnatalen Toxoplasmose kommt somit eine erhebliche Bedeutung in der Genese angeborener Hirnschäden zu. Da die Infektion der Frucht eine Parasitämie bei der Schwangeren voraussetzt und diese nur einmal bald nach der Infektion eintritt, kann die Mutter eines toxoplasmosekranken Kindes bei einer folgenden Gravidität diesbezüglich ohne Sorge sein. Dasselbe gilt für Mütter, die ihre Infektion schon vor der Gravidität akquirierten.

Therapeutische Fragen fallen zwar nicht in mein Referat, ich muß aber erwähnen, daß die Toxoplasmose mit Sulfonamiden und Daraprim wirksam behandelt werden kann und es auch pränatal möglich ist, eine Gefährdung der Frucht zu erkennen und abzuwenden. Eine Interruptio wegen Toxoplasmose kommt daher auch rein wissenschaftlich nicht in Betracht.

Eine angeborene Krankheit ist noch zu erwähnen, die im Jahre 1954 an der Klinik nicht beobachtet wurde und unter anderem auch das ZNS befallen kann, die angeborene Listeriose. Auf sie haben bei uns besonders B i e l i n g sowie K r e p l e r und F l a m m hingewiesen, in Deutschland vor allem die Arbeitsgruppe um P o t e l. Der Erreger ist ein bewegliches, Gram-positives, kurzes Stäbchen. Die Infektion der Mutter kann mit uncharakteristischen, grippeähnlichen Symptomen einhergehen, bietet nicht selten aber das Bild einer Cystopyelitis. Tritt die Infektion und damit die Bakteriämie im letzten Trimenon ein, so ist die Frucht sehr gefährdet. Kinder mit angeborener Listeriose kommen sehr oft vor dem Termin zur Welt und zeigen Atem- und Kreislaufstörungen, nicht selten aber auch Krämpfe, die auf leptomeningeale Herde des sepsisähnlichen Prozesses zurückgehen. Die Erkrankung ist sehr ernst, kann aber durch sofort einsetzende Sulfonamid-Penicillin-Therapie auch beim Neugeborenen geheilt werden. Die ätiologische Diagnose erfolgt durch den Listeriennachweis im Mekonium oder Liquor des Kindes oder im Harn der Frau, sowie durch Agglutinations- und Komplementbindungsreaktion. Positive serologische Teste nur bei der Mutter sind aber kein Beweis für die Aetiologie einer kindlichen Störung, da solche auch bei normalen Erwachsenen vorkommen.

Mit Kernikterus, Lues, Toxoplasmose und Listeriose haben wir die laboratoriumsmäßig beweisbaren Ursachen angeborener Hirnschädigungen besprochen und müssen uns nun fragen, was wohl als Ursache für die zahlreichen anderen Zerebralschäden in Betracht kommt. Sie sehen ja, daß die erwähnten Erkrankungen in unserem Stichprobenmaterial nur 18 von 117 Fällen oder 15% ausmachten. Suchen wir in der Tabelle nach den in der pränatalen Anamnese angeborener Zerebralschäden häufigsten Schwangerschaftskomplikationen, so fallen 2 Gruppen auf: Blutungen während der Gravidität, denen einige auf den Uterus wirksame Traumen zugezählt sind, und Infekte in der zweiten Schwangerschaftshälfte; letztere waren überliegend sogenannte „grippale", also wohl Virusinfekte.

Blutungen fanden sich in der pränatalen Anamnese von 17 angeborenen Zerebralschäden, darunter 1 Mongoloid; die Mutter des letzteren hatte im zweiten Lunarmonat eine starke Blutung, also gerade in der Zeit, in der I n g a l l s mit guten Gründen die Entstehung des Mongolismus vermutet. Was bedeutet vom Gesichtspunkt der Frucht Genitalblutung der Schwangeren? Es ist klar, daß wir diese Blutungen nicht ohneweiters als Ursache einer Fruchtschädigung annehmen dürfen; sie könnten auch Folge derselben sein, indem eine primär aus anderen — exogenen oder endogenen — Gründen abnorme Frucht die zur ordnungsgemäßen Plazentabildung nötigen Leistungen nicht aufbringt. Es wird sicher solche Fälle geben, häufiger dürfte die Blutung aber der Ausdruck von Mängeln des mütterlichen Organismus und damit Ursache der Fruchtschädigung sein. Diese „mütterlichen Mängel" können vielfältiger Art sein: Schleimhautschädigungen durch Entzündung oder mechanische Eingriffe, Formanomalien des Uterus, vorerst noch nicht diagnostizierbare Myome, funktionelle Insuffizienz der Schleimhaut, die ihre Ursache wieder in hormonalen Dysfunktionen der Frau haben kann, extrauterine Nidation, Entzündungsherde der Plazenta durch Infektion vom mütterlichen Kreislauf her usw. Für die Frucht wirkt sich die Blutung, soweit man es heute beurteilen kann, immer ziemlich gleich aus: sie bringt eine mehr minder starke Einschränkung der Sauerstoff- und Nährstoffversorgung der Frucht mit sich, sowie einen Ausfall der Enzym- und Hormonproduktion und der synthetischen Funktionen der Plazenta. Das heißt, eine stärkere Blutung — von frustanen Menses, die in unserem Material unberücksichtigt blieben, ist hier nicht die Rede — kann die Frucht in eine prekäre Versorgungslage bringen, die besonders hinsichtlich des Sauerstoffes sehr kritisch ist.

Zahlreiche Beobachtungen und Experimente zeigen, daß der Embryo und Fötus ungenügende Sauerstoffversorgung nur sehr kurze Zeit ohne Schädigung zu überstehen vermag; hochgradiger Sauerstoffmangel, der beim erwachsenen Individuum aber noch folgenlos bleibt, führt bei der Frucht schon nach wenigen Stunden zu irreversiblen Veränderungen. Diese treten zuerst in Geweben mit einem besonders hohen O_2-Bedarf auf; beim Embryo sind das die gerade in lebhafter Differenzierung begriffenen. Daraus erklärt sich, daß die Art der morphologischen Bildungsfehler bei experimentellem Sauerstoffmangel von dem zur Zeit der Hypoxie vorliegenden Entwicklungsstadium abhängt. In der Fötalzeit führt Sauerstoffmangel ausschließlich zu Hirnschäden, da diesbezüglich zu dieser Zeit nur mehr das an sich hypoxieempfindliche Gehirn wesentliche Differenzierungen und funktionelle Reifungen durchzumachen hat, sein Sauerstoffbedarf über die ganze lange Zeit besonders hoch ist. Sauerstoffmangel, der bei der Säugerfrucht vorwiegend durch Plazentastörungen, seltener auch durch pulmonale oder kardiale Hypoxämie des Mutterindividuums zustande kommen kann, ist daher eine wichtige Ursache sowohl für Bildungsfehler („Mißbildungen") als auch für pränatale Hirnschädigungen. Büchner und seine Schule haben darauf besonders hingewiesen. In unserem Stichprobenmaterial waren von 71 Kindern, deren

Mütter in der Gravidität größere Blutungen hatten, 54 abnorm: 10 wiesen Bildungsfehler auf, 17 waren zerebral geschädigt, 27 hatten Geburtsgewichte unter 2500 g; von den letzteren waren die meisten wirklich zu früh Geborene und die Blutung ging der Geburt meist nur einige Tage voran. Bei den Kindern mit Bildungsfehlern war die Blutung immer in der Embryonalzeit eingetreten, und es ist bemerkenswert, daß 4 dieser 10 Mütter in der Folge, teilweise nachdem unserem Patienten ein Abortus gefolgt war, wegen Myom operiert wurden; die Mutter eines Kindes mit konnatalem Vitium wurde sogar noch während der Gravidität, im sechsten Monat, operiert. Es ist bemerkenswert, daß sich unter den zerebral geschädigten Kindern mit Blutungen in der pränatalen Anamnese keiner der ausgesprochenen Spastiker (M. Little im strengen Sinn) befand; 4 von insgesamt 6 solchen Fällen hatten aber eine traumatisierende Geburt, während dasselbe nur bei 6 von 86 anderen Schadensbildern vorlag. Ueber die Geburtstraumen wird anschließend Herr Husslein ausführlich sprechen; ich möchte daher nur bemerken, daß Geburtstraumen nicht so selten bei sicher schon intrauterin geschädigten Kindern vorkommen und dann mehr Folge als Ursache der Störung sind; auch ist pathologisch-anatomisch die Unterscheidung von Geburtstrauma und intrauteriner Asphyxie oft schwierig. Sicher ist, daß bei uns die Diagnose „Geburtstrauma" viel zu häufig als bequeme, aber unzutreffende Erklärung eines angeborenen Hirnschadens verwendet wird.

Infektiöse Schwangerschaftskomplikationen sind als Ursache von 15 uncharakteristischen Hirnschäden, also Debilen, Krampfkindern usw., anzusehen. Sie traten 11mal in der zweiten Graviditätshälfte, 3mal im vierten Monat und nur 1mal im ersten Trimenon ein. Es handelte sich dabei um 8 teils hochfebrile Grippen, um 2 schwere Pertussis, 2 febrile Thrombophlebitiden und je 1mal um Pneumonie, schwere Tuberkulose mit mehreren Hämoptoen und eine etwas unklare febrile Nephritis.

In der Anamnese eines Mongoloids ergab sich eine Eierstockentzündung und bei einem Myxödem ein sehr starker, vom 1. bis 3. Monat anhaltender Husten. 2 Kinder hatten außer dem Zerebralschaden auch Bildungsfehler: in einem Fall lag eine Hüftluxation vor, die Mutter hatte im 8. Monat eine hochfebrile Grippe: der Zusammenhang dieser Erkrankung mit dem kindlichen Zerebralschaden ist höchst wahrscheinlich, wie weit das aber auch für die Hüftluxation zutrifft, ist schwer zu sagen, da man über die Entstehungsperiode dieses Zustandes nichts sicheres weiß.

Es scheint uns aber durchaus möglich, daß die Luxation Folge des Hirnschadens ist (intrauterine Spasmen?). Im anderen Fall bestand neben dem Hirnschaden eine Lippengaumenspalte; bei der Mutter brach im 7. Monat eine Hepatitis aus. Der Zusammenhang zwischen Virusinfektion und Hirnschädigung ist auch hier sehr wahrscheinlich, der mit dem Bildungsfehler aber diskutabel. Würde es sich um eine andere Virusinfektion, etwa Grippe, Röteln, Varizellen usw., handeln, wäre es ausgeschlossen, daß die schon in der 5. Embryonalwoche determinierte Lippenspalte mit der Viruserkrankung im 7. Monat zusammenhängt; gerade bei der Hepatitis mit ihrer oft sehr langen Inkubation, bei der also die Infektion und, was entscheidend ist, die Virämie schon in der Frühgravidität erfolgt sein könnte, ist ein Zusammenhang nicht ohne weiteres zu negieren.

Während es bei den Virusinfektionen heute ziemlich sicher ist, daß ihre Wirkung auf die Frucht direkt durch das Virus hervorgebracht wird, ist bei den bakteriellen Infektionen auch die schädigende Wirkung von Toxinen sehr in Betracht zu ziehen. Es ist erwiesen, daß Toxine (z. B. Diphtherie) die Plazenta passieren können. Bakterien können dagegen die Plazentarbarriere erst in der zweiten Graviditätshälfte durchbrechen. Bei Entzündungsprozessen an den inneren Genitalorganen oder in ihrer unmittelbaren Nähe sind auch noch andere Wirkungsmechanismen, z. B. Hyperämie oder Funktionsstörung des Organs selbst, in Erwägung zu ziehen. Im folgenden werden wir uns mit den Virusinfektionen befassen, da diese die zahlenmäßig bedeutenderen sind und weil bei den bakteriellen Infektionen der wahrscheinlich von Fall zu Fall auch wechselnde Wirkungsmechanismus noch wenig geklärt ist.

Nicht nur in unserem Material, sondern auch bei Durchsicht der Literatur fällt auf, daß sich in der Anamnese angeborener Hirnschäden ohne Bildungsfehler Virusinfektionen besonders in der zweiten Graviditätshälfte, finden und Viren überwiegen, die auch postnatal spontane Encephalitiden hervorrufen können. Ultraviren, wie Röteln, Masern, Varicellen usw., trifft man im Gegensatz dazu vor allem in den ersten 3 bis 4 Monaten von Graviditäten, deren Früchte das Symptomenbild der sogenannten Virusembryopathie zeigten. Weshalb febrile Grippen in der Anamnese der Virusembryopathien so gut wie völlig fehlen, ist nicht ganz verständlich, da vom Grippeerreger als einem Virus anzunehmen ist, daß er die Plazenta ebenfalls schon im ersten Trimenon zu passieren vermag. Vielleicht führen solche Infektionen in der Embryonalzeit meist zum Fruchttod und es sind daher die Grippevirusembryopathien unter den

Spontanaborten zu suchen. Daß Virusinfektionen im zweiten und dritten Trimenon nicht zu Virusembryopathien, sondern zu fötalen Encephalitiden führen, hat seinen Grund in Aenderungen der Reaktionsweise der Frucht. Während diese in den ersten 4 Monaten auf Entzündungsreize nur mit lokaler Degeneration und Regeneration antwortet, wird ihre Reaktion im fünften bis neunten Monat mit Infiltration und Allgemeinreaktionen immer mehr der postnatalen Reaktionsweise ähnlich. Die Folgen fötaler Encephalitiden, die allermeisten Kinder kommen ja als Postencephalitiker zur Welt, unterscheiden sich nicht wesentlich von denen nach Encephalitiden junger Säuglinge; Mikrocephali, teils mit Hydrocephalus internus, scheinen bei pränatalen Encephalitiden häufiger vorzukommen. Auch hier gilt, daß leichtere Schäden später erkennbar werden als schwere, auch hier sind die Schäden recht unterschiedlich, im allgemeinen aber leider schwer.

Virusinfektionen in den ersten 4 Monaten des pränatalen Lebens führen zu Virusembryopathien, die Erreger sind in der Mehrzahl andere als bei fötalen Encephalitiden. Da der Embryo nur beschränkte Möglichkeiten der Reizbeantwortung hat, reagiert er auf alle diese Viren in gleicher Weise und die verschiedenen Virusembryopathien, z. B. nach Rubeolen, Varicellen, Poliomyelitis usw., sind einander gleich. Unterschiede bestehen nur in der pränatalen Morbidität und Mortalität; letztere ist besonders bei Poliomyeltis hoch. Das Vollbild der Virusembryopathie besteht aus Mikrocephalie mit Hirnatrophie, Linsentrübung mit Mikrophthalmus, partieller Innenohrtaubheit und konnatalem Vitium, meist Ductus Botalli persistens; dazu kommen noch Zahndystopien und Schmelzdefekte sowie Retinitis pigmentosa. Viele Kinder kommen termingemäß, aber untergewichtig zur Welt. Letztere Erscheinung trifft man auch bei anderen Embryopathien und Fötalkrankheiten häufig an und wir müssen kurz auf sie eingehen.

Untergewichtigkeit bei termingemäßer Geburt ist ein allgemeines Zeichen intrauteriner Krankheit. Ich weiß, daß die Errechnung des Konzeptionstermines häufig unsicher ist und man deshalb in der Praxis an der Gewichtsdefinition der Frühgeburt festhalten mußte. Trotzdem wäre es aber sehr wichtig, zwischen Frühgeburtlichkeit und Untergewichtigkeit oder, wie wir sagen, intrauteriner Dystrophie zu unterscheiden. Diese Unterscheidung wäre auch von praktischem Interesse! Einerseits sind pränatale Dys-

trophiker ohne allzu schwere Bildungsfehler leichter aufzuziehen als wirklich Frühgeborene. Von 70 Bestrahlungs-
embryopathien der Literatur (vorwiegend 1913 bis 1930)
z. B. waren 31 untergewichtig, die Mehrzahl aber termingemäß geboren, 3 erheblich übertragen. Von 15 Kindern
mit Geburtsgewicht zwischen 2000 und 750 g starb nur
eines mit 1270 g. Das ist ein Aufzuchtergebnis, das weit
über dem Durchschnitt der damaligen Zeit liegt! Bei Ru-
beolenembryopathien ist es ähnlich; von 57 mit uns be-
kanntem Geburtsgewicht wogen 37 weniger als 2500 g,
29 von diesen waren aber termingemäß geboren. Von
letzteren waren 23 zwischen 2500 und 2000 g schwer,
6 zwischen 2000 und 1100 g. Alle überlebten ebenso wie
zwei 900 g schwere Kinder, die intrauterin dystrophisch
und frühgeboren waren. Genaue Analysen des Aufzucht-
ergebnisses großer Frühgeburtenstationen, wie die von
C o h e n für die Baseler Kinderklinik, sprechen ebenfalls für die besseren Aufzuchtchancen der pränatalen Dystrophiker. Anderseits ist aber die Langfristprognose bei pränatalen Dystrophikern bedeutend
schlechter als bei wirklich Frühgeborenen. In unserem
Stichprobenmaterial waren 58 Kinder mit Geburtsgewicht
unter 2500 g erst nach dem ersten Lebensjahr, oft viel
später aufgenommen worden und daher eine Beurteilung
ihrer Weiterentwicklung möglich. Bei 33 der 58 Kinder
gaben die Mütter termingemäße Geburt an. Von diesen
33 hatten 14 erhebliche angeborene Zerebralschäden und
3 konnatale Vitien. Unter den restlichen 25 wirklich Frühgeborenen war kein Zerebralschaden, 1 Hüftluxation,
1 Pterygiumsyndrom. 1 Osteopsatyrose und 1 Vitium waren
nach Gewicht und Geburtstermin sowohl frühgeboren als
auch pränatal dystrophisch. Nach diesen Randbemerkun-
gen über Frühgeburt und pränatale Dystrophie zurück zu
den pränatalen Virusinfektionen.
     Zu den Virusembryopathien wäre noch zu sagen, daß
längst nicht alle Fälle alle Symptome des Syndroms bieten. Ein von uns beobachtetes 2½jähriges Mädchen, dessen
Mutter im ersten Lunarmonat gesicherte Rubeolen durch-
machte, hatte z. B. Mikrophthalmus mit Katarakt, einen
offenen Ductus Botalli und starke Zahndystopie; es war
leicht erethisch, aber intellektuell kaum geschädigt, das
Gehör war normal. Hirnschäden sind bei Virusembryopathien bemerkenswerterweise überhaupt nicht besonders
häufig, wie Sie einer Zusammenstellung der Symptome
von 500 Schwangerschaftsinfektionen mit Rubeolen, Vari-

cellen, Masern, Mumps, Mononukleose, Hepatitis und Poliomyelitis entnehmen können. Von den Embryopathien weisen nur 38% Hirnschäden auf. In der Fötalzeit dagegen betreffen die Schäden, wenn nach diesen Infektionen überhaupt welche auftreten, in 75% das Gehirn. Dieses Verhältnis würde unter Einbeziehung der Grippeviren, die offenbar in der Embryonalzeit vorwiegend zum Fruchttod, in der Fötalzeit aber auch zu Encephalitis führen, noch krasser und spiegelt den Wechsel in der Reaktionsweise der Frucht deutlich wider.

Die Häufigkeit der Fruchtschädigung bei Virusinfektionen in der Schwangerschaft, d. h. die pränatale Morbidität, ist noch nicht ganz geklärt und offenbar regional verschieden. Nach Rubeolen im ersten Trimenon entstehen in Europa und USA — im Gegensatz zu Australien — Embryopathien in etwa 17% der Fälle (L u n d - s t r ö m, I n g a l l s u. a.); bei Masern, Mumps, Varicellen dürfte das noch seltener sein. Für fötale Encephalitis nach Grippe liegt noch kein hinreichend großes Material vor; in unserem Material endeten von 17 Graviditäten mit febrilen Grippen im fünften bis neunten Monat 8 mit Geburt eines zerebral geschädigten Kindes. Von den 9 Frauen, die solche Infekte in den ersten 4 Monaten angaben, hatten 4 Kinder mit Bildungsfehlern und 3 solche mit Hirnschäden. Man muß aber annehmen, daß gerade grippale Infekte von den Frauen vergessen werden, wenn nicht ein angeboren abnormes Kind zum Grübeln über die Ursachen veranlaßt; d. h. die Zahl der folgenlosen Erkrankungen wird höher, die wirkliche pränatale Morbidität nach Grippe dadurch deutlich niedriger sein. Bei solchen „grippalen" Infekten ist wohl auch die Immunisierung der Erwachsenen (Frauen) höher und dadurch eine Affektion der Frucht relativ seltener als z. B. bei Rubeolen.

Nicht ohne Bedeutung für die Genese angeborener Hirnschäden dürften Abtreibungsversuche mit chemischen Mitteln, bei uns vor allem mit Chinin, sein. Nachdem solche Versuche natürlich viel seltener zugegeben als unternommen werden, geben die 2 Fälle unseres Stichprobenmaterials kaum die wirklichen Verhältnisse wieder. Solche Vergiftungsembryopathien wurden trotz der erwähnten Schwierigkeiten auch schon von W i n d o r f e r sowie M a u t n e r u. a. mitgeteilt, und auch wir kennen einen weiteren Fall. Die Frauen sollen also wohl darauf aufmerksam gemacht werden, daß Abtreibungsversuche mit chemischen Mitteln häufig mißlingen, die Frucht nur schädigen und nicht töten. Die Folgen, ein mißbildetes, häufiger aber ein idiotisches Kind, sind ein Vorwurf gegen die Mutter, der dadurch, daß er nur von ihr gehört werden kann, nicht weniger grausig ist.

Schwangerschaftserbrechen, nur wirklich schweres wurde gewertet, spielt in der Genese angeborener Hirnschäden offenbar keine große Rolle, wohl aber in der Genese von Bildungsfehlern, insbesondere des Skelets. Die eigentliche Noxe scheint dabei, nach den Schadensbildern bisher bekannter Fälle zu urteilen, vor allem der sekundär eintretende Hunger zu sein. Besonders der so eintretende Vitaminmangel — Vitamin B_6, Vitamin A — scheint maßgeblich. Hyperemesis, vor allem in Verbindung mit Gewichtsstillstand oder -abnahme, ist daher eine Indikation zur Vitaminbehandlung. Diese soll aber nicht übertrieben werden, da auch starke Vitaminüberdosierung (Vitamin A) im Tierversuch die Frucht, und zwar diesmal ihr Gehirn, schädigen kann.

Heredität hat in der Genese angeborener Hirnschäden zweifellos ihren Platz. Wir konnten sie jedoch unter den 117 Fällen nur 2mal nachweisen, in 2 weiteren Fällen — einem M. Wilson und einer tuberösen Sklerose — ist sie anzunehmen. Die praktische Bedeutung der Heredität für die Genese angeborener Zerebralschäden soll also wohl nicht zu hoch veranschlagt werden.

Ich hoffe, Ihnen damit einen zwar nicht vollständigen, aber doch die praktisch wichtigsten Faktoren umfassenden Ueberblick über die Ursachen kindlicher Entwicklungsstörungen, soweit sie das Gehirn und seine Funktion betreffen, gegeben zu haben. Sie werden nun vielleicht fragen, was bei den überwiegend angeborenen Störungen die Kenntnis der Ursachen nutzt, wenn wir bei der Geburt doch fast nie die Erkrankung, sondern nur ihre Folgen sehen, d. h. mit der Therapie stets zu spät kommen? Nun, bei einigen pränatalen Erkrankungen, wie Toxoplasmose, Lues, Morbus haemolyticus, ist heute schon eine pränatale Diagnose und rechtzeitige Behandlung möglich. Bei anderen glauben wir Wege zu sehen, auf denen man pränatal Nachricht vom Ergehen der Frucht erhalten könnte. Und für den zugegebenermaßen großen Rest gilt das Wort eines weisen Erfühlers der Natur: Gott gibt uns die Nüsse, aber er knackt sie nicht auf!, woraus unausgesprochen hervorgeht, daß Gott uns eben wohl Nüsse, nie aber Steine zu knacken gibt.

Geburtsschäden, ihre Vermeidung und therapeutische Beeinflussung

Von

H. Husslein

Wien

Die Geburtsschäden beim Neugeborenen lassen sich zweckmäßigerweise einteilen in äußere und innere Verletzungen. Die äußeren beinhalten hauptsächlich Weichteilverletzungen, Frakturen, Luxationen, Nervenläsionen mit lokalisierten Lähmungen. Sie entstehen fast immer beim unsachgemäßen Manipulieren während des Geburtsaktes meist bei geburtshilflichen Operationen. Sie sind niemals tödlich, ihre Prognose ist fast immer gut. Sie lassen sich mit Sicherheit vermeiden, wenn richtig und schonend operiert wird. Ihre Behandlung erfolgt nach den allgemein gültigen chirurgischen, orthopädischen und neurologischen Gesichtspunkten. Diese äußeren Verletzungen sind ein völlig klares Gebiet ohne jede offene Frage, es soll daher im folgenden von ihnen nicht weiter gesprochen werden.

Wesentlich wichtiger und auch von größerem Interesse sind die inneren Verletzungen, und da sind es in erster Linie die Verletzungen des Zentralnervensystems. Alle anderen Formen, wie Blutungen oder Zerreißungen der Leber, Niere, Milz, sind von so geringer praktischer Bedeutung, daß wir sie außerhalb unserer Betrachtungen lassen können. Wenn wir vom geburtstraumatisch geschädigten Kind im allgemeinen sprechen, so meinen wir ausschließlich das während der Geburt durch irgend eine Form der Verletzung des Zentralnervensystems zu Schaden gekommene Kind. Diese Form der inneren Verletzung ist deswegen von so eminent großer Bedeutung, weil sie nicht nur die häufigste Ursache der perinatalen Sterblichkeit abgibt (siehe Tab. 1), sondern weil sie auch nachteilige Folgen für das Kind während der Neugeburtsperiode und im späteren Leben zeitigen kann. Wir wollen uns daher in den folgenden Ausführungen ausschließlich mit ihr beschäftigen.

Zwei Hauptformen haben wir zu unterscheiden:

1. Die Blutungen.

2. Die geburtstraumatischen Schädigungen ohne Blutung, zumindest ohne makroskopisch sichtbare Blutung.

1. Die Blutungen

Bei den Blutungen kennen wir je nach der Lokalisation verschiedene Formen:

a) Die epidurale oder extradurale Blutung (Kephalhaematoma internum). Kommt nur in Verbindung mit Verletzungen des Schädeldaches vor und ist als solche von geringer Bedeutung, da sich das Blut infolge des straffen Anliegens der Dura am Knochen nur in der Fläche ausbreiten kann.

b) Die subdurale Blutung ist entweder eine Falxblutung oder entsteht bei Tentoriumrissen. Sie ist die häufigste Form; die Hälfte bis zwei Drittel aller intrakranialen Blutungen des Neugeborenen sind Tentoriumrißblutungen. Es reißt dabei die Vena tentorii und es kommt zu einem Bluterguß, der sich entweder in der vorderen oder hinteren Schädelgrube ausbreiten kann (supra- oder infratentorielle Blutung nach Seitz).

Ausgedehnte Blutungen dieser Art machen nicht nur schwere klinische Erscheinungen, sondern können besonders bei Ausbreitung in der hinteren Schädelgrube und um die Medulla oblongata den sofortigen Tod zur Folge haben. Der einfache Tentoriumriß ohne Blutung soll in seiner klinischen Bedeutung nicht überschätzt werden; er ist häufiger, als allgemein angenommen wird. Tentoriumrißblutungen entstehen besonders, wenn der Schädel rasch und stark in bitemporaler Richtung komprimiert wird.

c) Bei Frühgeburten findet sich häufig die leptomeningeale Blutung. Hier ist nicht die Schwere der Geburt das Maßgebliche, sondern vielmehr die Weichheit des Schädels und die Zerreißlichkeit der Gefäße, deren elastische Fasern noch mangelhaft entwickelt sind.

d) Eine weitere Form ist die intraventrikuläre Blutung. Sie entsteht durch Zerreißung im Plexus chorioideus; der Bluterguß findet sich gewöhnlich in den Seitenventrikeln, seltener im 3. oder 4. Ventrikel. Auch hier prävalieren die Frühgeburten.

Und schließlich müssen noch die traumatischen Verletzungen und Blutungen im Bereich des verlängerten Marks und des Halsmarks erwähnt werden, die bei Ueberstreckung in der Halswirbelsäule entstehen können. Sie führen hier für gewöhnlich zum sofortigen Tod.

Die schädigende Wirkung der verschiedenen Blutungen besteht entweder darin, daß durch den Bluterguß Nervengewebe direkt geschädigt wird, oder daß durch größere Hämatome im Subduralraum oder in den Ventrikeln ein schädigender Druck auf das Gehirn ausgeübt wird. Daher sind besonders die infratentoriellen Blutungen so gefährlich, wenn das Hämatom die Medulla oblongata komprimiert.

2. Geburtstraumatische Schädigung ohne Blutung

Wer glaubt, daß bei der Autopsie eines an einem Geburtstrauma verstorbenen Neugeborenen immer eine intrakraniale Blutung als Todesursache gefunden werden müßte, wird in vielen Fällen überrascht und enttäuscht sein, wenn sich nichts anderes findet als eine Hyperämie und ein Oedem des Gehirns. Auch bei Vorhandensein geringgradiger Verletzungen insbesondere beim Tentoriumriß ohne Blutung oder mit einer nur ganz geringen Blutung kann man keineswegs immer annehmen, daß sie allein die Ursache der klinischen Erscheinungen oder des Todes gewesen sind. Wichtiger in solchen Fällen ist wohl die Kompression des Schädels von außen, die während des Geburtsaktes über das erträgliche Maß hinausgegangen ist. Wir haben hier einen Vorgang vor uns, ähnlich der Commotio cerebri, wo ja auch Wirkungen an den tiefer liegenden, von der Gewalt nicht direkt betroffenen Gewebspartien auftreten. Aehnlich wie bei der Commotio treten auch beim Geburtstrauma eine Reihe von Wirkungsfaktoren auf, die sich im Endeffekt summieren zum klinischen Bild des geburtstraumatisch geschädigten Kindes bzw. die bei entsprechender Intensität zum Tode führen können. Neben der Reizung des Gehirnparenchyms durch Kompression ist es der Geburtsschock gleichsam als Stresswirkung mit seinen Auswirkungen auf den Kreislauf, weiter die venöse Stase und die Anoxämie, die zur Schädigung der Nervensubstanz führen können.

Es wäre sicher ein Fehler, wenn man die Begriffe intrakraniale Schädigung und Blutung identifizieren würde; ja, man darf wohl behaupten, daß in den meisten Fällen

die Kinder nicht an den Folgen der anatomisch sichtbaren
Blutung zugrunde gegangen sind, sondern an der geburtstraumatischen Schädigung, die stattgefunden haben muß,
wobei die Blutung lediglich der sichtbare Ausdruck dieser Schädigung ist. Demzufolge kommt auch dem Blutnach-
weis im Liquor keine allzu große diagnostische Bedeutung
zu, denn ein negativer Befund schließt eine schwere geburtstraumatische Schädigung keineswegs aus. Die Lumbal-
punktion in den ersten Lebenstagen ist daher aus diagnostischen Gründen nicht gerechtfertigt.

Wenn wir demnach in pathologisch-anatomischer Hinsicht auch zwei Formen der intrakranialen Verletzung
unterscheiden, die Blutung und die geburtstraumatische
Schädigung ohne Blutung, so will das nicht heißen, daß
wir in der Entstehung diese beiden Formen streng ausein-
anderhalten können. Es wird wohl kaum eine Blutung möglich sein ohne vorausgegangene entsprechende Kompression des Schädels, umgekehrt kann jedoch eine geburtstraumatische Schädigung durch Kompression erfolgen, ohne
daß es zur Blutung kommt.

Das klinische Bild der intrakranialen Verletzung ist
in den ersten Tagen post partum ein zwar einförmiges,
aber in ausgeprägter Form ein sehr eindrucksvolles und
charakteristisches. Es wird beherrscht von der Bewußtseins-
trübung, die von leichter Schläfrigkeit bis zu komatösen
Zuständen alle Schattierungen aufweisen kann. Die Somno-
lenz äußert sich vor allem in dem mangelhaften oder fehlenden Nahrungsverlangen, der Saug- und Schluckreflex kann
fehlen, daher ist immer Sondenfütterung erforderlich. Die
Kinder schreien nicht richtig, sie wimmern und stöhnen nur.
Die Muskulatur ist entweder bei herabgesetzter oder feh-
lender Reflexerregbarkeit schlaff oder es besteht eine ausgesprochene Hypertonie mit stark gesteigerten Muskel- und
Sehnenreflexen. Häufig sind Atemstörungen, Asphyxien oder
apnoische Anfälle mit Zyanose. Diagnostisch sehr bedeu-
tungsvoll sind motorische Reizerscheinungen, die in allen
Varianten von leichten Zuckungen im Gesicht bis zu schweren klonisch-tonischen Krämpfen auftreten können.

Die Prognose ist eine sehr verschiedene, je nach Sitz
und Ausdehnung, und weil diese letzteren Faktoren schwer
bestimmbar sind, ist auch die Prognose schwer zu beurteilen. Im allgemeinen kann man sagen, sie ist um so ernster,
je ausgeprägter die klinischen Erscheinungen sind.

Die Behandlung ist eine rein symptomatische. Oberstes Gebot ist absolute Ruhe. Gegen die Krämpfe werden

Chloralklysmen (0'5 g), Luminalinjektionen (2 bis 3 Teil-
striche einer 20%igen Lösung) gegeben, doch ist Vorsicht
geboten, um die Benommenheit nicht noch mehr zu steigern.
Der Wert des Vitamin K ist sehr problematisch, da es sich
bei diesen Verletzungen ja keineswegs nur um Blutungen
handelt und das Vitamin K gegen die viel wichtigere geburtstraumatische Schädigung wirkungslos ist. Die Nahrungs-
zufuhr — abgepumpte Muttermilch — erfolgt ausschließlich
durch Sondenfütterung. Der Wasserverlust wird durch kleine
subkutane oder intravenöse Infusionen wettgemacht.

Wenn solche geschädigten Kinder die ersten 8 Tage
überleben, klingen die Symptome meist rasch ab und es
besteht die Möglichkeit völliger Genesung. Doch gibt es
im späteren Leben Folgezustände in Form körperlicher
und geistiger Defekte. Wie häufig derartige Zustände sind,
wird verschieden beurteilt. Nach C a t e l zeigt ungefähr
ein Drittel der überlebenden Kinder später Defekte, wogegen N a u j o k s bei seinen Nachuntersuchungen nur wenige Fälle fand. Darüber werden wir von kinderärztlicher
Seite mehr erfahren.

Für den Geburtshelfer und auch im Interesse einer
Verminderung der perinatalen Sterblichkeit ist die Prophylaxe des Geburtstraumas, die Frage, wie derartige geburtstraumatische Verletzungen vermieden werden können, von
allergrößter praktischer Bedeutung. Wir wollen uns daher mit
diesem Punkt etwas ausführlicher befassen.

Bei allen Kindern, die intrauterinen Schaden nehmen
oder bereits genommen haben, besteht das klinische Symptom der intrauterinen Asphyxie bzw. bei allen Kindern,
die geschädigt zur Welt kommen, finden wir den Sym-
ptomenkomplex der Asphyxia neonatorum. Die Asphyxie
ist somit das alleinige bzw. das vorherrschende Symptom
des Geburtstraumas. Die Prophylaxe des Geburtstraumas
ist daher gleichzusetzen mit der Vermeidung der intrauterinen Asphyxie. Nun ist aber die Asphyxie nicht lediglich eine einfache Form der Sauerstoffarmut, sie ist vielmehr ein Syndrom, ein Komplex von Symptomen aus verschiedenen Faktoren zusammengesetzt. Die klinische Erscheinung mag immer dieselbe sein, aber die schädigenden
Noxen, die zu dieser Erscheinung führen, sind sehr variant.

In Tab. 1 sind 699 Fälle von Neugeborenen (aus 21.937
Geburten) zusammengestellt, die unter der Geburt oder
unmittelbar danach ad exitum gekommen sind und die alle
die klinische Erscheinung der Asphyxie aufgewiesen haben.

Tab. 1. Autopsie-Befunde bei 699 intrauterin oder unmittelbar post partum gestorbenen Kindern (bei 21 937 Geburten)

Gruppe	Todesursache	Zahl der Fälle	%
I	Mazeration	50	
	Kongenitale Lues.............	10	15·7
	Melaena	9	
	Mißbildungen................	41	
II	Perforation und Dekapitation..	46	6·6
III	Intrakranielle Läsion..........	208	29·8
IV	Erstickung, Atelektase, Aspiration und Pneumonie........	195	27·9
V	Ohne abnormen Befund	111	15·9
	Anderes.....................	29	4·1
	Total...............	699	100·0

Durch Autopsie wurde die Todesursache festgestellt (nach Y a g i).

Es entfallen dabei auf intrakraniale Läsionen 29·8% und auf Störungen im Gasaustausch bzw. Störungen der Lungenfunktion 27·9%. In beiden Gruppen ist aber die Aetiologie, wie wir noch ausführen werden, eine unterschiedliche. Man ist daher berechtigt, zu unterscheiden in die:

1. p u l m o n a l e A s p h y x i e. Hierher gehören Störungen in der utero-plazentaren Zirkulation, Plazentalösung, Placenta praevia, Nabelschnuranomalien u. ä.);

2. z e r e b r a l e A s p h y x i e. Sie ist verursacht durch alle Formen intrakranialer Verletzungen;

3. k a r d i a l e A s p h y x i e. Eine seltene Form bei Mißbildungen des Herzens.

In allen 3 Gruppen wird unter der Geburt immer das gleiche klinische Symptom, das Absinken der kindlichen Herztöne, wahrgenommen werden können, doch ist der Entstehungsmechanismus jedesmal ein ganz anderer.

Es wird auch heute noch nach der Theorie von S e i t z das Zustandekommen der Asphyxie folgendermaßen erklärt: Infolge Uteruskontraktion kommt es zur Verkleinerung der Plazentaroberfläche, eine Störung der utero-plazentaren Zirkulation tritt auf, dem Kind wird zu wenig Sauerstoff zugeführt, die Kohlensäure im kindlichen Blut steigt an, dadurch wird das Vaguszentrum erregt mit der Folge, daß die kindlichen Herztöne absinken, die Atmung vorzeitig angeregt wird und das Kind Fruchtwasser aspiriert, gleichzeitig wird die Darmmotilität gesteigert und Mekonium wird ins Fruchtwasser abgegeben.

Diese Auffassung, die sich zum Teil auch noch in modernen Lehrbüchern findet, ist grundsätzlich falsch und muß korrigiert werden. Das Absinken der kindlichen Herztöne hat keinen Bezug auf die Uteruskontraktion. In der Eröffnungsperiode, solange der Schädel noch beweglich über dem Beckeneingang steht, sinken auch auf der Höhe der Wehen die kindlichen Herztöne nicht ab; sie zeigen bis auf die normalen Schwankungen, wie sie auch während der Gravidität bestehen, keine Aenderungen. Erst wenn in der Austreibungsperiode der Schädel im Becken fixiert ist oder wenn er nach Blasensprung eine feste Beziehung zum Becken hat, sinken die Herztöne während der Wehe ab, weil jetzt der Schädel jedesmal während der Wehe unter erhöhtem Druck steht. Bei der Steißlage sinken die Herztöne während der Wehe erst dann ab, wenn am Ende der Austreibungsperiode der Schädel ins Becken eintritt. Es ist demnach nicht die Uteruskontraktion und damit verbunden die Störung der utero-plazentaren Zirkulation, die das Absinken der Herztöne bewirkt, sondern es ist ausschließlich die Kompression, die der Schädel jedesmal erleidet, wenn er während der Wehe tiefer in den Geburtskanal hineingepreßt wird. Daß dem so ist, kann jederzeit experimentell bewiesen werden. Wenn bei einem Neugeborenen, der eine normale Atmung zeigt, der Schädel unter gleichmäßigen Druck gesetzt wird, sinken in Abhängigkeit von der Größe des Druckes die kindlichen Herztöne ab, und sie erholen sich zur ursprünglichen Frequenz, wenn der Druck aufhört. Das gleiche kann experimentell gezeigt werden, wenn bei der vaginalen Untersuchung mit dem tastenden Finger ein stärkerer Druck auf den fixierten Schädel ausgeübt wird, bzw. wenn ein solcher Druck durch den Forzeps erzeugt wird. Ferner haben Prüfungen der Gasverhältnisse im Nabelschnurblut ergeben, daß bei leichter Asphyxie der Sauerstoff absinkt, die Kohlensäure jedoch nicht ansteigt und bei schwerer Asphyxie beide gleichermaßen vermindert sind. Wenn nun während der Kompression des Schädels und durch sie ausgelöst die kindlichen Herztöne absinken, kommt ein zweites Moment hinzu, die Kongestion im Schädel, die Blutstauung mit der möglichen Folge einer Anoxämie. Dieses zweite Moment allein hat jedoch, wie experimentell nachgewiesen wurde, keinen Bezug auf das Absinken der Herztöne. Der dritte wesentliche Punkt ist die Resistenz des Schädels. Der kindliche Schädel ist für den Geburtsakt besonders geeignet; die Weichheit der Schädelknochen, die offenen Nähte und Fontanellen und auch eine bestimmte Kompressibilität des Gehirns lassen eine Verformung während des Durchtrittes durch den Geburtskanal ohne Gefahr einer Verletzung zu.

Diese drei Faktoren — Kompression, Kongestion und Resistenz — sind entscheidend für das Geburtstrauma.

Ein physiologisches Geburtstrauma tritt außer bei der Sectio während jeder Geburt auf, aber normalerweise in Grenzen, die ohne Gefahr sind. Wenn jedoch der Schädel zu lange im Geburtskanal steckt und die Kompression zu lange dauert, wenn beim Mißverhältnis oder beim großen überreifen Kind oder bei Gewalteinwirkung die Stresswirkung auf den Schädel ansteigt, wird er zur maximalen Verformung gezwungen und der intrakraniale Druck steigt an; bei jeder Uteruskontraktion wird der Druck noch größer und die Herztöne sinken ab, und wenn die Herztöne verlangsamt sind, kommt es zur Kongestion, zur Blutstauung im Gehirn und der intrakraniale Druck steigt noch mehr an. Das Vaguszentrum wird immer mehr gereizt. Wenn die Resistenzgrenze des Schädels überschritten ist, wird irgend eine Form der intrakranialen Schädigung auftreten; die Herztöne sinken dann ab oder sind vorübergehend gesteigert, je nach Reizung oder Lähmung der Zentren, und es mag zur vorzeitigen Auslösung der Atmung mit Aspiration von Fruchtwasser kommen oder zur Atemlähmung.

Dies ist der Mechanismus, wie er zur Entstehung der zerebralen Asphyxie führt.

Die Erklärung über das Zustandekommen der pulmonalen und kardialen Asphyxie ist wesentlich einfacher und verständlicher. Bei Störungen der utero-plazentaren Zirkulation — Lösung der Plazenta, Druck auf Nabelschnur u. ä. — kommt das Kind in Sauerstoffarmut und geht allmählich an Erstickung zugrunde. Bei der seltenen Form der kardialen Asphyxie ist das Herz der Stresswirkung unter der Geburt nicht gewachsen. Diese beiden Asphyxieformen können in jeder Phase der Geburt zustande kommen, unabhängig von der Lage und Beziehung des Schädels zum Becken. Hier liegt jedoch von vornherein ein pathologisches Geschehen im Geburtsablauf vor, das hier nicht zur Diskussion steht.

In bezug zu unserem eigentlichen Thema, der Prophylaxe des Geburtstraumas, können wir feststellen, daß es von entscheidender Wichtigkeit ist, jede übermäßige Stresswirkung unter der Geburt zu vermeiden.

In Tab. 2 sind von den 699 autoptisch untersuchten Neugeborenen die Fälle von intrakranialer Läsion und pulmonaler Affektion aufgeschlüsselt nach klinischen Gesichtspunkten im Hinblick auf Geburtsgewicht, Einstellung, geburtshilfliche Eingriffe und Komplikationen, um aufzuzeigen, welche geburtshilflichen Momente in bezug auf das Geburtstrauma von Bedeutung sind.

Vier Punkte möchte ich herausstreichen, die die besondere geburtstraumatische Belastung aufzeigen, um gleich daran einige prophylaktische Erörterungen anzuschließen.

Tab. 2. Klinische Analyse der 699 Fälle

		Zerebrale Asphyxie		Pulmonale Asphyxie	
		Zahl	%	Zahl	%
Geburts-gewicht	Unter 2500 g	107	50·5	67	48·2
	Über 2500 g	105	49·5	72	51·8
Einstellung	H. H. H.	114	55·1	92	66·2
	Steiß	67	32·4	31	22·3
	Andere	26	12·5	16	11·5
Eingriff	Manualhilfe	51	31·5	33	42·8
	Forceps bei H. H. H.	39	24·1	18	23·4
	Andere	72	44·4	26	33·8
Komplikation	Verlängerte Geburt ..	95	59·0	50	71·5
	Toxämie	33	20·5	9	12·5
	Anomalie der Plazenta und Nabelschnur ..	33	20·5	11	16·0

1. Die Frühgeburt

Wie aus der Tabelle zu ersehen ist, sind die Hälfte der asphyktisch verstorbenen Kinder Frühgeburten mit einem Gewicht unter 2500 g. Hier spielt die mangelhafte Entwicklung und die erhöhte Fragilität des Schädels in allen seinen Bestandteilen (Knochen, Gefäße, Nervenzentren) die entscheidende Rolle. Die Resistenz solcher Schädel ist oft ungenügend gegenüber den normalen Stresseinwirkungen unter der Geburt. Hier eröffnet sich der Schwangerenfürsorge, die in Oesterreich leider noch sehr im argen liegt, in der Vermeidung der Frühgeburten noch ein weites Feld. Die hohe Kindersterblichkeit ist zum großen Teil ein Frühgeburtenproblem.

2. Die Steißlage

Die kindliche Mortalität bei Steißlagen beträgt im Durchschnitt zirka 10%, an manchen geburtshilflichen Zentren, wo auch junge und noch ungeübte Geburtshelfer tätig sind, 20%. In Tab. 2 machen die Steißlagen 32'4% aller intrakranialen Läsionen aus, d. s. bei einer Frequenz von 3'5% Steißlagen 10mal mehr im Vergleich zu den Schädellagen. Der Grund für diese Häufigkeit ist der forcierte Durchtritt des Schädels durch den Geburtskanal bei der Manualhilfe bzw. die Gefahr der Kompression der Nabelschnur bei zu langsamer Geburt. Der ungeübte Geburtshelfer wird begreiflicherweise mehr Zwischenfälle haben als der erfahrene. Die Steißlage bleibt aber immer eine der gefährlichsten geburtshilflichen Situationen. Aus diesem Grund hat man sich immer schon um eine weniger gefährliche Geburtsmethode bemüht. Die äußere Wendung, auf den Kopf durchgeführt, im 9. Monat mag in manchen Fällen erfolgreich sein. In den angelsächsischen Ländern gilt die Steißlage mit hochgeschlagenen Beinen (Extension of the legs) als Indikation zur Sectio. Hierzulande ist man nicht so rigoros, doch sollte bei Hinzutreten irgend welcher Komplikationen (Mißverhältnis, verzögerte Geburt, alte Erstgebärende usw.) die Sectio in Erwägung gezogen werden.

Bei der Durchführung der Steißlagengeburt muß äußerste Vorsicht angewandt werden. Die Gefahren dieser typischen Operation lassen sich nur durch grundsätzliche Anwendung einer großen lateralen Episiotomie, durch die prinzipielle intravenöse Verabreichung eines Uterustonikums (Orasthin, Methergin) und vor allem aber durch gefühlvolles und schonendes Operieren vermeiden. Die Methodik ist dabei weniger wichtig. Gerade bei der Steißlage gilt der Wahlspruch: „non vi sed arte."

3. Die Zangengeburt

Die hohe Zange muß der Vergangenheit angehören; sie hat heute keine Indikation mehr. Die Gefahr für das Kind ist viel zu groß. Die Zange aus Beckenmitte ist nur in Sonderfällen angezeigt, auch da ist die Gefahr des Geburtstraumas noch erheblich. Anders ist es bei der Becken-

ausgangszange. Wenn, wie in Amerika, die Zangengeburt
als „prophylaktische Maßnahme" angewendet wird mit einer
Frequenz bis zu 70%, wird die kindliche Mortalität naturgemäß außerordentlich niedrig sein; wenn jedoch, wie hierzulande, nur bei strenger Indikation mit Zange entbunden
wird, muß sie wesentlich höher sein. Je mehr die Indikation zur Zangengeburt erweitert wird, um so niedriger
wird die kindliche Mortalität sein, bei der „prophylakti-
schen Zange" wird sie am niedrigsten sein. Jedoch die Gefahr liegt nicht in der Zangenoperation selbst, sondern
vielmehr in den Umständen, die die Zange indizieren. Wenn
man erst zur Zange greift, wenn eine strenge Indikation
besteht, wenn also schon die Asphyxie droht, mag man
gelegentlich mit der Zange zu spät kommen. An einem
schon geschädigten Schädel kann die Zangenextraktion noch
mehr Schaden anrichten; ein gesunder Schädel dagegen
wird sie immer vertragen. Nicht die Zangenanwendung bei
strikter Indikation, auch nicht die prophylaktische Zange
ist der richtige Weg. Eine vernünftige Steigerung der
Zangenfrequenz wird der Mutter nicht schaden, dafür aber
manches Kind am Leben erhalten. Bei der Durchführung
dieser Operation ist wiederum die prinzipielle Anlegung
einer lateralen Episiotomie und die prinzipielle intravenöse
Verabreichung eines Uterustonikums geboten.

4. Die verlängerte Geburt

In unserer Aufstellung ist der Prozentsatz der asphyktisch geschädigten Kinder bei der verlängerten Geburt er-
schreckend hoch. Und das ist weiter nicht verwunderlich.
Je länger die Geburt dauert, um so stärker ist die Stresswirkung auf das Kind und um so größer wird die Gefahr.

Es ist schwierig, eine genaue Definition der verlängerten Geburt zu geben, schon deshalb, weil es oft schwierig
ist, den Zeitpunkt zu bestimmen, wann die Geburt überhaupt begonnen hat. Im allgemeinen wird die 18-Stunden-
Grenze angenommen. Eine normale Geburt muß innerhalb
dieser Zeit beendet sein. Wenn eine Frau durch 18 Stunden in Wehen liegt, müssen irgend welche Geburtsschwierigkeiten bestehen. Es ist dann nach Ablauf dieser Zeit unbedingt geboten, eine sorgfältige Ueberprüfung vorzunehmen,
um die Schwierigkeiten aufzuklären und eine gewissenhafte
Erwägung des bisherigen geburtshilflichen Verhaltens an-
zustellen und zu entscheiden, ob es vertretbar ist, die
Wehen weitergehen zu lassen, mit dem Ziel einer natürlichen Geburt oder ob eine aktive Geburtsbeendigung er-

forderlich ist. Eine Geburt richtig zu führen, mag leicht sein, wenn sie glatt abläuft; es kann aber schwierig werden, wenn sich Hindernisse einstellen. Das ganze Geheimnis des erfolgreichen Geburtshelfers liegt in der rechtzeitigen Erkenntnis von Geburtsschwierigkeiten und in der richtigen und zeitgerechten Anwendung geburtshilflicher Methoden, ihnen zu begegnen. Es ist hier nicht der Platz, alle diese Möglichkeiten zu erwähnen; sie umfassen das gesamte geburtshilfliche Repertoire. Eines kann gesagt werden, wenn die Geburt richtig geführt wird, wird sie vom Wehenbeginn an nur ganz ausnahmsweise länger als 18 Stunden dauern. Ich bin ein großer Anhänger der Spasmolytika. Bei richtig dosierter Anwendung, wenn notwendig in Verbindung mit kleinen Mengen Wehenmitteln, kann eine so gute Steuerung der Wehentätigkeit bei gleichzeitiger rascher Eröffnung des Muttermundes erzielt werden, daß eine wesentliche Verkürzung der Eröffnungsperiode erreicht wird. Seit Jahren schon betreiben wir an der II. Frauenklinik die Methode der natürlichen Geburt nach R e a d, und die Resultate im Hinblick auf eine bessere Relaxation des Beckenbodens sind bei diesen Frauen unverkennbar. Die Gesamtgeburtsdauer konnte in den letzten Jahren an der Klinik beträchtlich herabgesetzt werden und die Zahl der Fälle von verlängerter Geburt ist wesentlich zurückgegangen.

Damit bin ich am Ende meiner Ausführungen. Wenn ich der Prophylaxe des Geburtstraumas mehr Zeit gewidmet habe, so deshalb, weil sie vom geburtshilflichen Standpunkt am wichtigsten ist. Uns sind unter der Geburt zwei Leben anvertraut, die wir beide gleich sicher über alle Schwierigkeiten hinwegbringen müssen. Die sicherste Vermeidung eines jeglichen Geburtstraumas wäre zwar die Sectio caesarea, jedoch die Bevorzugung des einen Lebens würde immer nur auf Kosten des anderen gehen. Daher können auch die Bemühungen um eine übertriebene Forcierung der Sectio zur größeren Sicherheit des kindlichen Lebens nicht gutgeheißen werden. Die Geburtshilfe muß immer bestrebt sein, den Weg zu finden, der für beide Leben am sichersten ist, beiden zum Nutzen und keinem zum Schaden.

Die therapeutische Beeinflußbarkeit zerebralgestörter Kinder

Von

K. Kundratitz

Wien

Zu den vielen Problemen, die sich mit den pränatalen, perinatalen oder postnatalen Schädigungen des Zentralnervensystems befassen und deren Ursachen und Vermeidung im dritten Hauptthema der Tagung von O. Thalhammer und H. Husslein vorgetragen wurden, gehört wohl das wichtige Problem ihrer therapeutischen Beeinflußbarkeit. Wir sind verpflichtet, uns mit diesem eingehend zu befassen, da diese Schädigungen eine sehr große Anzahl von Kindern betreffen, deren ZNS so geschädigt wurde, daß ihre körperlichen und geistigen Defekte sie nie oder nur sehr schwer oder nicht vollkommen die Entwicklung eines normalen Menschen erreichen lassen können.

Das tragische Schicksal dieser Kinder ist nicht nur ein rein pädiatrisches, neurologisches und familiäres Problem in der ganzen Welt, sondern auch ein soziales und wirtschaftliches. Wichtig und vor allem notwendig ist es, darauf hinzuweisen, weil viele Aerzte noch immer auf dem Standpunkt stehen, daß man diesen Kindern außer durch Heilpädagogik, physikalische Therapie und Orthopädie nicht helfen könne, und daß schwere, als hoffnungslos bezeichnete Fälle in Anstalten abzugeben wären, wo sie recht oder schlecht betreut werden und keine oder aber eine ganz unzulängliche Therapie erhalten. Es ist auch unrichtig, daß man vielfach die Eltern solcher Kinder mit untätigem Zuwarten tröstet oder ihnen die Aussichtslosigkeit einer Behandlung mitteilt. Und so läßt man gerade bei der noch nicht abgeschlossenen Reifung des Gehirns und bei dem möglicherweise noch reversiblen Schaden die wertvollste Zeit verstreichen, in der noch die größten Aussichten auf eine günstige Beeinflussung bestehen.

Wenn nun die Frage gestellt wird, ob es möglich ist, diesen zerebralgeschädigten Kindern in ihrem Unglück zu helfen, ob ihre körperlichen und geistigen Defekte und damit ihr ganzes ferneres Schicksal gebessert werden kann, so kann man diese Frage für einen erheblichen Teil dieser Kinder bejahen. Unser ärztliches Bestreben muß darauf gerichtet sein, eine geistige Entwicklung zu ermöglichen, zu fördern und zu bessern, die Kinder erziehungsfähig und bildungsfähig zu machen, die schwereren Formen wenigstens zu einer primitiven Berufstätigkeit zu bringen, weniger schwere Formen hilfsschulfähig zu machen und leichtere Fälle so weit geistig zu bessern, daß sie als vollwertige Menschen in die menschliche Gesellschaft eingereiht werden können. Neben den Erscheinungen des Schwachsinns muß aber auch gleicherzeit ein besonderes Augenmerk der körperlichen Entwicklungshemmung und den statischen Funktionen, der motorischen Retardierung zugewendet werden. Es befinden sich doch Kinder unter ihnen, die im Kleinkindesalter, ja auch später noch nicht sitzen und gehen können, dann eine große Zahl mit Spasmen, Hemi- und Diplegien, Rigidität der Muskulatur, mit Hyper- oder Hypomotilität oder beispielsweise mit den athetotisch-choreatischen sowie ataktischen Bewegungsstörungen. Ich trachte vor allem jetzt schon die Neugeborenen oder Kinder mit Erscheinungen einer zerebralen Schädigung wenigstens in der Säuglingszeit einer Behandlung zuzuführen.

Bereits seit 1924 befasse ich mich intensivst mit dem Schicksal zerebralgestörter Kinder im Bestreben, ihnen Besserung oder vielleicht auch Heilung zu bringen; ich will hier die Grundlagen der Therapie schildern, wie sie von mir zuerst im Mautner-Markhofschen Kinderspital und seit 1952 an der Universitäts-Kinderklinik angewandt wird.

Einer der ältesten Versuche, die Oligophrenie und auch den Mongolismus zu beeinflussen, war die Hormontherapie, vor allem mit Schilddrüsen- und später auch Hypophysenpräparaten. Hier war es vor allem Wagner-Jauregg, der in der Erkenntnis der geistigen Beeinflussung des Myxödems und des Kretinismus durch Schilddrüsenpräparate auch debilen und imbecillen Kindern, wie auch den Mongoloiden, besonders den torpiden, interesselosen Typen, Schilddrüsenpräparate verordnete. Wir wissen ja, daß bei den geistig Defekten auch innersekretorische Momente eine Rolle spielen. Ich sehe auch jetzt die hormonale Therapie als unterstützenden therapeutischen Faktor an. Wir haben mittels des Radiojodspeichertestes durch Untersuchungen an meiner Klinik und der Klinik Prof. Lauda (D. Hofmann-Credner und E. Zweymüller) gefunden, daß ein nicht geringer Prozentsatz zerebralgestörter Kinder eine Unterfunktion der Schilddrüse aufweist. Weitere Untersuchungen sprechen dafür, daß es sich bei derartigen Hypothyreosen, die übrigens nicht das klinisch-klassische Bild einer Hypothyreose bieten müssen, nicht um primär thyreogene Störungen, sondern vielmehr um sekundäre, zentrale handelt, deren Sitz in den der Hypophyse übergeordneten Zentren gelegen sein dürfte, und daß ein kausaler Zusammenhang zwischen zerebraler Schädigung und Schilddrüsenfunktionsstörung angenommen wird (Hofmann-Credner und Zweymüller, Wien. klin. Wschr., 1957, 4). Ich verordne ein kombiniertes Hormonpräparat der Firma Sanabo, Wien, Dynotabs 110, das Schilddrüse, Hypophyse und Thymus enthält. Die Kinder nehmen täglich 1 bis 2 Tabletten durch 4 Wochen, dann eine Woche Pause; dieser Turnus wird mehrmals wiederholt.

Und nun zur Glutaminsäure. Es ist hier unmöglich, auf ihre Wirkungsweise und auf alle Meinungsverschiedenheiten über Erfolge und Mißerfolge einzugehen. Es existiert bereits zahlreich Literatur darüber, zuerst meist in positivem Sinne, dann zum Teil ablehnend, wobei jedoch die Beurteilung nicht immer einer Kritik standhält; in letzter Zeit werden wieder von maßgebender Seite mehr günstige Erfolge berichtet. Da wegen des hohen Preises dieses Präparates der Verordnung dieses von seiten der Kostenträger starke Einschränkung unter dem Hinweis einer fraglichen Wirkung auferlegt ist, will ich bei der großen Zahl von Literaturberichten nur kurz darauf hinweisen, daß z. B. in der zusammenfassenden Arbeit aus der Weltliteratur über Glutaminsäure von Kergl, Koebke und Haury bis 1953 36 Autoren mit positiven Erfolgsangaben angeführt sind; ergänzend seien aus der neueren Literatur genannt: R. Bergius; Desclauxt, Benoit und Aussagel; W. Enke; H. Goldstein; G. Grinschgl; H. Gutzmann; H. Haubold; D. S. Jäger-Lee, E. Gilbert, J. Washington und J. Williams; H. Lenz; R. Levi und S. Perret; H. Mautner; H. W. Müller; Offenhammer und Schönörl; J. Puech und Constans; F. Ramirez; L. und F. Rodriguez-Megia; M. Tramer (Forschungsinstitut für Kinderpsychiatrie, Bern); W. Zeise (Klinisches Institut der deutschen Forschungsanstalt für Psychiatrie und Hecksche Nervenklinik für Kinder und Jugendliche, München); besonders hervorheben möchte ich noch die ausführlichen Untersuchungen und Arbeiten von H. K o c h aus dem klinischen Jugendheim der Universitätsklinik Tübingen (Direktor Prof. E. K r e t s c h - m e r).

Ich verwende die Glutaminsäure seit Jahren und glaube auf Grund dieser Literaturangaben, daß mein positiver Standpunkt für die Anwendung dieser und meine vielfältigen Erfahrungen darüber eine Bestätigung und Begründung erhielten.

Der Mechanismus der Glutaminsäurewirkung ist noch nicht völlig geklärt, sie steht aber sicher in inniger Beziehung zum Gehirnstoffwechsel und übt einen Einfluß auf die Hirntätigkeit aus; sie wirkt als Katalysator bzw. Co-Enzym bei der Entstehung von Acetylcholin — das Freiwerden von Acetylcholin ist innig mit dem Potential der Nerventätigkeit verbunden. Die Glutaminsäure ist beteiligt an der Erregung und Fortleitung von Nervenimpulsen; die Beeinflussung wird auch durch einen adrenergischen Effekt erklärt.

Die Wirkungsweise, die viele Autoren und auch ich bei zerebralgeschädigten Kindern beobachten und verfolgen konnten, wohl verschiedenartig und in verschiedenem Ausmaß je nach dem Grad der Schädigung und der Beeinflußbarkeit, besteht in Förderung und Beschleunigung der geistigen Entwicklung und der Nachreifung, Erwecken oder Zunahme des Interesses an der Umwelt und Anpassung an diese, Kontaktfähigkeit und Zuwenden zu Menschen und Dingen, sowie Zunahme der geistigen Aktivität, Steigerung der Ansprechbarkeit, Förderung der Ausbildung der Wortbegriffe und des Sprachvermögens, Vermehrung des Sprachschatzes, Zunahme der Leistungsfähigkeit, Konzentrationsfähigkeit und Aufnahmsfähigkeit, der Lernfähigkeit, Aufmerksamkeit; zunehmendes Schwinden der oft besonders starken Aengstlichkeit und Hemmungen, Zunahme des Selbstvertrauens, bessere Situationsanpassung. Die Glutaminsäure vergrößert die Fähigkeit, zweckmäßiger, rascher und auch intelligenter zu handeln; allerdings gibt es dabei auch Fortschritte und Besserungen, die nicht gerade mit Intelligenztesten abgrenzbar und bestimmbar sind, aber auch solche, die einen Anstieg des testmäßig erfaßbaren Intelligenzalters zeigen.

Da die Glutaminsäure auf das geschädigte Zentralorgan einwirkt, kommt es bei Unterstützung durch andere Heilmethoden, wie Heilgymnastik und orthopädische Maßnahmen, auch zu einer günstigen und fördernden Beeinflussung der rückständigen oder überhaupt fehlenden statischen und motorischen Funktion des neuromuskulären Apparates.

Glutaminsäure ist je nach dem Grad der Schädigung und ihrer Wirkungsweise durch viele Monate oder Jahre zu geben bis zum Abschluß der Nachreifung, Stabilisierung der Besserung bzw. Heilung.

Ich verwende das Glutaminsäurepräparat Neuroglutamin der Firma Ebewe (Wien, Unterach), und zwar für Säuglinge 1 bis 2 g, später 3 bis 4 g; Kleinkinder 5 bis 10 g, größere Kinder 10 bis 20 g pro Tag. Eine wirksame Unterstützung dieser Therapie sehe ich in der Anwendung eines Hirnhydrolysates, das durch den Abbau von frischer Hirnsubstanz gewonnen wird. Es enthält 18 papierchromatographisch nachgewiesene Aminosäuren. Der zentrale adrenergische Effekt der Glutaminsäure wird durch diese anderen Aminosäuren verstärkt. Dieses Hirnhydrolysat wird unter dem Namen Cerebrolysin von der Firma Ebewe erzeugt. Jede Ampulle enthält in wässeriger Lösung ein Aminosäuregemisch, das 1 g frischer Hirnsubstanz entspricht. Eine Kur besteht in 30 bis 40 Injektionen subkutan oder intramuskulär, täglich oder jeden zweiten Tag. Diese Kuren werden in Intervallen von 2 bis 3 Monaten durchgeführt. Ich verwende das Cerebrolysin bei schweren Fällen, z. B. bei geistigem Abbau, auch intravenös.

In diese Kuren können auch als Hormon- und leichte Reiz- bzw. Stresstherapie Injektionen von Plazentapräparaten, wie z. B. Plazenta Sanabo, 2mal wöchentlich durch 6 bis 8 Wochen, eingeschaltet werden; sie können aber auch als Zwischenkur getrennt angewandt werden.

Gleichzeitig mit der Glutaminsäure werden Vitamine der B-Reihe verabreicht, wie B_1, B_6, B-Komplex und B_{12}. Dabei dürfte das Vitamin B_6 eine besondere Rolle spielen, da es die Glutaminsäure zu γ-Aminobuttersäure abbaut, und diese Substanz scheint der wirksame Faktor zu sein (G r i n s c h g l u. a.). In Organen, die einen intensiven Glutaminsäure-Stoffwechsel besitzen, wie besonders im ZNS, besteht auch ein hoher Verbrauch von Vitamin B_6. Von B_1 und B_6 gebe ich Dosen von 50 bis 300 mg täglich per os oder subkutan, vom B-Komplex 4 Tabletten oder 1 bis 2 Ampullen, von B_{12} 300 bis 1000 γ.

Angeregt durch die Impfmalariabehandlung W a g n e r - J a u r e g g s bei der Paralyse, habe ich auch bei geistigen

Defektzuständen die Malariatherapie angewandt. Schon seit dem Jahre 1924 befaßte ich mich mit der Malariatherapie bei kongenital-luetischen Kindern und fand dabei auch eine günstige Beeinflussung vorhandener Schwachsinns-formen. Diese Erfahrung war für mich der Anlaß, auch bei nichtluetischen Kindern eine Fiebertherapie anzuwen-den, und zwar bei Kindern mit den verschiedenen Zerebral-schäden mit geistiger und somatischer Rückständigkeit, so-wie bei spastischen Hemi- und Diplegien, bei Athetosen usw. Ich führe diese Kuren aber erst bei Kindern über 3 Jahren durch, nur bei schwereren Fällen, bisher weit über 100. Die Kinder erhalten 5 bis 10 ccm Malariablut; ich lasse dann je nach Verträglichkeit 8 bis 12 Fieber-anfälle ablaufen und kupiere mit Chinin. Die Kin-der vertragen die Malariakuren recht gut, obwohl sie schon etwas hergenommen werden, blaß sind und zum Teil Ge-wichtsabnahmen zeigen; sie erholen sich jedoch nach der Kupierung meist sehr rasch, eventuell lasse ich eine Bluttrans-fusion verabreichen. Daneben erhalten die Kinder die bis-her geschilderte Medikation.

Der günstige Erfolg durch die Malariakuren ist, soweit ein tieferer Einblick und eine Erklärung dafür möglich sind, einerseits im Sinne einer Umstimmung, Reiz- und Stress-wirkung auf das Vegetativum und Endocrinium aufzufassen, anderseits wohl auch als eine direkte Einwirkung auf die pathologisch-anatomisch veränderten Gehirnregionen im Sinne einer Herdreaktion. Durch Untersuchungen der Kli-nik für Neurologie und Psychiatrie Wagner-Jaureggs an Paralytikergehirnen wissen wir, daß es bei Malariakuren zu proliferativen und dann auch zu resorptiven Vorgängen kommt. Anatomische Untersuchungen durch B r u e t s c h haben Veränderungen veranschaulicht, die das retikulo-endotheliale System und das ganze mesenchymale Gewebe während des Malariafiebers erfahren und die über den ganzen Organismus verbreitet sind. Sie sind identisch mit den von B r ü n g e l e r beschriebenen Reaktionen von Endo-thelaktivierung. Alle Vorgänge, die dazu führen, rufen gleichzeitig Stoffwechselsteigerungen hervor, die einem re-generativen Vorgang entsprechen. Während der Malaria-anfälle treten Veränderungen im Gehirn auf, die in pro-liferativen Erscheinungen an den Kapillarendothelien be-stehen. Die Eigenart der Impfmalaria stellt also eine organspezifisch gerichtete Komponente dar, die zellulär an dem Hauptort der Hirnerkrankung angreift; die Malaria wirkt in gewissem Sinne encephalotrop. So müssen wir annehmen, daß es bei den Malariakuren bei zerebralgeschädigten Kindern zu einer Einwirkung auf die krankhaft veränderten Gehirnpartien kommt. Man findet doch geschädigte oder zugrunde gegangene Gruppen von Ganglienzellen vor, die gleichsam als „Störfelder" die Funktion normaler Ganglienzellen beeinträchtigen, gleichsam blokkieren und die im Ablauf der Hirntätigkeit stets die Funktionen, die an andere Zellgruppen über- und weitergegeben und von ihnen übernommen werden sollen, stören. Das Malariafieber wirkt durch Ausschaltung erkrankter Neurone (Pötzls Mauserungs- oder Reinigungstheorie): Erliegen der geschädigten Zellen, um bei der Riesenreserve an Ganglienzellen des Gehirns noch stummen, nicht unmittelbar eingeschalteten, aber gesunden Zellen ihre Funktion zu überantworten sowie durch Leistungssteigerung vorhandener noch intakter Neurone desselben oder des benachbarten bzw. korrespondierenden Bereiches; zum Teil sind die Ausfallserscheinungen nur „Nachbarschaftssymptome".

Wir können dabei auch als besonders begünstigenden Faktor ansehen, daß die Ganglienzelle eigene Regenerationsfähigkeit hat (Eiweißabbau und Wiederaufbau durch Enzyme). Derselbe Stress, der die kranken oder zugrunde gegangenen Zellen zur vollsten Ausschaltung bringt, regt anderseits andere Zellen zur Regeneration und Funktionssteigerung an. Es können auch pathologische Gewebe und Infiltrate zur Resorption, narbiges Gewebe zur Lockerung und Erweichung kommen. Vielleicht liegt eine der Wirkungen der Malariakuren auch im Aufhalten eines möglicherweise sich abspielenden Demyelinisierungsprozesses. Welchen Einfluß das Malariafieber auf die zentrale neurohormonale Steuerung ausübt, sah ich z. B. aus der Aenderung des Blutchemismus, der Bluteiweißkörper und der 17-Ketosteroide, worauf ich in einer ausführlichen Arbeit eingehen werde.

Bei Säuglingen ab dem 2. Lebenshalbjahr und Kleinkindern oder bei an und für sich zarten oder dystrophischen Kindern führe ich mildere und exakt kontrollierbare Fieberkuren durch mit Pyrifer, Typhusvakzine, Vakzineurin oder auch mittels Frauenmilchinjektionen, je 2—5—10 ccm, steril abgepumpt und mehrere Minuten gekocht; ihr wird eine besondere Beeinflussung des Vegetativums beigemessen. Dabei werden je nach Verträglichkeit und Höhe der Fieberzacken 8 bis 14 Fieberstöße in einem Intervall von 2 bis 3 Tagen erzeugt.

Ein weiterer wichtiger therapeutischer Faktor sind die von dem Wiener Röntgenologen W. Wieser angegebenen Röntgenbestrahlungen des Zwischenhirns und der Hypophyse — die erste diesbezügliche Publikation erfolgte 1926 —; 6 bis 8 Bestrahlungen mit Kleinstdosen von 20 bis 30 r in einem Intervall von 7 bis 14 Tagen. Die günstigen Erfolge sah W i e s e r und auch H. H o f f in der Beeinflussung des vegetativen Nervensystems mit seinem zentralen Regulierungsapparat im Sinne einer erhöhten Tätigkeit, was sich z. B. auch somatisch in einer Wachstumsförderung auswirkt, in der Anregung innersekretorischer Drüsen, vor allem der Hypophyse und der „Zwischenhirndrüse", in der Beeinflussung entzündlicher Prozesse durch die hemmende Wirkung der Röntgenstrahlen, Umstimmung von Degeneration zur Regeneration und schließlich in Ausnützung der Erfahrung, daß Röntgenstrahlen Narben erweichen und zur Resorption anregen. Ein weiterer Faktor kann noch in der Beeinflussung der Liquorproduktion liegen, wenn auch ein Hydrocephalus vorhanden ist.

Ich könnte eine Reihe von Nachprüfern anführen, die W i e s e r s große Erfahrungen bestätigten, zum Teil wohl mit vorsichtiger Einschränkung; ich nenne nur Namen, wie W a g n e r - J a u r e g g, F r i e d, Breslau, S c h r ö d e r, Leipzig, F. G. S t o c k e r t; von Pädiatern K n ö p f e l m a c h e r, Z a p p e r t, N e u r a t h, L e i n e r und L a z a r; aus jüngerer Zeit K r e y e n b e r g sowie F r i s c h k n e c h t. Diese therapeutischen Röntgenkuren lasse ich erst ab dem 2. Lebensjahr anwenden, ausgenommen an Säuglingen mit Hydrocephalus, bei denen, wie gerade angeführt, eine Einschränkung der Liquorproduktion bezweckt wird.

Zu medikamentöser Beeinflussung zerebralgestörter Kinder wurde auch Chlorpromacin (Largactil) empfohlen, z. B. von B a i r und H e r o l d, D e n h o f, F a s s e r, G a t z k i, M a u t n e r, nicht nur zur Beruhigung der Kinder, sondern auch zur Förderung der geistigen Entwicklung, wie angenommen wird. Ich verabreiche es an meiner Klinik vor allem bei unruhigen Kindern, und zwar 0·5 — 1·0 — 1·5 — 2 mg/kg Körpergewicht, als Einzelgabe bzw. pro Tag. Auch Kuren mit Prostigmin und Ephedrin werden als theoretisch begründete Therapie angegeben, z. B. von H. M a u t n e r. Fallweise wende auch ich sie an, besonders zur Unterstützung der anderen Behandlungsarten, oder bei unbefriedigendem Erfolg dieser. Versuche mit Frischzellen habe ich nur in ganz vereinzelten Fällen durchgeführt, so daß ich die Wirkung nicht beurteilen kann.

Das eben geschilderte Therapieverfahren beeinflußt nicht nur die geistige Rückständigkeit, es zeigt auch seine günstige Wirkung auf die verzögert entwickelten statischen Funktionen. Mit Unterstützung von systematisch durchgeführten heilgymnastischen und orthopädischen Maßnahmen bringen wir die Motorik zur richtigen Funktion. Oft bekommen wir auch größere Kinder zur Behandlung, die nicht gehen, ja noch nicht sitzen können. Wenn wir auch bei manchen schwer zerebral gestörten Kindern die Oligophrenie nur wenig beeinflussen können, so erreichen wir dafür in einer Anzahl von Fällen, daß sie gehen, stehen und sitzen lernen, wofür uns die Eltern schon sehr dankbar sind. Spastizität und Rigidität, wie auch Motilitätsstörungen, z. B. Athetose, behandeln wir auch mit Serpasil (Reserpin) 0·02 — 0·1 — 0·2 — 0·3 mg pro die, bei größeren Kindern bis zu 3 mg; Parpanit, Artane, Miltaun oder Akineton je $1/4$, $1/2$ bis 1 Originaltablette, bei größeren Kindern bis zu 3 bis 4 Tabletten pro Tag durch Wochen hindurch oder mit Unterbrechungen oder die Präparate wechselnd monatelang.

Ein wichtiger Faktor für eine Beeinflußbarkeit zerebraler Läsionen ist sicher auch der Umstand, daß das Gehirn in der frühesten Kindheit noch unreif ist, daß die Ganglienzellen zum Teil noch embryonalen Charakter haben und daß es erst zur Ausbildung der Markscheiden kommt. Bei der Geburt haben nur die niederen Hirnteile ihre Entwicklung ziemlich abgeschlossen; die Wandlung und Differenzierung der Ganglienzellen dauert bis in das dritte Lebensjahr hinein; das Gehirn macht in den ersten Lebensjahren zirka 80% seines Wachstums durch. Deshalb geht mein Streben dahin, zerebralgestörte Kinder so früh als möglich zu erfassen und zu behandeln. Von den seit 1953 bereits in der Neugeborenenperiode in Behandlung genommenen 17 Säuglingen mit eindeutigen Symptomen zerebraler Schädigung haben sich 9 vollkommen normal entwickelt, 4 sind gebessert, 4 blieben bisher unverändert; 10 Frühgeburten mit beginnendem Hydrocephalus, Krämpfen und verzögerter Entwicklung haben sich normal entwickelt. Bezüglich der gefährdeten Neugeborenen mit Blutgruppeninkompatibilität — vor allem wohl durch Ungleichheit des Rh-Faktors — haben wir bei den seit meiner Uebernahme der Klinik an 80 Fällen rechtzeitig innerhalb der ersten 48 Stunden ausgeführten Austauschtransfusionen — wir trachten diese in den ersten Stunden auszuführen — den gefürchteten Kernikterus mit den schweren zerebralen Störungen vermeiden können. Bei später durchgeführter Austauschtransfusion bei

8 Neugeborenen habe ich prophylaktisch Neuroglutamin und Cerebrolysin verabreicht; sie alle haben sich normal entwickelt. 7 Säuglinge mit deutlicher Schädigung, wie Opisthotonus, Rigidität, Krampfbereitschaft oder Krämpfen wurden gebessert, 2 davon zeigten jedoch Retardierung. Zwei Fälle mit schwerer Schädigung, die 5 bzw. 8 Tage nach Beginn der krankhaften Erscheinungen zur Behandlung kamen, konnten bisher nur wenig beeinflußt werden. Von 11 Fällen mit intensivem Ikterus und einem Serumbilirubingehalt von mehr als 15 mg% ohne nachweisbare Blutinkompatibilität wurden 8 prophylaktisch behandelt und blieben normal; 2 im Sinne von Kernikterus Geschädigte wurden geheilt, 1 schwer geschädigter Säugling blieb bisher unbeeinflußt. Die bisher angeführte Therapie wird von mir auch bei den Mongoloiden angewandt.

Die Möglichkeit einer systematischen Therapie bereits in der Neugeborenenperiode ist vor allem durch die Zusammenarbeit mit den beiden Universitäts-Frauenkliniken Prof. A n t o i n e und Prof. Z a c h e r l gegeben, denen ich hier besonders dafür danken möchte.

Der bisher geschilderten Therapie können natürlich wegen schwerer pathologisch-anatomischer Veränderungen Grenzen gesetzt sein. Ich stehe deshalb auf dem Standpunkt, daß für gewisse Fälle auch ein aktiveres Eingreifen in Frage kommt, da wir doch alle Möglichkeiten einer therapeutischen Beeinflussung ausschöpfen müssen.

Bei Verdacht auf ein subdurales oder subarachnoideales Hämatom punktieren wir von der Fontanelle aus. Manchmal findet man nur einige Kubikzentimeter Blut, doch konnten wir auch bis zu 70 ccm bei einer einzigen Punktion erreichen. Treten trotzdem im Laufe der Zeit schwere Ausfallserscheinungen auf, so überweisen wir solche Kinder der neurochirurgischen Abteilung der Universitätsklinik Prof. S c h ö n - b a u e r zwecks Trepanation und eventueller Ausräumung des Hämatoms und Membranentfernung. Durch das Entgegenkommen dieser Klinik, wofür ich Herrn Prof. S c h ö n - b a u e r und den operierenden Herren sehr danke, haben wir auch jederzeit die Möglichkeit, Kinder solchen operativen Eingriffen zuzuführen. Die genaue Beobachtung des Krankheitsverlaufes, klinischer Befund, Pneumoencephalographie — seitdem ich mich mit zerebralgestörten Kindern befasse, wurden über 700 Pneumoencephalographien durchgeführt — und in Zusammenarbeit mit der psychiatrisch-neurologischen Universitätsklinik Prof. H o f f die Elektroencephalographie und Angiographie, wofür ich ebenfalls bestens danken muß, ermöglichen uns die exakte Indikationsstellung für diese operativen Eingriffe, wie Hydrocephalusoperationen, Teilresektionen und als bedeutungsvollste und eingreifendste Operation die Hemisphärektomie. Halbseitige atrophische und Schrumpfungsprozesse, Porencephalie und Zystenbildung ergeben das Hauptindikationsgebiet für Operationen. Von klinischen Erscheinungen sind nicht allein Oligophrenie und epileptiforme Anfälle in Verbindung mit Hemiplegie entscheidend für die Indikation; ich bin der Ansicht, daß auch schwere, unbeeinflußbare spastische Hemiplegien, verbunden mit Oligophrenie, auch ohne Anfälle, fallweise einen solchen Eingriff rechtfertigen. Noch schwieriger ist die Entscheidung bei Diplegien, bei denen der pathologische Befund der Encephalographie und Angiographie hauptsächlich einseitig ist, da hier die Erwägung des „Nachbarschaftsschadens" durch die vorwiegend kranke Seite und der dann kompensatorischen „Nachbarschaftshilfe" von seiten der anderen Hemisphäre (Uebernahme der Funktion) nicht so leicht ist. Sicher ist, daß bei Ausschaltung oder Entfernung kranker, störender Ganglienbezirke andere gesunde zu stärkerer kompensatorischer Leistung angeregt und funktionstüchtiger gestaltet werden.

Selbstverständlich darf bei den besprochenen Behandlungsmethoden auf die psychische und erzieherische Einflußnahme nicht verzichtet werden. Es ergibt sich hier vielmehr ein enormes Betätigungsfeld für die Heilpädagogik, Kinderpsychiatrie, Schulen und Anstalten für körperbehinderte wie auch geistig zurückgebliebene Kinder. Die Bedeutung der Orthopädie, physikalischen Therapie und Heilgymnastik habe ich schon früher erwähnt. Für diese Behandlungsmethoden aber schaffen wir zum Teil überhaupt erst die Voraussetzung mit unserer speziellen Therapie.

Noch einige Worte zur Testung. Es gibt bei 30 Testmethoden zur Erfassung und Qualifizierung des Intellektes, der Begabung, der geistigen Anlagen, zur Feststellung des Grades der geistigen Rückständigkeit und der Besserung dieser und schließlich als Bewertung den Intelligenzquotienten, d. h. Intelligenzalter zu Lebensalter. Vorteile und Notwendigkeit von Testmethoden sind absolut zuzugeben, doch dürfen sie nicht überwertet werden und bedürfen einer gewissen Einschränkung, denn nicht immer können sie über die volle geistige Situation Auskunft geben. Meiner Meinung nach sind sie besonders bei den schweren Formen zerebralgestörter Kinder nicht anwendbar, da dafür die Voraussetzungen noch nicht vorhanden sind und absolut sichtbare Besserungen der geistigen Rückständigkeit mit dem Intelligenzquotienten überhaupt nicht faßbar sind. So manche dieser Kinder müssen wir versuchen, zuerst aus dem Urzustand animalischen Vegetierens herauszubringen. Hier geben uns z. B. exakteste Beobachtung des Kindes, seine Reaktionen der Umwelt gegenüber, die beginnende Kontaktfähigkeit und deren Zunahme, das erwachende und wachsende Interesse für die Umwelt, die beginnende Sprachentwicklung usw. genügende, richtige und wertvolle Anhaltspunkte für Beginn und Beurteilung einer geistigen Entwicklung und für das Fortschreiten dieser. Hier will ich auch H. B i ä s c h selbst zitieren, der in seinem ausgezeichneten Buch „Die Testreihen" sagt: „Man hüte sich, auch ein aufs beste ausgebautes Testverfahren als Intelligenzprüfung schlechthin zu erklären. Die große Mannigfaltigkeit der Fähigkeiten und ihre gegenseitige Beeinflussung läßt eine restlose Erfassung der geistigen Anlagen von vornherein unmöglich erscheinen." Wir können diese Kinder zu Fähigkeiten und Leistungen heranbilden, die nicht an einen bestimmten hohen Intelligenzquotienten gebunden sind. Ein Kind mit niedrig getesteten Intelligenzquotienten kann größere Fertigkeiten besitzen und Leistungen vollbringen als eines mit einem besseren Intelligenztest. Wir müssen bestrebt sein, die geschädigten Kinder zu lebenswerten Individuen zu machen und sie damit als tätige Menschen einzuordnen in die Gemeinschaft der Familie und womöglich der menschlichen Gesellschaft. So verschiedenen Grades und so verschieden beeinflußbar die Hirnschäden sein können, so dementsprechend verschieden werden die Erfolge der Behandlung sein: Vollkommenes Versagen unseres therapeutischen Handelns, bessere und leichtere Durchführung der Pflege, Besserung der statisch-motorischen Funktionen, Erweckung und Förderung der geistigen Funktionen, des Sprachvermögens usw., Fähigkeit, eine primitive, mechanisch einfache Arbeit zu verrichten und dadurch in irgend einen Arbeitsprozeß eingeordnet zu werden, Besuch der Hilfsschule bis zur Reife für die Normalschule und einer entsprechenden Berufsausbildung. Wir dürfen uns nicht an den Ausspruch eines Neurologen halten, der sagte: „Die Tätigkeit des Arztes in der Frage des Schwachsinns hat sich im wesentlichen nur auf die Diagnosestellung und auf den allfälligen Nachweis der Aetiologie zu beschränken und das ärztliche Eingreifen müßte mehr ein beratendes als behandelndes sein."

Ich glaube und weiß, daß wir Aerzte verpflichtet sind, mehr zu tun. Und wenn auch unsere Arbeit bei einem Teil der Fälle erfolglos ist, so werden wir doch beim größeren Teil entscheidend für eine günstige Wendung des so tragischen Schicksals dieser Aermsten wirken können, wenn auch der Weg oft ein harter, schwieriger, langwieriger und große Geduld erfordernder ist.

Hier sei zum Schluß der Ausspruch des führenden deutschen Hilfsschulpädagogen P. Dohrmann (zitiert bei H. Koch) als zutreffender, idealer und ethischer gegenüber dem soeben zitierten angeführt: „Es müssen nicht immer Wunder sein, die wir erwarten; jede noch so kleine Hilfe ist ein Geschenk für diese Kinder." Und ich füge noch hinzu „auch für die sorgenvollen Eltern".

Aber Tatsache ist, wir sehen manchmal derartige Besserungen und Heilungen, die uns wie ein Wunder erscheinen.

Das geistesgestörte Kind

Von

Walter Spiel

Wien

Wenn man vor einigen Jahren die Aufgabe gehabt hätte, über den Stand der Psychosenforschung im Kindesalter zu referieren, so wäre dabei eine einheitliche Stellungnahme bezogen worden und ein geschlossenes System von Auffassungen zu besprechen gewesen.

Heute sind die Probleme lange nicht mehr so klar. Ich sehe meine Aufgabe daher vorwiegend darin, Ihnen über die neuen Erkenntnisse zu berichten und die ungelösten Fragen anzuschneiden.

Unter der Vorstellung, daß die psychotischen Störungen im Kindesalter den Formenkreisen beim Erwachsenen entsprechen müßten, hat man die ersten Fälle einzuteilen versucht. Man mußte aber feststellen, daß die zu erwartenden Symptome nicht oder doch sehr verändert vorgefunden wurden. Geklärt wurde dieses Phänomen, als man daranging, hinter der bestehenden Symptomatik die kindgemäße Reaktionsweise zu suchen und sie an der entwicklungspsychologisch faßbaren Entwicklungsstruktur zu orientieren.

Mit der Beschäftigung des entwicklungsphasengemäßen Reagierens wurden nun rein praktische Ergebnisse gewonnen:

Bei den manisch-depressiven Verstimmungszuständen stellt sich heraus, daß diese zwar im allgemeinen rein formal den endogenen Verstimmungen im erwachsenen Alter ähnlich sind, aber infolge des Zeitpunktes des Auftretens gewissen pathoplastischen Veränderungen unterliegen.

Richtige manisch-depressive Verstimmungen werden erst um das 8. Lebensjahr beobachtet. Alles, was vorher ähnliche klinische Bilder zeigt, gehört in die Gruppe der hirnorganischen Störungen oder der neurotischen Reaktionen.

Gleichzeitig, um das 8. Lebensjahr also, werden den Kindern von unserer Kultur sehr komplizierte Leistungen abverlangt, nämlich die Leistung in der Schule und die soziale Anpassung. Depressive Verstimmungen stören daher vor allem die dieser Altersstufe gemäßen Leistungen. Es tritt viel weniger die endogene traurige Verstimmung in den Vordergrund als vielmehr die aktuelle Schulproblematik, maskiert unter dem Bild von Leistungsstörung oder gar Faulheit. Die leider heutzutage viel zu oft rein psychologische Beobachtung deutet diese Symptome falsch.

Die zweite Leistung dieser Altersstufe, die Anpassung an einen sozialen Verband, ist ein Verhaltensproblem. Manische Verstimmungszustände werden um diese Altersstufe vorwiegend das Gepräge der Ausgelassenheit, der Schlimmheit haben.

Die in der Pubertät sich abspielenden Umstruktuierungen und Neuorientierungen der Persönlichkeit färben wieder das Bild. In einer Zeit, in der das Denken sich neu orientiert, die Ablösung von emotionalen Bindungen geschieht, das ganze Dasein in seiner Fragwürdigkeit erlebt wird und bewältigt werden soll, entstehen primär schon depressiv-sehnsüchtige Verstimmungen. Die echten endogenen Verstimmungen von diesen entwicklungsbedingten zu unterscheiden, ist schwer genug. Da sich die Verstimmungszustände aber gerade in dieser Phase abspielen, kommen noch Veränderungen der Symptome hinzu, die an den schizophrenen Formenkreis erinnern.

Durch diese puberale Pathoplastik wird die Differentialdiagnose besonders erschwert.

Mit diesen beiden Beispielen hatte ich die Absicht, zu demonstrieren, daß die kinder- und jugendpsychiatrische Diagnostik dadurch erschwert wird, daß die Symptome immer auch von der jeweiligen Entwicklungsstruktur gefärbt werden.

Daß das Wissen um solche entwicklungsspezifische Reaktionsweisen nicht eine akademische Diskussion ist, zeigt sich im Wandel der Auffassungen von der Hellerschen Psychose.

H e l l e r beschrieb ein Syndrom, bestehend aus Hypermotilität, Sprachzerfall, Wesensänderung und Autismus, welches um das 3. Lebensjahr eintritt und das in eine schwere Demenz übergeht. Heute kennen wir, sogar autoptisch verifiziert, encephalitische Bilder, aber auch Zustände nach Hirntraumen und auch psychogene Reaktionen, die spiegelbildlich ähnliche klinische Erscheinungen machen. Wir können also sagen, daß es sich bei dem Hypermotilitätssyndrom wahrscheinlich um eine homogene Reaktion bei heterogener Aetiologie handelt. Diese homogene Reaktion dürfte wieder der Altersstruktur zuzuschreiben sein. Eine Gruppe der Fälle, die das Hellersche Syndrom zeigen, dürften wahrscheinlich durch Stoffwechselstörungen erklärt werden, die, ähnlich den Pickschen Atrophien im Erwachsenenalter, zu dem eben gekennzeichneten klinischen Bild führen.

Welche offenen Fragen stellt uns das Problem der phasenspezifischen Reaktionsweise?

1. Gibt es ein Inventarium exakt nachweisbarer entwicklungsspezifischer Reaktionen?

2. Wie weit mischen sich bei diesen Reaktionen milieuabhängige exogene Einflüsse (cultural patterns) mit endogenen von der Funktionsreifung abhängigen?

Auch was die Verlaufsformen der Psychosen betrifft, hat man in letzter Zeit einige alte Auffassungen revidiert. Der frühere Lehrbuchsatz: Je früher eine Psychose ausbricht, um so deletärer ist ihr Verlauf, dürfte nicht stimmen. Wir kennen heute genug Fälle, von denen lebenslange Krankengeschichten bestehen, die uns zeigen, daß auch eine kindliche Psychose an einem beliebigen Zeitpunkt zum Stillstand kommen und die Persönlichkeit bleibend verändern kann; ein Vorgang, den wir bei den Erwachsenenpsychosen schon lange kennen. Allgemein gilt natürlich noch der Satz, daß auf einem je höheren Niveau die Psychose die in Entwicklung begriffene Persönlichkeit alteriert, um so differenzierter werden die psychotischen Störungen sein, und je jünger und primitiver das Individuum bei der psychotischen Erkrankung ist, um so globalere Ausfälle werden zu finden sein.

Damit ist aber die Frage nach dem Entstehen von psychopathischen Restpersönlichkeiten nach durchgemachter und nichterkannter bzw. von selbst zum Stillstand gekommener Psychose aufgerollt. Wir glauben, daß es diese Entwicklung gibt und daß wir so die Genese eines Teiles jener Patienten verstehen können, die wir bislang in die Gruppe der autistischen Sonderlinge, affektkalten Aggressiven oder den versponnenen Vaganten eingereiht haben.

Bei den vorhin besprochenen sehr frühzeitig einsetzenden Psychosen, die also globalere Ausfälle machen, resultieren Demenzformen, deren klinische Bilder sehr voneinander differieren. Es ist besonders der französischen Schule zu danken, den Versuch unternommen zu haben, klinisch-phänomenologisch diese Defektzustände zu trennen.

Dies leitet uns über zur Frage der Aetiologie: Es stehen sich heute nach wie vor zwei Schulen gegenüber: Die eine vertritt den erblich-konstitutionellen Aspekt und die andere den psychogen-sozialen. Erschwert wird die Diskussion zwischen diesen Schulen neben vielen unsachlichen, affektiven Gründen noch dadurch, daß sich jede der beiden Auffassungen ein eigenes Diagnosenschema zurechtgelegt hat und im allgemeinen unter derselben Diagnose gar nicht mehr dasselbe verstanden wird. Wenn man z. B. amerikanische Arbeiten mit Arbeiten aus der deutschen Schule über das Problem der kindlichen und jugendlichen Schizophrenie vergleicht, so werden sich phänomenologisch und klinisch schon bei der Beschreibung des Erscheinungsbildes der Fälle größte Unterschiede ergeben.

Wenn man aber versucht, einen gemeinsamen Nenner zu finden, so muß man feststellen, daß die erblich-konstitutionsbiologische Richtung sich immer mehr an eine funktionsanalytisch orientierte Entwicklungspsychologie annähert, und daß anderseits die psychogenetisch-psychoanalytische Schule sich einer ebensolchen strukturgenetischen Auffassung der Persönlichkeitsentwicklung bedient.

Unserer Meinung nach sind zwar die Ansichten, ob endogene Reifung oder psychogene Entwicklung, der wesentliche Faktor bei geistesgestörten oder auch nur verhaltensgestörten Kindern zwar noch nicht geklärt, jedoch trifft man sich bereits auf einer gewissen gemeinsamen Ebene. Es wird nämlich versucht, und zwar von beiden Schulen, den entwicklungsgesetzlichen Strukturwandel bei der Persönlichkeitsreifung in den Vordergrund zu stellen, hier endogen — dort sozial-psychogen.

Die Frage also, wer bei der Schizophrenieauffassung recht hat, ist daher für die Kinder- und Jugendpsychiatrie im Augenblick überhaupt noch nicht zu stellen, da die Diskussion um die Voraussetzungen für die Betrachtungsweise noch nicht abgeschlossen ist.

Aus diesem Grund scheint auch die Diskussion um die Güte der Therapie vorläufig noch verfrüht. Die psychotherapeutisch-psychoanalytischen Schulen verweisen auf beachtliche Erfolge, gerade bei aussichtslosen schwersten Fällen. Jene, die mehr einer führenden pädagogischen Therapie zuneigen, können für sich eine große Zahl von Gebesserten oder Adaptierten buchen. Wir sind der Meinung, daß beide Techniken beherrscht werden sollen: denn es wird dem psychoanalytisch Orientierten nicht schaden, die Bedeutung und die Wirksamkeit, die von seiner führenden Persönlichkeit ausgeht, miteinbeziehen zu lernen; anderseits wird auch der mehr der führenden und belehrenden Beeinflussung Zuneigende aus der Erkenntnis tief unbewußter Zusammenhänge nur einen Gewinn schöpfen können.

Abschließend sei auch noch die organische Therapie, also die Schockbehandlung, erwähnt. Eine eigene Untersuchungsreihe über Insulin- und Elektroschockbehandlungen bei kindlichen Psychosen und depressiven Verstimmungszuständen zeigte, daß bei entsprechender Auswahl, bei sachgemäßer Durchführung und nachfolgender Psychotherapie gute Erfolge aufzuweisen sind. Die reine Technik der Schockbehandlung im Kindesalter bietet einem eingearbeiteten Team, wenn man bestimmte Prämissen beachtet, kaum Schwierigkeiten.

Unser Wissen über die Ursachen und Verlaufsformen sowie Therapiemöglichkeiten beim geistesgestörten Kind sind noch sehr gering. Die Kinder- und Jugendpsychiatrie, eines der jüngsten Fächer der Medizin, kann noch gar nicht viel weiter sein als beim Erheben des Inventars. Trotzdem sind aber unendlich viele Impulse gerade von ihr in die große Psychiatrie, in die Psychologie, in die Pädagogik hinausgegangen, so daß wir Jugendpsychiater uns der bescheidenen Kenntnisse, die wir haben, nicht zu schämen brauchen.

Radiojod-Untersuchungen der Schilddrüsen-funktion bei zerebral-gestörten Kindern

Von

D. Hofmann-Credner und **E. Zweymüller**

Wien

Mit 1 Abbildung

Das gleichzeitige Vorkommen von Symptomen einer Schilddrüsenfunktionsstörung und solchen einer zerebralen Störung ist in der pädiatrischen Klinik seit längerem bekannt. So berichtete W i e l a n d über das Bestehen einer Hypothyreose bzw. Athyreose bei schwerster Idiotie mit Spastizität, wobei die Idiotie und die allgemeine Starre durch die Behandlung mit Schilddrüsenpräparaten unbeeinflußt blieben. Dieser Autor betonte aber auch, daß die „wahre Natur" einer derartigen Kombination von Hypothyreose mit zerebraler Diplegie noch völlig ungeklärt sei. N o b e l äußerte die Vermutung, daß es sich bei diesen Fällen um kombinierte Mißbildungen oder um multiple, durch eine gemeinsame ätiologische Noxe bedingte Störungen handle. Erst mit der Beobachtung des Auftretens von Myxödem im Anschluß an primäre, rein zerebrale Störungen wurde der Begriff des zerebralen Myxödems geprägt. Auf derartige endokrine Störungen als Folge von Hirnhautentzündungen hat unter anderen auch A s p e r g e r hingewiesen. Dieser Autor konnte bei zwei Fällen seines Krankengutes das Bestehen einer Hypothyreose bzw. eines vollausgebildeten Myxödems feststellen, wobei die Anamnese sowie die bestehenden neurologischen Zeichen eindeutig für die zerebrale Genese des Zustandsbildes sprachen. Auf Grund eigener ähnlicher Erfahrungen gibt K u n d r a t i t z bei der Behandlung zerebral-gestörter Kinder neben anderen Medikamenten als Substitutionstherapie Schilddrüsenpräparate.

Auch die Frage der Mitbeteiligung der Schilddrüse bei Mongolismus ist in der Literatur diskutiert worden. Wieland betonte jedoch in seiner Monographie über die Athyreosis und Hypothyreosis im Kindesalter, daß der Mongolismus mit der Hypothyreose „im Grunde nichts gemein als eine gelegentliche, rein äußerliche Aehnlichkeit" habe. Im besonderen vertrat dieser Autor die Ansicht, daß der Mongolismus mit einer normalen Schilddrüsenfunktion einhergehe. Wagner-Jauregg verordnete hingegen bei Mongolismus Schilddrüsenpräparate. Die in der Literatur berichteten Mischformen von Mongolismus mit Myxödem glaubt Wieland nicht bestätigen zu können, betonte aber, daß gelegentlich einzelne äußere Symptome durch Thyreoidin gebessert werden, wobei aber selbstverständlich die eigentliche Störung völlig unbeeinflußt bleibe.

Es erschien uns daher von Interesse, zu untersuchen, inwieweit bei diesen Erkrankungen im Kindesalter mit Hilfe von schilddrüsenspezifischen Untersuchungsmethoden eine Störung der Schilddrüsenfunktion nachweisbar ist und diese gegebenenfalls pathogenetisch und ätiologisch näher aufzuschlüsseln.

Krankengut (Tab. 1): Unser Krankengut setzte sich aus 11 schilddrüsengesunden Kindern im Alter von $^6/_{12}$ bis $8^{11}/_{12}$ Jahren zur Kontrolle der methodischen Normalbereiche und 37 meist schwer zerebral-gestörten Kindern

Tabelle 1

Diagnose	Anzahl der Fälle
Schilddrüsengesunde Kontrollkinder	11
Littlesche Krankheit	11
Förstersche Krankheit	2
Zerebrale Schädigung	10
Porencephalie	1
Cavum septi pellucidi	1
M. Cornelia de Lange	1
Pfaundler-Hurlersche Krankheit	1
Toxoplasmose	1
Masern-Embryopathie?	1
Chronische Meningitis	1
Status post meningit. tbc.	1
Mongolismus	6
Gesamt	48

im Alter von $^{10}/_{12}$ bis $13^{10}/_{12}$ Jahren zusammen. Eine Unterteilung dieser letzten Krankengruppe trafen wir vor allem nach dem klinischen Erscheinungsbild — hauptsächlich nach dem Bestehen von spastischen oder schlaffen Lähmungen — und nicht nach ätiologischen Gesichtspunkten. Demnach wiesen 11 Kinder klinisch das Bild der Littleschen Krankheit auf, 2 Kranke das des atonisch-astatischen Typs der zerebralen Kinderlähmung (sogenannte Förstersche Krankheit). Kranke, die keine Lähmungen, sondern lediglich ein abnormes Zurückbleiben in der geistigen und körperlichen Entwicklung mit fraglicher Prognose hinsichtlich der endgültigen geistigen und motorischen Fähigkeiten zeigten, wurden in die Gruppe „zerebrale Schädigung" zusammengefaßt. Diese Bezeichnung darf nun keineswegs als spezielle Differentialdiagnose aufgefaßt werden; umfaßt sie doch eine Vielzahl von ätiologischen, pathologisch-anatomischen und klinischen Momenten. Dieser Sammelbegriff diente uns lediglich zur Abgrenzung gegenüber den beiden vorgenannten Gruppen.

Einzelne Fälle, bei denen etwa das Bestehen einer bestimmten Hirnmißbildung (Fall 35, 36) aufgedeckt werden konnte oder die typische Krankheitsbilder (Fall 37, 38) zeigten bzw. bei denen eine bestimmte Aetiologie (Fall 39, 42) für die bestehende zerebrale Schädigung festgestellt werden konnte, wurden jeweils mit der speziellen Diagnose angeführt. Schließlich umfaßte unser Krankengut noch eine Gruppe von 6 Mongoloiden.

Untersuchungsmethode: Nach eingehender klinischer Durchuntersuchung wurde bei allen Kindern die Ueber- bzw. Unterlänge der Körpergröße, röntgenologisch der Grad der Handwurzelossifikation festgestellt und im Serum das Gesamtcholesterin bestimmt. Zudem wurde eine Pneumoencephalographie durchgeführt und ein Elektroencephalogramm angefertigt.

Zur Prüfung des Schilddrüsenfunktionszustandes bedienten wir uns der derzeit wohl einzigen schilddrüsenspezifischen Untersuchungsmethode mit Hilfe von Radiojod. Wie aus der Literatur zu entnehmen ist (van Middlesworth), stellt dieser Test beim Säugling angeblich dann keinerlei Strahlungsgefährdung dar, wenn eine Dosis von Radiojod nicht überschritten wird, die sich durch Einbeziehung der bekannten Umrechnungsfaktoren, wie Lebensalter, Körpergewicht, Körpergröße oder Körperoberfläche, aus der beim Erwachsenen üblichen Radiojodmenge (100 μC J^{131} bei 70 kg Körpergewicht) unschwer errechnen läßt. Dies hätte bei unserem Krankengut zu Einzeldosen von 15 bis 25 μC J^{131} geführt, die den bisher vorliegenden Erfahrungen gemäß als ungefährlich bezeichnet werden. Trotzdem sind wir der Ueberzeugung, daß der bis heute zu überblickende Beurteilungszeitraum hinsichtlich der Strahlenwirkung einer solchen Dosis auch in genetischer Hinsicht viel zu klein ist, um mit Sicherheit verbindliche Aussagen über Schädigungsmöglichkeiten zu gestatten. Wir haben daher unter Einsatz ganz besonders empfindlicher Meßgeräte vom Typ der Szintillationszähler bei unserem Krankengut die Einzeldosis auf 4 bis 7 μC reduzieren können, ohne dabei die notwendige Signifikanz der Ergebnisse zu beeinträchtigen. Diese Dosen beinhalten somit einen Sicherheitsfaktor von über 300% gegenüber den in der Literatur als ungefährlich angegebenen Radiojodmengen.

Das Radiojod wurde einheitlich in der von Amersham (England) bzw. Philips (Holland) gelieferten trägerfreien Form des NaJ per os morgens nüchtern verabreicht. 24 Stunden nach Eingabe wurde mit Hilfe eines Szintillationszählers (thalliumaktivierter NaJ-Kristall) mit ausgeblendetem Richttubus in einer Entfernung von 20 cm die Radiojodaufnahme über der Schilddrüse gemessen. Gleichzeitig wurde die Plasmaaktivität mittels eines Geiger-Müller-Flüssigkeitszählrohres bestimmt.

Bei einem Teil jener Kranken, bei denen sich bei dieser Messung eine deutliche Unterfunktion der Schilddrüse erkennen ließ, wie dies vornehmlich aus den Meßergebnissen der Plasmaaktivität zu entnehmen ist, wurde nach Abklingen einer nachweisbaren Strahlung über der Schilddrüse und im Blut (durchschnittlich 10 bis 14 Tage nach der Erstdosis) die angeführte Untersuchung nach Vorbehandlung mit thyreotropem Hypophysen-Vorderlappen-Hormon (P r i m o t h y r o n - Schering*) in einer Dosis von 2mal 100 ME in 12stündigem Intervall wiederholt. Nur in einem Fall kam es nach der ersten Injektion dieses Präparates zu einer allergischen Reaktion, die uns veranlaßte, dieses Kind aus der Untersuchungsreihe herauszunehmen.

Ergebnisse

Aus Tab. 2 sind die an 11 schilddrüsengesunden Kindern gewonnenen Werte der Speicher- und der Plasma-

---

* In Deutschland unter der Bezeichnung P r e t i r o n - Schering im Handel.

aktivität **24** Stunden nach peroraler Gabe von J[131] zu ersehen. Die Werte für die Speicherung lagen um 30 bis 40% der zugeführten Radiojoddosis (= Dosis% = D%), die für die Plasmaaktivität um 0·4 D%/l Plasma. Den Wert von 20 D% für die Speicherung bei Fall 2 möchten wir ebenso wie jenen der Plasmaaktivität als unter dem Normalbereich liegend ansehen.

Tabelle 2

Schilddrüsen- und Plasmaaktivität 24 Stunden nach Gabe von J[131]
bei 11 Kontrollkindern

Fall	Geschlecht	Alter in Jahren	Speicherung D-%	Plasmaaktivität D-%/l Plasma
1	♂	$^6/_{12}$	42	0·56
2	♀	1	20	0·2
3	♂	$1^5/_{12}$	42	0·4
4	♂	$1^6/_{12}$	37	0·36
5	♀	$1^8/_{12}$	36	0·5
6	♂	$1^8/_{12}$	43	0·5
7	♀	$2^2/_{12}$	34	0·4
8	♀	$2^{10}/_{12}$	41	0·45
9	♂	$3^2/_{12}$	42	0·4
10	♂	$3^4/_{12}$	48	0·5
11	♀	$8^{11}/_{12}$	38	0·3

Die Ergebnisse bei den pathologischen Fällen sind in den nachfolgenden Tabellen zusammengefaßt.

Von besonderem Interesse scheinen uns die Ergebnisse bei den 11 in die Gruppe Morbus Little eingereihten Fällen (Tab. 3). Eine Herabsetzung der Aufnahme von Radiojod in die Schilddrüse und der Plasmaaktivität war bei 7 Fällen nachzuweisen, bei 3 weiteren eine mäßige Erniedrigung der Plasmaaktivität allein, bei Fall 20 fanden wir eine normale Schilddrüsenfunktion. Vergleichen wir nun die Ergebnisse der Schilddrüsenuntersuchungen mit der Schwere des klinischen Krankheitsbildes, so lassen sich aus unserer tabellarischen Aufstellung sichere Beziehungen anscheinend deshalb nicht augenfällig erkennen, weil beide Funktionsstörungen zerebraler und thyreogener Art in ihrem Schweregrad wohl voneinander abhängig sein

Tabelle 3

Schilddrüsen- und Plasmaaktivität 24 Stunden nach Gabe von J^{131} bei Kindern mit Morbus Little und dem atonisch-astatischen Typ (Förstersche Krankheit)

Fall	Geschlecht	Alter in Jahren	Über- bzw. Unterlänge	Diagnose	Handw. Ossifik.	Luftfüllung	EEG.	Cholesterin mg %	Speicherung D-%	Plasmaaktivität D-%/l Plasma
12	♀	$1^8/_{12}$	— 5·6	M. Little	⊥	Hydr. int.	—	195	16	0·10
13	♂	$1^{10}/_{12}$	—	M. Little	⊥	Hydr. int.	⊥	262	2	0
14	♀	$2^1/_{12}$	— 4·5	M. Little	⊥	Hydr. int.	⊥	220	2	0
15	♀	$2^6/_{12}$	—	M. Little	⊥	—	abnorm	250	4	0·1
16	♀	$3^4/_{12}$	—	M. Little	⊥	—	—	—	18	0·2
17	♀	$3^4/_{12}$	—	M. Little	⊥	Hydr. int.	⊥	287	28	0·3
18	♀	$3^5/_{12}$	— 4·2	M. Little	⊥	—	⊥	167	4	0
19	♀	$3^6/_{12}$	— 3·2	M. Little	⊥	Hydr. int.	⊥	200	12	0·2
20	♂	$8^4/_{12}$	+ 5	M. Little	⊥	—	—	—	41	0·45
21	♀	$13^2/_{12}$	—	M. Little	⊥	—	—	212	29	0·3
22	♀	$13^{10}/_{12}$	— 8·3	M. Little	beschleunigt	—	stark abnorm	248	40	0·3
23	♀	1	+ 5	atonisch-astatische F.	verlangsamt	—	abnorm	287	7	0
24	♀	$1^1/_{12}$	— 3	atonisch-astatische F.	—	Hydr. int.	abnorm	—	7	0·1

⊥ = normaler Befund; — = Befund nicht erhoben.

Tabelle 4

Schilddrüsen- und Plasmaaktivität 24 Stunden nach Gabe von J^{131} bei Kleinkindern mit verschiedenen zerebralen Schädigungen

Fall	Ge-schlecht	Alter in Jahren	Über- bzw. Unterlänge	Diagnose	Handw. Ossifik.	Luftfüllung	EEG.	Cholesterin mg%	Speiche-rung D-%	Plasma-aktivität D-%/l Plasma
25	♂	$^{10}/_{12}$	—	Zerebrale Schädigung	⊥	Hydroc. int.	abnorm	241	9	0·1
26	♀	$1^{10}/_{12}$	—	Zerebrale Schädigung	⊥	Hydroc. int.	⊥	—	6	0·1
27	♂	$2^{3}/_{12}$	+ 2·7	Zerebrale Schädigung	⊥	Hydroc. int.	mäßig abnorm	173	16	0·15
28	♂	$2^{3}/_{12}$	+ 4·2	Zerebrale Schädigung	⊥	Hydroc. int.	⊥	200	30	0·2
29	♀	$2^{3}/_{12}$	— 6	Zerebrale Schädigung	—	Hydroc. int.	Rahmen d. Norm	168	29	0·3
30	♀	$2^{4}/_{12}$	+ 2·2	Zerebrale Schädigung	⊥	⊥	mäßig abnorm	250	14	0·15
31	♀	3	+ 4·7	Zerebrale Schädigung	⊥	Mikroventrikulie	⊥	248	5	0·1
32	♀	$3^{2}/_{12}$	—	Zerebrale Schädigung	—	—	—	224	15	0·15
33	♀	$3^{10}/_{12}$	+ 3·6	Zerebrale Schädigung	⊥	—	mäßig abnorm	231	14	0·2
34	♂	$5^{9}/_{12}$	—	Zerebrale Schädigung	verzögert		Rahmen d. Norm	258	30	0·32
35	♂	$^{8}/_{12}$	— 2·4	Porencephalie	verzögert	Hydroc. int. u. ext.	Rahmen d. Norm	179	7	0·1
36	♂	$1^{9}/_{12}$	— 5·6	Cavum sept. pellucidi	⊥	Hydroc. int. u. ext.	mäßig abnorm	250	8	0·1
37	♂	$1^{1}/_{12}$	—10	M. Cornelia de Lange	⊥	—	⊥	223	1	0
38	♂	$5^{2}/_{12}$	+ 2·5	Pfaundler-Hurler	⊥	Hydroc. int.	abnorm	285	28	0·3
39	♀	$^{9}/_{12}$	— 6·4	Toxoplasmose	⊥	—	abnorm	200	9	0·1
40	♀	$1^{1}/_{12}$	+ 7	Masernembryopathie?	eher verzögert	Hydroc. int.	⊥	198	3	0
41	♂	$3^{8}/_{12}$	—20	Chronische Meningitis	⊥	Hydroc. int.	abnorm	170	6	0·1
42	♂	$3^{3}/_{12}$	—	Stat. post. mening. tb.	—	Hydroc. int.	abnorm	—	2	0

Tabelle 5

Verhalten der Schilddrüsen- und Plasmaaktivität 24 Stunden nach Gabe von J^{131} bei Mongoloiden

Fall	Geschlecht	Alter in Jahren	Über- bzw. Unterlänge	Handw. Ossifik.	EEG.	Cholesterin mg%	Speicherung D-%	Plasmaaktivität D-%/l Plasma
43	♂	$1^6/_{12}$	—	altersgemäß	Rahmen der Norm	—	7	0·1
44	♂♂	2	+ 1·5	altersgemäß	abnorm	205	8	0
45	♀♂	$3^7/_{12}$	— 6·2	altersgemäß	⊥	245	15	0·1
46	♂♂	$5^4/_{12}$	— 6·5	altersgemäß	mäßig abnorm	223	6	0
47	♂♂	$5^7/_{12}$	— 2·0	altersgemäß	—	242	6	0
48	♀	$5^{10}/_{12}$	—19·3	altersgemäß	—	179	2	0

können, ohne jedoch im gleichen Zeitrhythmus abzulaufen. Schwerste Formen von Morbus Little können daher noch nicht zu einer auffallenden Unterfunktionsstörung der Schilddrüse geführt haben, während bei einem in Rückbildung befindlichen Krankheitsbild die Schilddrüsenfunktion bereits normalisiert sein kann.

Bei den 2 atonisch-astatischen Fällen war eine ausgeprägte Hypothyreose festzustellen.

Die in die Gruppe der „zerebralen Schädigung" zusammengefaßten Fälle (Tab. 4) zeigen eine verschieden starke Mitbeteiligung der Schilddrüse. Von diesen 10 Fällen war bei 3 Patienten die Schilddrüsenfunktion deutlich (Fall 25, 26, 31) und in 4 Fällen geringgradig herabgesetzt (Fall 27, 30, 32, 33), während bei 3 Kindern eine nahezu normale Schilddrüse gefunden wurde.

Die in der Tab. 4 weiter mit speziellen Diagnosen angeführten zerebralen Schädigungen verschiedenster kausaler Genese zeigen, mit Ausnahme der Pfaundler-Hurlerschen Erkrankung, eine hochgradige Hypothyreose.

Recht einheitlich war das Ergebnis bei den 6 Mongoloiden (Tab. 5). Die Speicherung in der Schilddrüse war hochgradig herabgesetzt und eine Plasmaaktivität nicht nachweisbar. Fall 45, dessen Werte etwas höher lagen, war nicht älter als die anderen Mongoloide, gehörte ganz im Gegenteil der jüngeren Altersklasse von ihnen an und war auch nicht als ein besonders leichter Grad von Mongolismus zu bezeichnen.

Vergleicht man die Höhe des Serum-Cholesterins mit dem Ausfall des Radiojodtestes, so finden wir in der überwiegenden Zahl unserer hypothyreotischen Fälle Cholesterinwerte, die teilweise beträchtlich über den von Behrendt genannten Höchstwert des Normalbereiches bei Kindern der entsprechenden Altersgruppen liegen. Lediglich in acht Fällen ging ein normaler Serum-Cholesterinspiegel mit einer — manchmal sogar stark — herabgesetzten Schilddrüsenfunktion einher.

Die Handwurzelossifikation war nur in 3 Fällen vermindert, die in 2 Fällen mit einer starken, in 1 Fall mit einer geringen Schilddrüsenfunktionsstörung vergesellschaftet war.

Der Ausfall des Radiojodtestes nach der Gabe von thyreotropem Hormon, bisher bei 9 Kindern durchgeführt, ist aus Abb. 1 zu ersehen. Bei allen derart vorbehandelten hypothyreotischen Kindern kam es zu einer Stimulierung der Schilddrüsenfunktion, die allerdings in keinem Fall die untere Grenze der Norm erreichte. Bei Fall 22, einem euthyreoten Kind, kam es zu keiner nennenswerten Steigerung der Schilddrüsenfunktion durch die Primothyrongabe.

Ergebnisse der Radiojod-Untersuchungen vor und nach parenteraler Gabe von thyreotropem Hormon

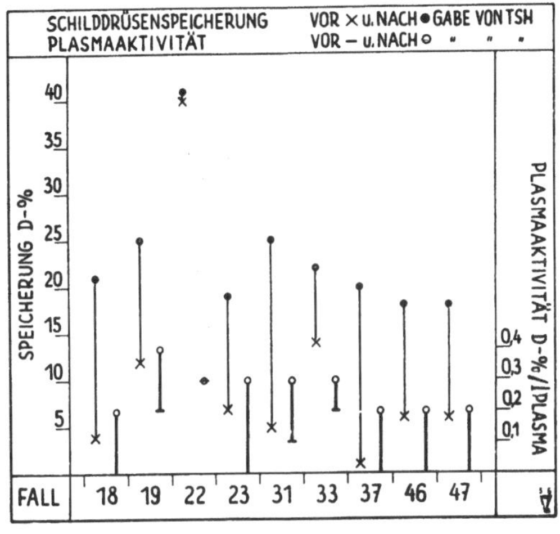

Abb. 1

Besprechung der Ergebnisse

Das Ergebnis unserer Prüfung der Schilddrüsenfunktion mit Radiojod bei 37 zerebralgestörten Kindern spricht bereits bei den bisher vorgenommenen Untersuchungen für eine Mitbeteiligung der Schilddrüsenfunktion im Sinne einer Hypothyreose. Dabei scheint die Schwere der zerebralen Störung mit jener der Schilddrüsenunterfunktion parallel zu gehen. Allerdings beobachteten wir davon auch noch Ausnahmen. So konnten wir bei schweren Fällen von Morbus Little eine normale Schilddrüsenfunktion feststellen. Es wäre nun möglich, daß mit fortschreitendem Alter eine Besserung, ja sogar eine Normalisierung der Schilddrüsenfunktion eintritt, zumal ja beim Morbus Little an und für sich im Laufe der Jahre eine Neigung zur Besserung besteht. Demgegenüber sahen wir unter unseren Fällen auch ein Kleinkind (Fall 12), das trotz schwerer Littlescher Krankheit eine nur mäßige Hypothyreose aufwies. Es erscheint uns daher bei den weiteren Untersuchungen und an einem größeren Krankengut besonders die Abklärung der Frage von Interesse, welche Bedeutung dem Zeitintervall nach Erkrankungsbeginn an Morbus Little trotz bestehender spastischer Paresen im Hinblick auf eine mögliche Normalisierung der Schilddrüsenfunktion zukommt.

In diesem Zusammenhang ist auffallend, daß in der Gruppe der „zerebralen Schädigung" 2 Fälle (Fall 27 u. 29) mit schwerem körperlichen und geistigen Entwicklungsrückstand, hingegen mit einer nur geringgradig verminderten bzw. nahezu normalen Schilddrüsenfunktion, seit einiger Zeit eine deutliche Tendenz zur Besserung ihrer muskulären und geistigen Funktionen zeigten. Damit könnte auch für diese Gruppe die Diskrepanz zwischen Schwere des klinischen Erscheinungsbildes und weitgehend normaler Schilddrüsenfunktion im Sinne einer den anderen Symptomen vorausgehenden Normalisierung der Schilddrüse gedeutet werden.

Ein sehr schweres Zustandsbild im Hinblick auf die motorische und geistige Schädigung bot Fall 28 bei einer höchstens geringgradigen Herabsetzung der Schilddrüsenfunktion. Klinisch handelte es sich hierbei um den Zustand nach einer Impfencephalitis, bei dem die ersten Erscheinungen erst vor 11 Monaten aufgetreten waren. Vielleicht ist dieser Fall mit seinem progressiven Zerfall der Persönlichkeit und dem fortschreitenden Abbau der motorischen Funktionen wieder in dem Sinn zu deuten, daß sich die Schilddrüsenfunktionsstörung erst verhältnismäßig spät ausbildet, wofür auch Fall 12 der Littleschen Krankheit zu sprechen scheint, wie wir dies erstmalig durch Stimulierung des Hypophysenvorderlappens mit Primothyron bei Mongoloiden nachweisen konnten (Fall 46 und 47).

Die bisher in der Literatur veröffentlichten Untersuchungsergebnisse bei 3 Fällen von Pfaundler-Hurlerscher Erkrankung (Gargoylismus) sind uneinheitlich. Friedman sowie Quimby und McCune stellten entsprechend unseren Ergebnissen eine normale, Lowery und Mitarbeiter hingegen eine hochgradig herabgesetzte Schilddrüsenfunktion fest.

Im Gegensatz zu den recht unterschiedlichen Ergebnissen der bisher besprochenen Gruppen war die Schilddrüsenfunktion bei den Mongoloiden unseres Kranken-

gutes — mit Ausnahme eines Falles — einheitlich stark
herabgesetzt. Mongoloide auch höherer Altersstufen zeigten
diese verminderte Schilddrüsenfunktion in gleicher Weise.
Diese Ergebnisse scheinen die Ansicht von Benda (1949)
zu bestätigen, daß beim Mongolismus eine hypophysäre
Hypothyreose besteht. Eine solche Unterfunktion kann jedoch graduell verschieden stark ausgeprägt sein. Benda
(1953) fand nur bei einigen Mongoloiden eine deutliche
Herabsetzung der Schilddrüsenfunktion, bei anderen war
diese weit weniger ausgeprägt, jedoch noch immer statistisch niedriger als bei der Kontrollgruppe. Auch Reilly
und Bayer sowie Lowery und Mitarbeiter berichten
über gleichartige Ergebnisse. Allerdings ist diese Auffassung der Hypothyreose bei Mongolismus nicht unwider-
sprochen geblieben, da Reynolds und Mitarbeiter, Kearns
und Hutson, Cottino und Mitarbeiter, McGirr und
Murray wie auch Friedman eine normale Schilddrüsenfunktion bei dieser Erkrankung feststellten.

Diese bisher besprochenen Ergebnisse lassen zunächst
nur den Schluß zu, daß neben gewissen zerebralen Störungen auch eine Unterfunktion der Thyreoidea nachgewiesen
werden konnte, ohne zunächst sichere Aussagen über einen
kausalen Zusammenhang beider Erkrankungen zu ermöglichen. Die beobachtete Schilddrüsenunterfunktion kann als
sogenannte „thyreogene Hypothyreose" als selbständige Erkrankung der Schilddrüse ihren primären Sitz in der Thyreoidea allein haben. In derartigen Fällen gelingt es naturgemäß nicht, die darniederliegende Schilddrüsenfunktion
durch zusätzliche Gaben von thyreotropem Hypophysen-
Vorderlappen-Hormon zu stimulieren, da das exogen zugeführte ebenso wie auch das in diesen Fällen reichlich endogen
produzierte Hormon auf ein primär geschädigtes insuffi-
zientes Erfolgsorgan trifft. Anders bei der sogenannten
„hypophysären" oder sekundären Hypothyreose. Hierbei erhält die an und für sich gesunde und funktionstüchtige
Schilddrüse durch eine primäre Schädigung des Hypophysenvorderlappens oder seiner übergeordneten Zentren
im Zwischenhirn ein Unterangebot an thyreotropem Hormon und damit eine Minderstimulierung, die sekundär zu
dem klinischen Vollbild einer Hypothyreose bzw. eines
Myxödems führt, mit allen hierfür charakteristischen Befunden der Radiojoduntersuchung. Eine Gabe von Primothyron kompensiert vorübergehend bei diesen Fällen weitgehend das Defizit der endogenen Hormonproduktion.
Unter dieser Substitutionstherapie muß sich daher die zu-

vor unterstimulierte hypothyreotische Schilddrüsenfunktion weitgehend normalisieren. Eine derartige Situation fanden wir bei 8 von 9 unter Primothyronwirkung stehenden Nachuntersuchungen. Diese 8 Kinder wiesen zuvor neben den klinischen Zeichen einer zerebralen Schädigung eine deutliche Hypothyreose auf. Die Ergebnisse unter Primothyronsubstitution lassen daher die Diagnose einer sekundären bzw. „hypophysären" Hypothyreose zu. Dabei ist in unserem Krankengut wohl weniger an jene primären Schädigungen der Hypophyse zu denken, die hierfür beim Erwachsenen in Betracht kommen, wie z. B. Tumoren. Die bei unseren Patienten anamnestisch und klinisch erhobenen Hinweise machen weit eher eine traumatische oder entzündliche Schädigung in jenen der Hypophyse übergeordneten Zentren wahrscheinlich, etwa im Gebiete des Nucleus supraopticus oder Nucleus paraventricularis. Wenn auch Art und Weg dieser Wechselbeziehungen zwischen Zwischenhirn und Hypophysen-Vorderlappen — neurosekretorisch, humoral oder nervös — noch Gegenstand lebhafter Diskussionen darstellt, ist das Bestehen dieser gegenseitigen Einflußnahme als gesichert zu betrachten. Wir glauben daher für diese Fälle unseres Krankengutes den kausalen Zusammenhang zwischen zentraler Schädigung und Hypothyreose aufgezeigt zu haben.

Zusammenfassung

Die an zerebral-gestörten Kindern (Morbus L i t t l e, F ö r s t e r sche Krankheit, Mongolismus, verschiedene Formen von Gehirnmißbildungen u. a.) vorgenommene Radiojoduntersuchung konnte in nahezu allen Fällen eine Schilddrüsenunterfunktion nachweisen.

Die Ergebnisse der Wiederholungsuntersuchung nach Gaben von thyreotropem Hormon sprechen dafür, daß es sich bei derartigen Hypothyreosen nicht um primär thyreogene Störungen, sondern vielmehr um sekundäre zentrale handelt. Dabei wird der Sitz dieser Störungen in den der Hypophyse übergeordneten Zentren angenommen und ein kausaler Zusammenhang zwischen zerebraler Schädigung und Schilddrüsenfunktionsstörung in Abhängigkeit von der Dauer des Leidens diskutiert.

L i t e r a t u r: A s p e r g e r. H.: Wien. klin. Wschr., 64 (1952), S. 171. — B e h r e n d t, H.: Diagnostic Tests for Infants and Children, New York, 1949; zit. Brock: Biologische Daten für den Kinderarzt. 2. Bd. Springer-Verlag. 1954. — B e n d a, C. E.: Mongolism and Cretinism, 2nd Ed., New York: Grune & Stratton.

1949. — D e r s e l b e: Quart. Rev. Pediat., 8 (1953), S. 79. — C o t t i n o, F., F e r r a r i s, G. M. und C o d a, G.: J. Clin. Endocrinol a. Metabol., 16 (1956), S. 830. — F r i e d m a n, A.: Pediatrics, 16 (1955), S. 55. — K e a r n s, J. E. und H u t s o n, W. F.: Quart Bull. Northwestern Univ. Med. School, 25 (1951), S. 270. — K u n d r a t i t z, K.: Wien. klin. Wschr., 58 (1946), S. 35; ibid., 66 (1954), S. 638. — D e r s e l b e: Münch. med. Wschr., 97 (1955), S. 651. — L o w e r y, G. H., B e i e r w a l - t e r s, W. H., L a m p e, I. und G o m b e r y, H. J.: Pediatrics, 4 (1949), S. 627. — M c G i r r, E. M. und M u r r a y, I. P. C.: J. clin. Endocrinol. a. Metabol., 16 (1956), S. 160. — M i d d - l e s w o r t h, L.: Amer. J. Dis. Childr., 88 (1954), S. 439. — N o b e l, E., K o r n f e l d, W. und R o n a l d, A.: Schilddrüsenerkrankungen im Kindesalter. Wien: Verlag Wilhelm Maudrich. 1939. — R e i l l y, W. A. und B a y e r, D. I.: J. clin. Endocrinol. a. Metabol., 10 (1950), S. 811. — R e y n o l d s, L., C o r r i - g a n, K. E. und H a y d e n, H. S.: Harper Hosp. Bull., 8 (1950), S. 4. — Q u i m b y, E. H. und M c C u n e, D. J.: Radiology, 49 (1947), S. 201. — W i e l a n d, E.: Die Athyreosis und Hypothyreosis im Kindesalter. Der endemische Kretinismus. Leipzig: Verlag Joh. Ambrosius Barth. 1940.

Die Frühgeburtenaufzucht in der allgemeinen Praxis

Von

H. Czermak

Wien

Wir wissen aus Erfahrung, daß selbst kleine Frühgeburten im Privathaus manchmal erstaunlich gut gedeihen. Es handelt sich entweder um besonders widerstandsfähige und zähe Kinder, die sogar bei künstlicher Nahrung ohne Störung bleiben, oder um besonders günstige äußere Pflegeverhältnisse, um intelligente, geschickte und von der Wichtigkeit der natürlichen Ernährung überzeugte Mütter. Dies sind aber sicher Ausnahmen.

Im allgemeinen wird man für die ersten Lebenswochen wohl der Aufzucht in einer Frühgeburtenstation den Vorzug geben. Taucht im Einzelfall die Frage auf, ob das frühgeborene Kind etwa besser im Elternhause aufgezogen werden soll, so muß man sich darüber Klarheit verschaffen, ob der Allgemeinzustand und das Gewicht des Kindes dies überhaupt zulassen und ob die Verhältnisse im Elternhaus bezüglich Pflegemöglichkeit die entsprechenden sind.

Auf dem Lande ergibt sich nun recht häufig bei am n o r m a l e n Schwangerschaftsende geborenen unreifen oder stark untergewichtigen Kindern die Frage, ob man sie gleich im Elternhaus belassen kann oder ob sie nach der Geburt sofort in eine Frühgeburtenstation transferiert werden sollen. Wenn es sich um Kinder der Gewichtsstufe unter etwa 2000 g handelt, wird man sich eher für letzteres aussprechen, da man in den ersten Lebenstagen und sogar Lebenswochen auf Zwischenfälle gefaßt sein muß, gegen die man im Elternhaus kaum eingerichtet sein wird.

Es ist nur dann erlaubt, ein Kind im Privathaus bei der Mutter zu belassen, wenn das Kind entweder an der Brust gestillt werden kann oder mit abgepumpter Muttermilch oder mit Frauenmilch anderer Provenienz aus der Flasche ernährt werden kann. Es muß eine mit der Frühgeburtenaufzucht vertraute Pflegeperson entweder vorhanden sein oder doch zumindest von einer solchen die Aufzucht durch tägliche Kontrolle gelenkt werden. Ferner muß bei entsprechenden Möglichkeiten der Wärmepflege die Temperaturregulierung eine befriedigende sein und es darf keine Neigung zu sogenannten Sterbeanfällen bestehen.

Kommt ein frühgeborenes Kind im Elternhaus zur Welt, so ist es, ebenso wie bei der Anstaltsentbindung, die wichtigste Aufgabe des Geburtshelfers bzw. der Hebamme, die initiale Unterkühlung zu vermeiden. Das Absinken der Körpertemperatur auf beängstigend niedrige Werte ist eine nicht seltene Erscheinung. Sie tritt nach der Geburt ein und recht häufig besteht noch längere Zeit hindurch eine große Temperaturlabilität. Das Absinken der Temperatur auf subnormale Werte kann vermieden oder doch zumindest eingeschränkt werden und ist auch nach den neuesten Gesichtspunkten der modernen Frühgeburtenaufzucht eine der wichtigsten Pflegeaufgaben. Das perinatale Sterben wird immer als Folge der Unreife oder eines Gehirntraumas eine gewisse Höhe aufweisen — die schwere, das Leben bedrohende Schädigung, die der Organismus durch die Unterkühlung erfährt, ist bei entsprechender Obsorge vermeidbar.

Eines der wichtigsten Probleme der Frühgeburtenaufzucht ist das Transportproblem. Der Transport bedeutet für das Kind nur dann keine Gefahr, wenn er richtig durchgeführt wird. In geradezu gefahrloser Weise wird der Transport heute in den modernen transportablen Inkubatoren garantiert. Solange jedoch nicht überall solche zur Verfügung stehen, wird man sich mit einfachen Korbbettchen oder sonstigen Tragevorrichtungen, mit mehreren Wärmeflaschen ausgerüstet, begnügen müssen. Wichtig ist, daß bei Transferierungen über längere Strecken der Krankenwagen mit einer Sauerstoffzufuhrmöglichkeit ausgerüstet ist; ferner sollte der Transport unter der Begleitung einer ausgebildeten Schwester erfolgen.

Im folgenden seien die wichtigsten Punkte der Frühgeburtenaufzucht im Privathaus abgehandelt: Die in den ersten Lebensstunden oft mehrmals durchzuführende Freimachung der Atmungswege muß äußerst vorsichtig und natürlich wirksam vorgenommen werden. Dazu läßt sich ein halbstarrer Katheter verwenden. Eine Aspiration kann durch einen elektrischen Apparat oder eine Wasserstrahlpumpe vermieden werden.

Die Behandlung der Apnoeanfälle ist sehr heikel und oft nicht befriedigend. Die vielen Wiederbelebungsapparate haben sich bei den Frühgeborenen nicht bewährt. Mit der Anwendung peripherer Reize muß man sehr vorsichtig sein. Die künstliche Atmung darf unter keinen Umständen forciert werden, von einigen Autoren ist sie geradezu verpönt. Man versuche zuerst nur sanftes Streicheln etwa der Wange; ganz leichtes Rütteln und rhythmische Druckbewegungen auf die obere Brustgegend sind nur im äußersten Notfall angezeigt. Am besten wird es sein, von Anbeginn Stimulantien zu verabreichen. In erster Linie kommt hier das Lobelin in kleinen und häufigen Dosen, etwa stündlich verabreicht in der Dosierung von 0'6 bis 1 mg, in Frage. Mit der Anwendung von Coramin und Cardiazol sei man schon wegen der bekannten Krampfneigung zurückhaltend. Um das frühgeborene Kind gegen das Risiko eines Kreislaufkollapses zu schützen, eignet sich am besten das altbewährte Sympatol. Von den neueren Mitteln scheint sich das Effortil wegen seiner erfolgreichen Wirksamkeit durchzusetzen.

Die Hauptschwierigkeit in der Aufzucht von Frühgeborenen bereitet die Ernährung.

Wegen der vielen in der modernen pädiatrischen Literatur sich widersprechenden Angaben muß ausdrücklich betont werden, daß auch nach modernsten Gesichtspunkten jede Frühgeburt, wenigstens in den ersten Lebenswochen, natürlich zu ernähren ist, und es ist gewiß nicht richtig, wie vielfach behauptet wurde, daß bei Frühgeborenen mit einem Geburtsgewicht unter 1500 g die Brustmilch „zunächst" durch künstliche Gemische zu ersetzen ist. Manche Autoren haben gute Erfolge mit der Zulage von Eiweiß oder Eiweißhydrolysaten. Daß das frühgeborene Kind in den ersten Lebenstagen gegebenenfalls mit der Zufuhr von Flüssigkeit (Ringer-Lösung) das Auslangen findet, ist bekannt.

Was die künstliche Ernährung frühgeborener Kinder betrifft, so sollte sie in der ersten Lebenszeit überhaupt nicht in Frage kommen, da sie ja schon bei normalgewichtigen Neugeborenen wegen der Empfindlichkeit in der ersten Lebensperiode allgemein als der Frauenmilch unterlegen gilt. Sobald aber mit künstlichen Nährgemischen begonnen wird, ist auf die richtige Korrelation der Nährstoffe zu achten, welche besonders hinsichtlich des Verhältnisses Fett zu Kohlehydraten der der Frauenmilch entsprechen soll. Wird in diesem Sinne auf Qualität und auch auf die richtige Quantität der Nahrung geachtet, kann jedes Ernährungsregime, das in der pädiatrischen Literatur Eingang gefunden hat, also heute insbesondere die Humanamilch, das Pelargon, das Eledon u. v. a., verwendet werden.

Sollte die Mutterbrust ausnahmsweise selbst die geringe Milchmenge, welche für das Kind erforderlich ist, nicht liefern können, so soll man sich bemühen, für die erste Zeit Frauenmilch von anderen laktierenden Müttern zu beschaffen. Es ist dies meist nicht allzu schwierig. Auch auf dem Lande finden sich durch Vermittlung einer Hebamme oder einer Mutterberatungsstelle in der Nachbarschaft junge Mütter, welche etwas Milch abgeben können. Auch die Verwendung von Trockenfrauenmilch kommt in Frage. In einigen Ländern hat sich diese haltbare und leicht verwendbare Form von Frauenmilch sehr bewährt.

Leider gibt es bei der Aufzucht frühgeborener Kinder noch andere Schwierigkeiten, welche oft auch bei sorgfältigster Ueberwachung und Pflege nicht überwunden werden können: Es sind dies die Infektionen der Luftwege. Im Verlauf der nach der Geburt auftretenden Infektionen wird man in erster Linie Antibiotika verwenden, besonders dann, wenn die Frühgeburt nach einem vorzeitigen Blasensprung geboren wurde.

Nach der Entlassung des frühgeborenen Kindes aus der Frühgeburtenstation muß eine Verbindung hergestellt werden zwischen dieser und der für das Kind zuständigen Fürsorgestelle, damit der dort tätige Fürsorgearzt und die Fürsorgeschwester der in das Elternhaus entlassenen Frühgeburt „nachgehen" können. Es hat die sogenannte „nachgehende Fürsorge" sofort einzusetzen.

Hat man sich entschlossen, die Aufzucht einer Frühgeburt in der Anstalt zu beginnen, so genügt es oft, zu warten, bis das Kind sozusagen in einem guten Fahrwasser ist, vor allem, bis es genügende Mengen Muttermilch zu sich nimmt, wenn für den Anfang auch nur aus der Flasche. Man lernt hier die Mutter kennen, kann sich über die Wohnungsverhältnisse orientieren und bestimmt nach alledem den Zeitpunkt, zu dem das Kind aus der Anstalt in die häusliche Pflege übergeführt werden kann. Es ist dies sicher nicht nur von der Erreichung eines bestimmten Körpergewichtes abhängig. Wenn das Elternhaus irgendwo in einer schönen Gegend liegt, wenn alle hygienischen Erfordernisse gegeben sind, dann wird man sich leichter entschließen können, ein Kind in das häusliche Milieu zu entlassen. Die Vorteile der Pflege im Elternhaus bestehen hauptsächlich darin, daß der Schutz vor den gefährlichen Luftinfektionen dort, wo weniger Menschen mit dem Kinde in Kontakt kommen, meist leichter durchführbar ist als in einer Frühgeburtenstation in einem „Kranken"haus. Eine wichtige Voraussetzung, ehe man sich entschließt, diesen Schritt zu tun, ist, daß man sich vergewissert hat, ob die vorhin erwähnte „nachgehende Fürsorge" für das zu entlassende Kind in Funktion treten wird.

Dieses kurze Referat über die Aufzucht der Frühgeburten im Privathaus sei abgeschlossen mit einem Wort des Franzosen L a n t u é j o u l, der sagt: „Die Frühgeburt ist das große fötale Risiko. Die Todesursache hat ihren Ursprung in der Krankheit der Mutter, die auf das Kind übertragen wurde, ferner in der Unausgereiftheit, in Blutungen und in Infektionen. Trotz aller Vorsichtsmaßnahmen während und nach der Geburt bleibt die Prognose ernst und das Problem muß weitgehend prophylaktisch behandelt werden."

Manzsche Buchdruckerei, Wien IX